口腔临床 CBCT 影像诊断学

Clinical Oral&Maxillofacial Imaging Diagnosis of Cone Beam Computed Tomography

主编 王 虎 郑广宁

编者（按姓氏拼音排序）

冯　斌（四川大学华西口腔医院）
郭文豪（四川大学华西口腔医院）
姜　曚（四川大学华西口腔医院）
李　果（四川大学华西口腔医院）
李　娜（四川大学华西口腔医院）
刘　莉（四川大学华西口腔医院）
刘媛媛（四川大学华西口腔医院）
罗晶晶（四川大学华西口腔医院）
任家银（四川大学华西口腔医院）
王　虎（四川大学华西口腔医院）
文陈妮（四川大学华西口腔医院）
吴红兵（四川大学华西口腔医院）
许来青（四川大学华西口腔医院）
游　梦（四川大学华西口腔医院）
赵书平（四川大学华西口腔医院）
郑广宁（四川大学华西口腔医院）

U0391738

人民卫生出版社

图书在版编目（CIP）数据

口腔临床 CBCT 影像诊断学/王虎，郑广宁主编.—北京：人民卫生出版社，2014

ISBN 978-7-117-19585-0

Ⅰ.①口… Ⅱ.①王…②郑… Ⅲ.①口腔颌面部疾病-影象诊断 Ⅳ.①R816.98

中国版本图书馆 CIP 数据核字（2014）第 195793 号

人卫社官网	www.pmph.com	出版物查询，在线购书
人卫医学网	www.ipmph.com	医学考试辅导，医学数据库服务，医学教育资源，大众健康资讯

口腔临床 CBCT 影像诊断学

主　　编：王　虎　郑广宁

出版发行：人民卫生出版社（中继线 010-59780011）

地　　址：北京市朝阳区潘家园南里 19 号

邮　　编：100021

E - mail：pmph @ pmph.com

购书热线：010-59787592　010-59787584　010-65264830

印　　刷：北京顶佳世纪印刷有限公司

经　　销：新华书店

开　　本：787×1092　1/16　　印张：19

字　　数：462 千字

版　　次：2014 年 11 月第 1 版　2024 年 4 月第 1 版第10次印刷

标准书号：ISBN 978-7-117-19585-0/R·19586

定　　价：98.00 元

打击盗版举报电话：010-59787491　E -mail：WQ @ pmph.com

（凡属印装质量问题请与本社市场营销中心联系退换）

主编简介

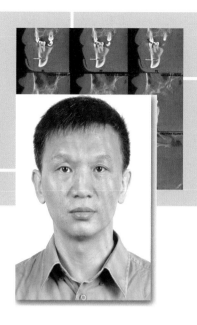

　　王虎　1984 年毕业于四川医学院口腔系获口腔学士学位;同年在华西医科大学(现四川大学)口腔医院留校任教;1987—1990 年在华西医科大学口腔医学院攻读硕士,获得口腔颌面外科学硕士学位;历任华西医科大学口腔医(学)院助教、讲师、副教授、教授,硕士生导师。现任四川大学华西口腔医院放射科主任;中华口腔医学会口腔放射诊断学专业委员会副主任委员;国家 X 线技术研究中心专业委员会委员;国际牙医师学院院士、International Dento-Maxillo-Facial Radiology(IDMFR)委员;中华医学会医疗鉴定专家库成员,全国医师定期考核口腔专业编辑委员会委员,教育部科技成果评审专家;四川省医师协会口腔专业委员会委员,四川省口腔医学会理事。《华西口腔医学杂志》和《国际口腔医学杂志》编委,《口腔种植影像学》主编,《中华口腔科学》分篇主编,教育部国家卫生计生委全国高等学校五年制本科口腔医学专业"十二五"规划国家级数字教材《口腔颌面影像诊断学》副主编。

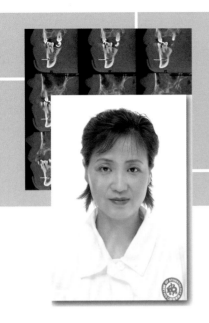

主编简介

　　郑广宁　1984 年毕业于四川医学院口腔系获口腔学士学位；1989 年获华西医科大学口腔医学院硕士学位，2007 年获四川大学华西口腔医学院博士学位。历任华西医科大学口腔医（学）院讲师、副教授、教授，硕士生导师。现任中华口腔医学会口腔放射诊断学专业委员会常委；教育部口腔医师规范化培训教材副主编；International Dento-Maxillo-Facial Radiology（IDMFR）委员；《华西口腔医学杂志》和《国际口腔医学杂志》审稿专家；多年来一直从事口腔颌面放射影像的临床、教学、科研工作。作为课题负责人，承担并完成了三项省级纵向课题，一项中央高校基本业务课题重点基础研究专项；获得四川省科技进步三等奖，成都市科技成果二等奖。

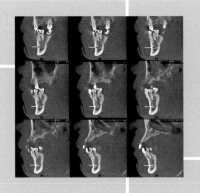

自　序

　　时光如梭，岁月如歌。自从 Dr. Wilhelm Conrad Rontgen 在 1895 年 11 月 8 日意外发现 X 线，至今已经走过了 100 多年的历史，人类医学则由于这种偶然中的必然发现而获得了极大的发展。口腔医学和口腔放射诊断学发展相对缓慢，尽管 1896 年 4 月 Dr. Kells 就已经拍摄了第一张牙片，但曲面体层片出现的时候就已经是 20 世纪 50 年代的事情了，而 CBCT 在 21 世纪初期才逐渐与广大的口腔医务人员相识，不管怎么说都有点相见恨晚的味道，心底总会升起一种难以名状的感受。

　　口腔医学事业的飞速发展超出了常人的想象，短短的十几年间中国的公有制、私有制口腔医院的做大做强，以及口腔诊所如雨后春笋般蓬勃发展；口腔种植的迅速崛起，却又让很多人趋之若鹜，正应了那首山寨版《因为种植》的歌词，"因为种植，从来没有悲伤，所以一切都是幸福的模样；因为种植，简单的生长，依然随时为你疯狂……"，曲面体层片已经不能满足临床的需要，所以 CBCT 也乘着东风一夜之间成了炙手可热的东西，大江南北上上下下都在窃窃私语或者高谈阔论，着实让 CBCT 火了一把。

　　CBCT 的出现带领我们进入了口腔大数据时代，如何来获得、分析及使用大数据，不经意间却又成为摆在我们面前的一个关乎于"To be, or not to be"的问题。在完成了《口腔种植影像学》这本专著后，我们觉得有必要来做一本原创的《口腔临床 CBCT 影像诊断学》，只想用看图说话的简单方式解释影像学的真谛。正所谓"有图有真相"！于是乎就在我们的 PACS 数据库里认真地寻找病例图片，尽可能保证资料收集的完整性。义不容辞担负起口腔影像诊断的责任和义务，这是我们当下可以完成的东西，也是我们愿意奉献给您的一份礼物！

　　　　　　　　　　　　　　　　　　　　　　　　　　　　四川大学华西口腔医院　**王虎**
　　　　　　　　　　　　　　　　　　　　　　　　　　　　2014 年 9 月于成都

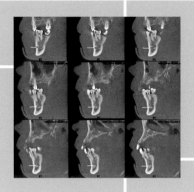

前 言

　　口腔颌面部由于解剖结构复杂、毗邻颅面诸骨的重叠干扰常常使诊断出现偏差，更由于疾病的变化千差万别，不同疾病可以表现相似的影像特征；而同一疾病的不同时期可能表现不同的影像特征，从而使影像诊断困扰年轻的诊断医师、相关科室的临床医师和刚刚进入这门学科的学生们，CBCT 的应用为口腔颌面部的诊断开辟了崭新的天地。由于它可以显示三维结构，克服重叠干扰，清晰显示病变的边界、与邻近重要解剖结构的毗邻关系、病变中心的密度特征，对提高诊断的符合率，为临床医师提供更多的有用信息，对疾病的诊断、治疗有着重要指导意义。

　　本书的两位主编三十年来默默耕耘在口腔颌面放射诊断的土地上，集教学、临床、科研为一体的多年工作实践积累了一些感悟，因为 CBCT 影像与传统二维影像的各自不同特点，在科室集体读片会上和年轻医师、学生们的讨论气氛活跃、兴致倍增，逐渐得出了一些心得体会，结合临床、病理的回顾总结，整合于此书与同行、同道们分享。

　　本书共十章，第一章是关于上、下颌骨 CBCT 的正常解剖，让我们认识正常结构的影像，同时也展示了一些只有在三维图像上才能看到的正常变异，认识正常，才能发现异常，熟悉正常解剖是正确诊断病变的基础；第二章牙体、牙髓疾病的诊断，除了这些疾病的典型影像、和传统根尖片比较的优势，着重写了根管变异、根管治疗过程中的应用；第三章颌骨外伤的 CBCT 诊断，展示了不同类型的骨折及其诊断原则；第四章颞下颌关节疾病充分体现了 CBCT 诊断的优越性，以大量的图片显示髁突、关节凹、关节结节的骨质改变情况，其诊断的价值是平片无可比拟的；第五章下颌下腺结石的诊断，更展现了 CBCT 显示细节的特点；第六章常见颌骨肿瘤和瘤样病变，通过大量的临床病例揭示不同肿瘤的影像特点，对于 CBCT 有典型征象的肿瘤提出了诊断标准，便于临床医师查阅。第八章种植影像学，近年来飞速发展的种植技术给失牙患者带来福音，而影像诊断对种植手术的指导是确保种植体准确就位、提高手术成功率的重要保证；第十章是本书独创，提出了 CBCT 在唇腭裂疾病诊断中的应用范围和应用价值；第九章是关于阻生牙和多生牙的诊断，也是 CBCT 最具特色的部分，临床应用最为广泛，因此我们单独写成一章。

　　本书力求言简意赅，图文并茂，从四川大学华西口腔医院临床选取的大量临床病例中，尽量通过 CBCT 和平片的比较描述读片要点、诊断依据、鉴别诊断，由此提炼总结口腔颌面常见疾病诊断的方法，旨在帮助年轻医师和相关临床科室的医师尽快掌握影像诊断的基本方法、有效利用这门辅助工具贡献自己的绵薄之力。

　　医学是不断发展的科学，影像诊断也会随着技术、观念的更新而不断完善，为了进一步提高本书的质量，敬请同行和前辈们雅正。

郑广宁　王虎

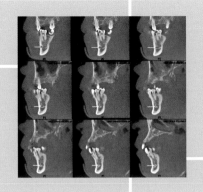

目　录

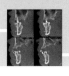

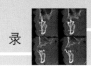

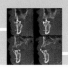

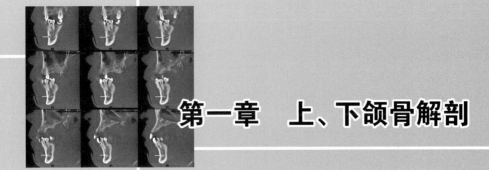

第一章 上、下颌骨解剖

第一节 上颌骨 CBCT 正常解剖

一、上颌骨 CBCT 正常解剖

上颌骨居颜面中部,左右各一,相互连接形成面中份的支架。上颌骨形态大致可分为一体四突,上颌体分为前、上、后、内四面,其内有上颌窦。四突为额突、颧突、腭突及牙槽突。额突与额骨、泪骨及鼻骨相接,颧突与颧骨相接,腭突在腭中缝左右对接,牙槽突又称牙槽骨,即上、下颌骨支持和包绕牙根的部分。

（一）上颌骨及其邻近结构 CBCT 影像

1. 水平位影像（图 1-1-1 ~ 1-1-4）

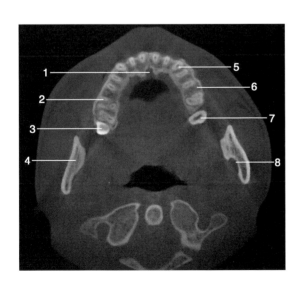

图 1-1-1 经上颌牙槽骨中份层面水平位图像

1. 切牙孔(incisor foramen) ;2. 右侧上颌第一磨牙(right maxillary first molar) ;3. 右侧上颌第三磨牙(right maxillary third molar) ;4. 下颌支(mandible ramus) ;5. 上颌尖牙(maxillary canine) ;6. 上颌牙槽骨(maxillary alveolar bone) ;7. 左侧上颌第二磨牙(left maxillary second molar) ;8. 下牙槽神经管(inferior alveolar nerve)

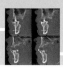
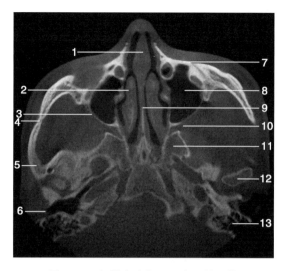

图 1-1-2　经髁突中部层面水平位图像

1. 鼻中隔（nasal septum）；2. 右侧中鼻甲（right middle nasal concha）；3. 上颌窦后壁（posterior wall of maxillary sinus）；4. 颧颞缝（zygomaticotemporal suture）；5. 颞骨（temporal bone）；6. 外耳道（external acoustic meatus）；7. 上颌窦前壁（anterior wall of maxillary sinus）；8. 左侧上颌窦（left maxillary sinus）；9. 犁骨（vomer）；10. 翼腭窝（pterygopalatina fossa）；11. 翼突（pterygoid process）；12. 下颌髁突（mandibular condyle）；13. 乳突气房（mastoid cells）

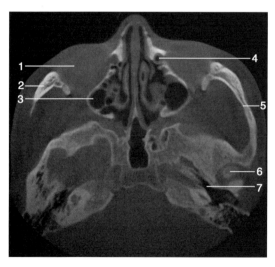

图 1-1-3　经髁突顶部层面水平位图像

1. 眼球（eyeball）；2. 颧骨（zygoma）；3. 右侧上颌窦腔上部（superior of right maxillary sinus）；4. 左侧鼻泪管（left nasolacrimal duct）；5. 颧弓（zygomatic arch）；6. 左侧髁突顶部（top of left mandibular condyle）；7. 内耳道（internal acoustic meatus）

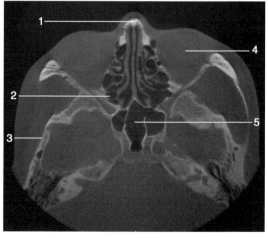

图 1-1-4　经筛窦中份层面水平位图像

1. 鼻骨（nasal bone）；2. 后组筛窦（posterior of ethmoid sinus）；3. 颞骨鳞部（squama temporalis）；4. 眼球（eyeball）；5. 蝶窦（sphenoid sinus）

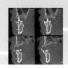

2. 矢状位影像（图1-1-5～1-1-8）

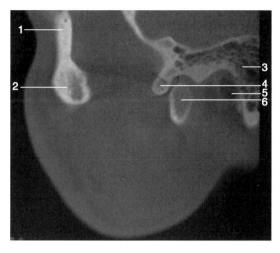

图1-1-5　经髁突外侧份层面矢状位图像

1. 眶外缘（lateral pole of orbit）；2. 颧骨（zygoma）；3. 乳突气房（mastoid cells）；4. 关节结节（articular eminence of temporal bone）；5. 外耳道（external acoustic meatus）；6. 髁突（mandibular condyle）

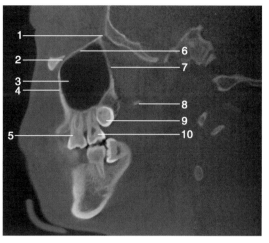

图1-1-6　经上颌磨牙层面矢状位图像

1. 眶下裂（inferior orbital fissure）；2. 眶下神经管（canal for infraorbital nerve）；3. 上颌窦（maxillary sinus）；4. 上颌窦前壁（anterior wall of maxillary sinus）；5. 上颌第一磨牙（maxillary first molar）；6. 眶底（floor of orbit）；7. 上颌窦后壁（posterior wall of maxillary sinus）；8. 翼突（pterygoid process）；9. 上颌第三磨牙（maxillary third molar）；10. 上颌第二磨牙（maxillary second molar）

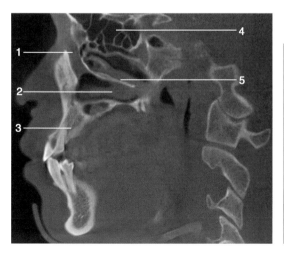

图1-1-7　经上颌尖牙层面矢状位图像

1. 鼻泪管（nasolacrimal duct）；2. 下鼻甲（inferior turbinate）；3. 上颌牙槽骨（maxillary alveolar bone）；4. 筛窦（ethmoid sinus）；5. 下鼻甲骨（inferior turbinate bone）

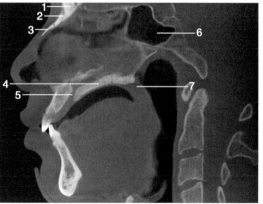

图1-1-8　经腭中缝层面矢状位图像

1. 额骨（frontal bone）；2. 鼻额缝（nasofrontal suture）；3. 鼻骨（nasal bone）；4. 硬腭（hard palate）；5. 切牙管（incisive canal）；6. 蝶窦（sphenoid sinus）；7. 软腭（soft palate）

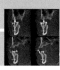

3. 冠状位影像(图 1-1-9 ~ 1-1-11)

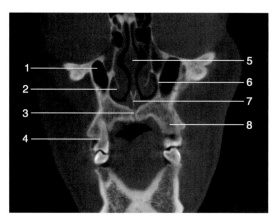

图 1-1-9 经上颌第二前磨牙层面冠状位图像
1. 右侧上颌窦(right maxillary sinus);2. 下鼻甲(inferior turbinate);3. 腭中缝(median palatine suture);4. 上颌第二前磨牙(maxillary second premolar);5. 鼻中隔(nasal septum);6. 上颌窦内壁(inner wall of maxillary sinus);7. 犁骨(vomer);8. 上颌牙槽骨(maxillary alveolar bone)

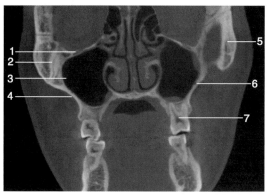

图 1-1-10 经上颌第一磨牙层面冠状位图像
1. 眶下管(infraorbital canal);2. 颧颌缝(zygomaticomaxillary suture);3. 右侧上颌窦(right maxillary sinus);4. 颧牙槽嵴(infrazygomatic crest);5. 颧骨(zygomatic bone);6. 上牙槽后动脉(posterior superior alveolar artery);7. 上颌第一磨牙(maxillary first molar)

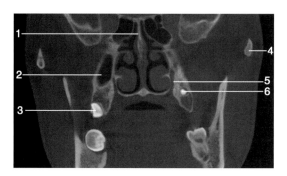

图 1-1-11 经上颌第三磨牙层面冠状位图像
1. 筛骨垂直板(perpendicular plate of ethmoid bone);2. 上颌窦(maxillary sinus);3. 右侧上颌第三磨牙(right maxillary third molar);4. 颧弓(zygomatic arch);5. 腭大管(greater palatine canal);6. 左侧上颌第三磨牙(left maxillary third molar)

(二)上颌窦的解剖特点及变异

1. 上颌窦的形态与大小 CBCT 图像显示上颌窦是一个形状不规则,大小也不尽相同的腔,矢状位上是一由上、下、前、后壁构成的类似四方形或者梯形结构(图 1-1-12)。冠状位上可见上颌窦上、下、内、外壁,形态多不规则(图 1-1-13)。水平位可见前外、后外、内壁,中份多为类三角形,两端形态多不规则(图 1-1-14)。上颌窦腔的容积为 9.5 ~ 20ml,平均为 14.75ml。不同人上颌窦形状和大小差别较大,同一个体双侧上颌窦形态基本对称(图 1-1-15),但也存在同一个体两侧上颌窦形状和大小有差异(图 1-1-16)。

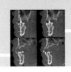

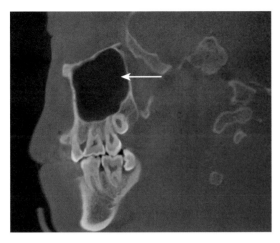

图 1-1-12 CBCT 矢状位
CBCT 矢状位示上颌窦形状不规则,类似四方形或者梯形结构

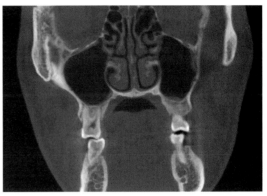

图 1-1-13 CBCT 冠状位
CBCT 冠状位可见上颌窦上、下、内、外壁,窦腔形态不规则

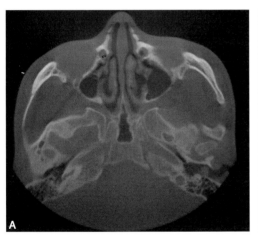

上颌窦腔上份

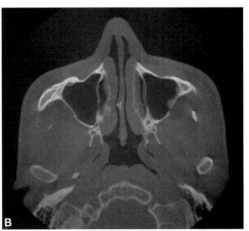

窦腔中份

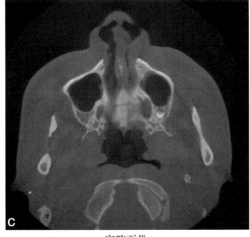

窦腔下份

图 1-1-14 CBCT 水平位
A、C. 可见窦腔形态不规则;
B. 窦腔形态类似三角形

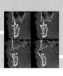
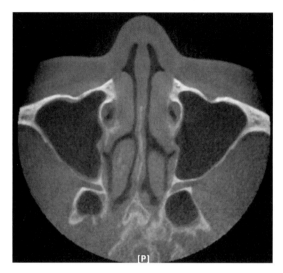

图 1-1-15　双侧基本对称的上颌窦
CBCT 水平位示同一个体双侧上颌窦形态基本对称

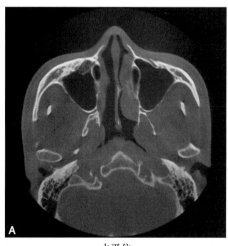

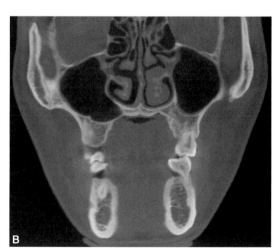

水平位　　　　　　　　　　　　　　　　冠状位

图 1-1-16　双侧不对称的上颌窦
CBCT 示同一个体双侧上颌窦形状和大小存在差异

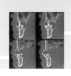

2. 上颌窦内的黏膜 正常时,上颌窦黏膜相当薄,厚度在 0.3 ~ 0.8mm 之间,CBCT 常无法分辨(图 1-1-17)。窦腔内不同位置的黏膜厚度有差异,底壁处最厚,外侧壁厚于内侧壁。

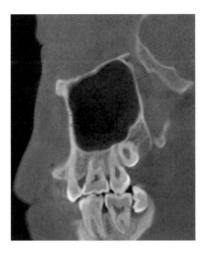

图 1-1-17 正常的上颌窦黏膜
CBCT 矢状位示正常的上颌窦黏膜,可见
其附于骨壁上

不同个体上颌窦的发育过程差异较大,可较早或较晚终止发育。上颌窦的气化程度随年龄增长而逐渐增高,儿童上颌窦腔形态与成人有差异(图 1-1-18)。

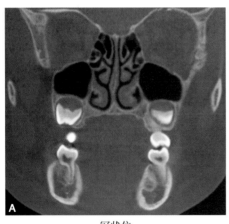
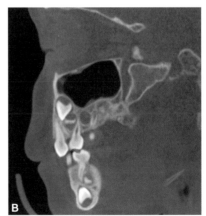

冠状位   矢状位

图 1-1-18 儿童上颌窦,3 岁
CBCT 示 3 岁儿童的上颌窦,颌骨内见正在发育的恒牙胚,窦腔形态与成人有差异

3. 上颌窦内的分隔 上颌窦内的分隔是窦壁骨质的突起,呈隆起状、锯齿状或棘状(图 1-1-19),分隔上附有薄的窦黏膜。有学者认为该结构可分为原发性和继发性,原发性分隔可能跟牙齿的发育和萌出有关,而继发性分隔可能是牙缺失后上颌窦气化引起窦底壁形态的改变。分隔的发生率约从 13% ~ 35.3% 不等,高度约为 2.5 ~ 12.7mm。

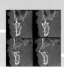

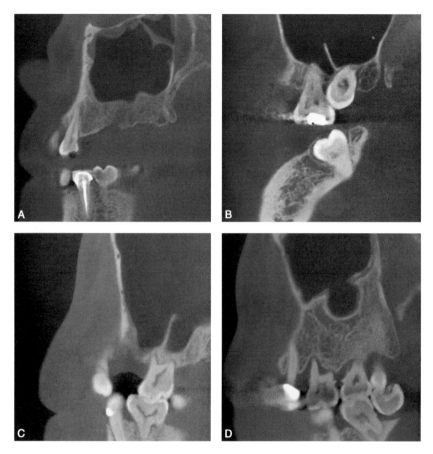

图 1-1-19 上颌窦内分隔
CBCT 矢状位示上颌窦内不同形状的分隔,呈隆起状、锯齿状或棘状

二、鼻腭管(切牙管)

在上颌中切牙之间后份有一个管道被称为鼻腭管(或者切牙管),其内有神经血管通过。鼻腭管大体呈上下方向走行,全景片和牙片很难显示其结构,CBCT 是较好的选择。鼻腭管的粗细根据不同的人群表现不一,有的纤细,有的粗大,有的形状不规则(图 1-1-20 ~ 1-1-22)。鼻腭管还可以发生囊肿,称为鼻腭管囊肿。在种植手术时应该考虑到鼻腭管这个结构的存在。

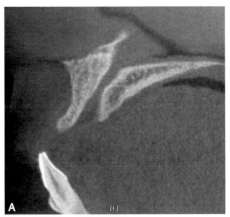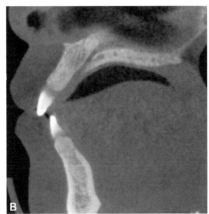

图 1-1-20　切牙管

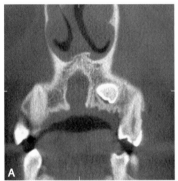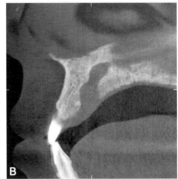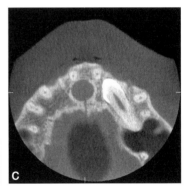

图 1-1-21　膨大的不规则形状的切牙管

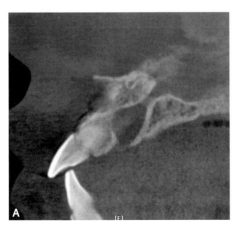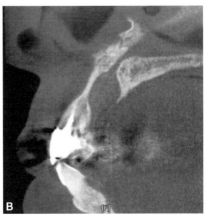

图 1-1-22　前份膨大的切牙管

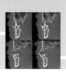

第二节　下颌骨 CBCT 正常解剖

下颌骨由下颌体及下颌升支两部分组成,似马蹄形。下颌体分为内面、外面、牙槽突和下颌体下缘。下颌升支由喙突、髁突、内、外面四部分组成。下颌骨牙槽突的内侧骨板和外侧骨板都由骨密质构成,松质骨被内外侧骨板包绕其中。

一、下颌骨及其邻近结构 CBCT 影像

(一) 水平位影像(图 1-2-1 ~ 1-2-4)

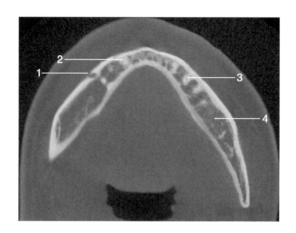

图 1-2-1　经下颌体颏孔区层面水平位图像

1. 颏孔(mental foramen);2. 右下尖牙牙根[right mandible canine(root)];3. 左下第一前磨牙牙根[left mandible first premolar teeth(root)];4. 下颌体(mandible body)

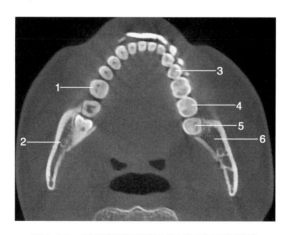

图 1-2-2　经下颌后牙牙冠处层面水平位图像

1. 左下第一磨牙(left mandible first molar);2. 下颌神经管(mandible canal);3. 左下第二前磨牙(left mandible second premolar teeth);4. 左下第二磨牙(left mandible second molar);5. 左下第三磨牙(left mandible third molar);6. 下颌升支(mandible ramus)

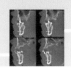

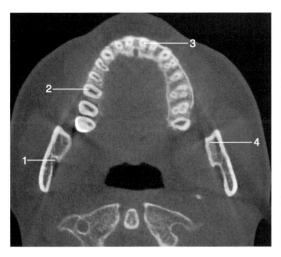

图 1-2-3 经下颌升支中份层面水平位图像
1. 下颌孔（mandible foramen）；2. 右上第一磨牙（right maxillary first molar）；3. 左上中切牙（right maxillary central incisor）；4. 下颌升支（mandible ramus）

图 1-2-4 经下颌升支中份层面水平位图像
1. 右侧上颌窦（right maxillary sinus）；2. 右侧髁突（right condylar process）；3. 左侧喙突（left coracoid process）

（二）矢状位影像（图 1-2-5～1-2-7）

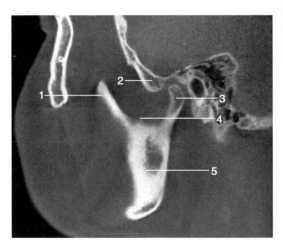

图 1-2-5 经髁突中份层面矢状位图像
1. 喙突（coracoid process）；2. 关节结节（articular eminence of temporal bone）；3. 髁突（condylar process）；4. 乙状切迹（mandibular notch）；5. 下颌升支（mandibular ramus）

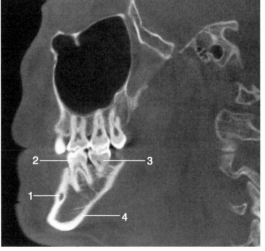

图 1-2-6 经下颌第一磨牙处层面矢状位图像
1. 颏孔（mental foramen）；2. 下颌第一磨牙（mandible first molar）；3. 下颌第二磨牙（mandible second molar）；4. 下颌下缘（inferior border of mandible）

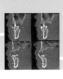
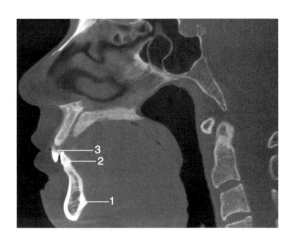

图 1-2-7 经下颌中线处层面矢状位图像
1. 颏棘（genial tubercles）；2. 下颌中切牙
（mandible central incisor）；3. 上颌中切牙
（maxillary central incisor）

（三）冠状位影像（图 1-2-8 ~ 1-2-10）

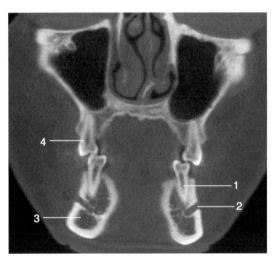

图 1-2-8 经下颌双侧颏孔处层面冠状位图像
1. 下颌第二前磨牙（mandible second premolar teeth）；2. 颏孔（mental foramen）；3. 下颌体（mandible body）；4. 上颌第二前磨牙（maxillary second premolar teeth）

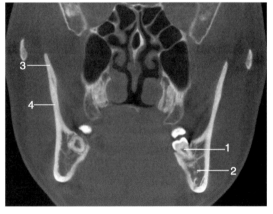

图 1-2-9 经下颌第三磨牙处层面冠状位图像
1. 左下第三磨牙（left mandibular third molar）；2. 下颌神经管（mandibular canal）；3. 喙突（coracoid process）；4. 下颌升支（mandibular ramus）

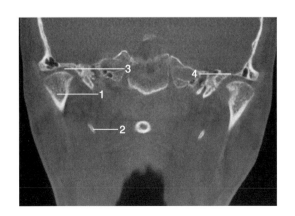

图 1-2-10 经下颌双侧髁突处层面冠状位图像
1. 髁突（condylar process）；2. 茎突（styloid process）；3. 关节间隙（articular space）；4. 关节凹顶部（roof of articular fossa）

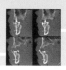

二、下颌骨内部主要结构

1. 下颌神经管的解剖特点　下颌神经管上端开口于下颌支内面、下颌小舌后方,在下颌支内斜向前行,在下颌体内几乎呈水平状向前走行,在第一、第二前磨牙或者第二前磨牙下方分为切牙神经管和颏管,在全景片上可以见到神经管在第一、第二前磨牙之间向后上形成一个回襻样结构,开口于颏孔(图 1-2-11、1-2-12)。也可以见到在回襻样结构的地方出现另外一支分支即切牙神经管,向前走行,达下颌侧切牙甚至中切牙的根方(图 1-2-13)。下颌神经管是一个复杂的管网系统,在神经管的任何位置都可以出现大小不同的分支,为下颌骨及牙齿提供血供。

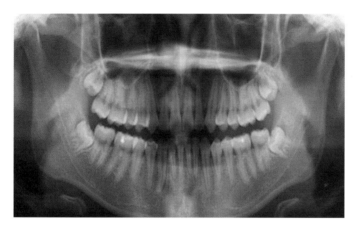

图 1-2-11　下颌骨全景图

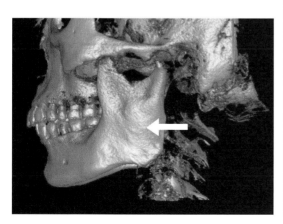

图 1-2-12　下颌骨外侧面

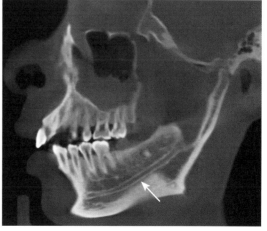

图 1-2-13　下颌神经管形状和走行
CBCT 示下颌神经管斜向前下走行(箭头)

下颌神经管可在第三或者第一、二磨牙处可以出现分支,考虑为此处提供必要的血供和神经支配。因此,在此区域手术时应该特别注意,避免造成大出血或者神经损伤。

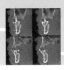

在行下前牙的种植手术中,有可能会发生出血或者神经性疼痛,部分原因是手术伤及下颌舌侧管内走行的血管和神经(图 1-2-14 ~ 1-2-17)。故而在手术前应充分评估手术风险。

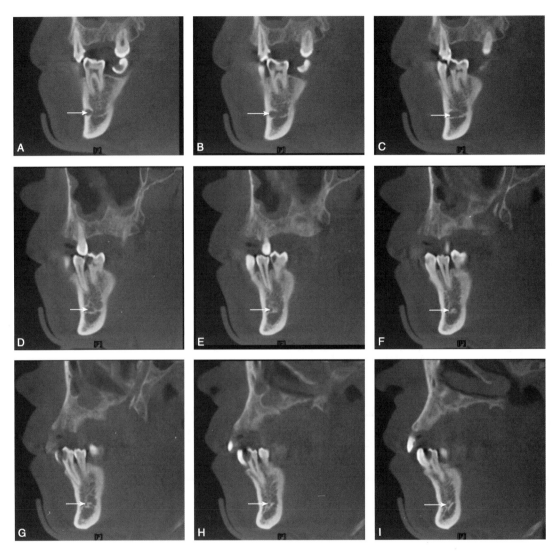

图 1-2-14　下颌切牙神经管走行
CBCT 矢状位示下颌切牙神经管从颏孔区继续向前走行达前牙区牙槽骨(箭头)

2. 下颌神经管的变异　下颌神经管是一个复杂的管网系统,大多数情况下为一个主管道走行,至颏孔开口,但是我们也可以看到一些不同的状况。下颌神经管可以在不同的位置发出分支,第三磨牙区域可以分出一支,或第一、二磨牙区域分出一支,管的直径可以不同。

颏孔并不是下颌神经管的最终位置,只是一个中继站,颏孔可以向后形成一个回袢,开口于第二前磨牙根尖附近的骨皮质,也可以形成 2 ~ 3 个颏孔,上下或者前后方向排列(图 1-2-18);也可以不形成回袢而是直接向前走行到达颏部,与对侧的下颌神经管的延长部分在颏部形成血管网,并且在唇侧或者舌侧形成开口,其开口的数目不等。

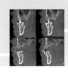

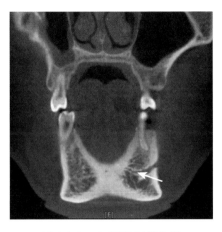

图 1-2-15 下颌切牙管走行
CBCT 冠状位示下颌切牙神经管从颏孔区水平向前走行到达前牙区牙槽骨(箭头)

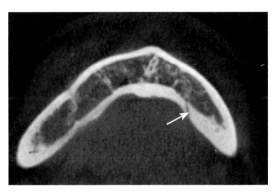

图 1-2-16 下颌舌侧管
CBCT 水平位示下颌舌侧管的形态及走行(箭头)

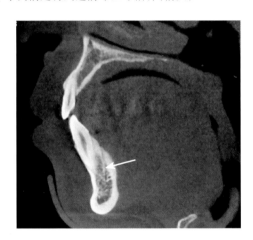

图 1-2-17 下颌舌侧管
CBCT 矢状位示下颌舌侧管的形态及走行(箭头)

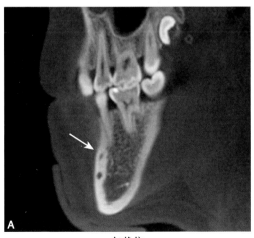

矢状位

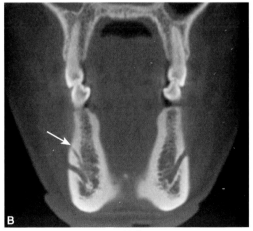

冠状位

图 1-2-18 下颌神经管的变异
CBCT 示右侧下颌神经管形成上下 2 个颏孔开口于颊侧(箭头)

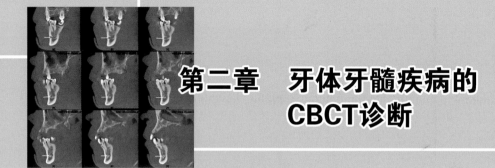

第二章 牙体牙髓疾病的 CBCT诊断

第一节 龋 病

【概述】 龋病是以致龋菌为主的多种因素复合作用所导致的牙体硬组织慢性进行性破坏,具有发病率高、分布广泛的特点。发生龋病的牙体硬组织在色、形、质各方面均有变化。

一、浅 龋

浅龋包括冠部釉质龋和根部牙骨质、牙本质龋,患者一般无明显的自觉症状,常在影像学检查其他病变时偶然发现(图 2-1-1、2-1-2)。

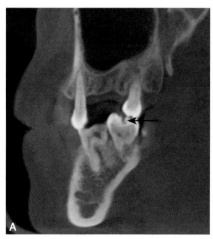

矢状位

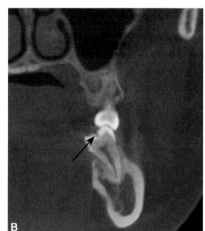

冠状位

图 2-1-1 D7 浅龋
CBCT 示 D7 骀面釉质层内见低密度影(黑色箭头)

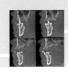

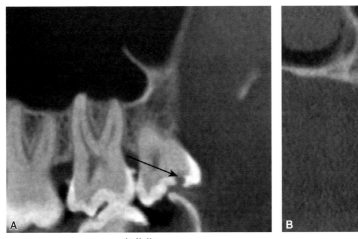

矢状位　　　　　　　　　　　　　　　冠状位

图 2-1-2　B8 浅龋

CBCT 示 B8 殆面釉质层内见低密度影(黑色箭头)

二、中　　龋

　　中龋为龋病进展至牙本质浅层,存在明显凹陷状龋洞,CBCT 可以清晰显示龋坏位置、范围(图 2-1-3、2-1-4)。

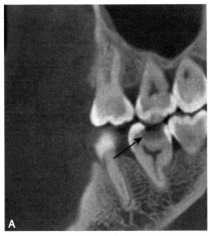

矢状位　　　　　　　　　　　　　　　冠状位

图 2-1-3　C7 中龋

CBCT 示 C7 殆面见凹陷形低密度影(黑色箭头)

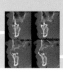

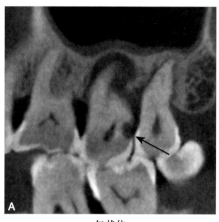
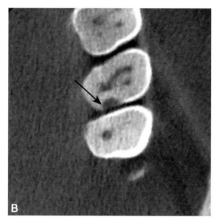

矢状位　　　　　　　　　　　　　　　水平位

图 2-1-4　B7 中龋伴根尖周炎
CBCT 示 B7 牙冠远中邻面见凹陷形低密度影（黑色箭头），根尖见低密度影

三、深　　龋

深龋为病变进展到牙本质深层，有深龋洞形成，CBCT 可以清晰显示龋坏位置、范围及其与髓腔的位置关系（图 2-1-5 ~ 2-1-8）。

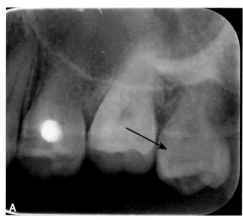
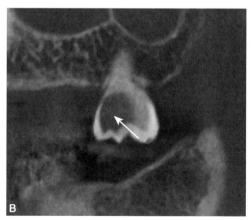

数字化牙片　　　　　　　　　　　　　　矢状位

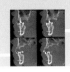

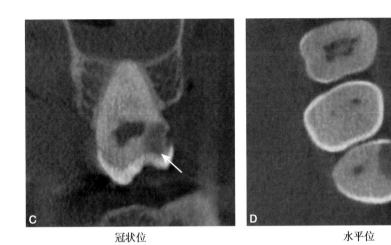

图 2-1-5 B8 深龋

图 A 示 B8 牙冠密度略低于 B7,未见明显龋坏(黑色箭头);图 B、C、D 示 B8 牙冠颊侧深龋,呈低密度凹陷形缺损,靠近牙髓(白色箭头)

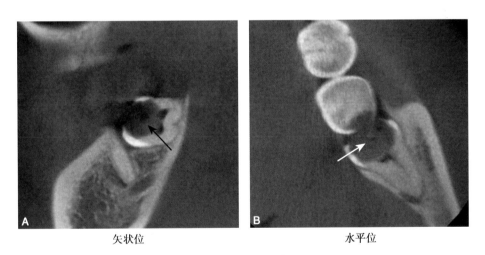

图 2-1-6 D8 深龋

CBCT 示 D8 骀面大面积低密度影,与髓腔相通(黑色箭头),D8 根尖见较小低密度影(白色箭头),D7 远中见低密度影

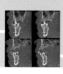
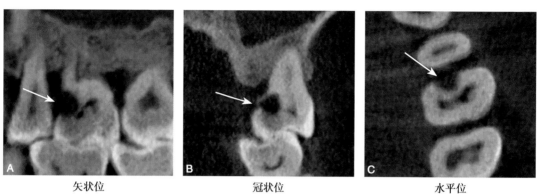

| 矢状位 | 冠状位 | 水平位 |

图 2-1-7　B6 深龋
CBCT 示 B6 牙冠近中面于牙颈部处见不规则低密度影,未进入髓腔(白色箭头)

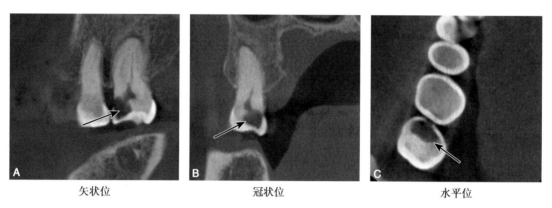

| 矢状位 | 冠状位 | 水平位 |

图 2-1-8　A7 深龋
CBCT 示 A7 牙冠近中面见低密度影,并与髓腔连通(黑色箭头)

四、根　面　龋

根面龋多发生于牙龈退缩、根面外露的牙齿,常见于老年人;龋洞较浅,范围可较为广泛(图 2-1-9)。

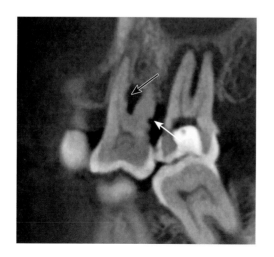

图 2-1-9　A6 根面龋
CBCT 矢状位示 A6 近中根(黑色箭头)及远中根(白色箭头)见浅凹形低密度影

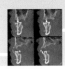

五、隐 匿 性 龋

隐匿性龋包括发生于充填体边缘或底部牙体组织的继发龋、发生于窝沟处的潜行性龋、发生在邻面接触点以下的邻面龋。CBCT 能够显示龋坏的具体位置,制订出较好的治疗计划,确定适宜的去龋通路,从而减小对牙体组织的损伤(图 2-1-10、2-1-11)。

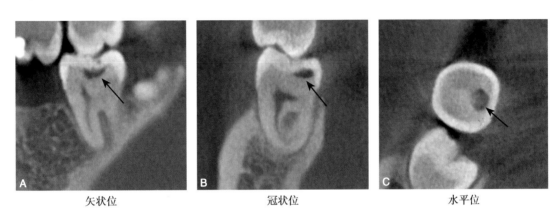

| 矢状位 | 冠状位 | 水平位 |

图 2-1-10　C7 隐匿性龋

CBCT 示 C7 舌尖与𬌗面窝处釉质内牙本质区见凹形低密度影,表面釉质完整(黑色箭头)

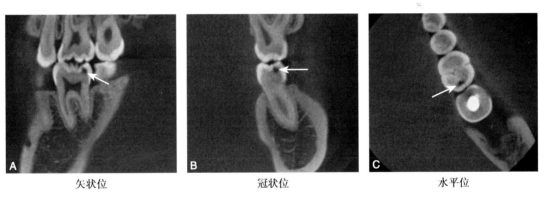

| 矢状位 | 冠状位 | 水平位 |

图 2-1-11　D6 隐匿性龋

CBCT 示 D6 远中釉质内牙本质区见低密度影,表面釉质完整(白色箭头)

六、继 发 龋

继发龋发生于已充填的修复体边缘或底部的牙体组织,由于充填材料的遮挡,临床检查不易发现(图 2-1-12)。

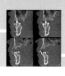
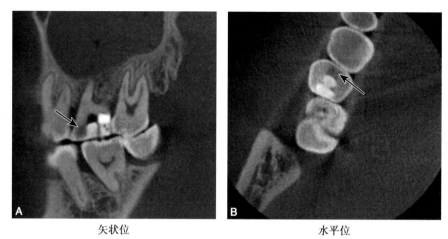

| 矢状位 | 水平位 |

图 2-1-12　A7 继发龋
CBCT 示 A7 殆面充填物近中可见低密度影,釉质表面结构完整(黑色箭头)

第二节　牙　髓　病

　　牙髓病包括牙髓组织的炎症、坏死和退行性变,由于牙髓组织是软组织,在影像上没有阳性征象,因此,CBCT 检查仅对牙髓钙化和牙体吸收有诊断价值。

一、牙　髓　钙　化

　　【概述】　牙髓钙化是牙髓变性后钙盐沉积,在髓腔中所形成的大小不等沉积物,有髓石形成和弥散性钙化两种形式。一般无临床症状,常在影像学检查中偶然发现,极少数患者因髓石压迫牙髓神经引起疼痛。髓石可游离于牙髓组织中,也可附着在髓腔壁上;弥散性钙化的钙盐沉积物分布在整个髓腔中,甚至可造成牙髓腔的闭锁。不论是髓石或弥散性钙化,都会影响根管探查,增加根管治疗的难度。

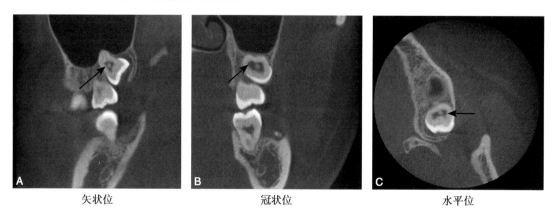

| 矢状位 | 冠状位 | 水平位 |

图 2-2-1　B8 髓腔髓石
CBCT 示 B8 髓腔内见一类圆形高密度阻射影(黑色箭头)

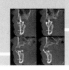

【CBCT 表现】 髓石在髓腔中表现为不同形状的高密度团块影,形态与髓腔的形状有一定关系,后牙髓腔中的髓石可为圆形、卵圆形或不规则形(图 2-2-1 ～ 2-2-3),前牙髓腔中的髓石一般呈条状或针状(图 2-2-4)。弥散性钙化表现为正常的髓室及根管轮廓的消失(图 2-2-5)。有些较大的髓石可能影响根管口的探查,如术前不熟悉根管系统的解剖特点,可能造成医源性意外(图 2-2-6)。

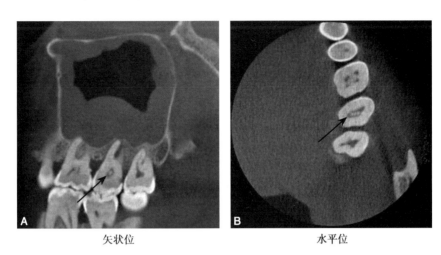

矢状位 　　　　　　　　　　　　　　水平位

图 2-2-2　B7 髓腔髓石

CBCT 示 B7 牙髓腔内可见高密度髓石影,矢状位示呈卵圆形,水平位示呈针状(黑色箭头)

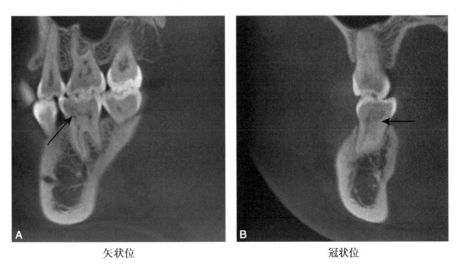

矢状位 　　　　　　　　　　　　　　冠状位

图 2-2-3　C6 髓腔髓石

CBCT 示 C6 牙髓腔见高密度髓石影(黑色箭头),近中髓角髓石呈针状

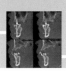

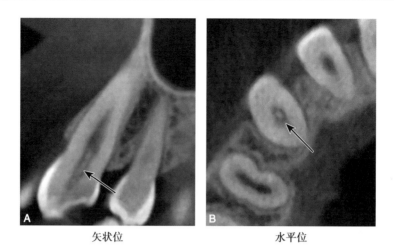

矢状位   水平位

图 2-2-4 A3 条索状钙化

CBCT 示 A3 髓室至根管口处见针形高密度影（黑色箭头）

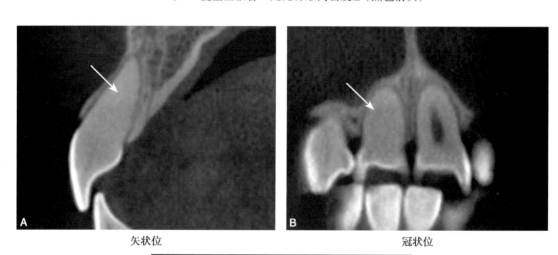

矢状位   冠状位

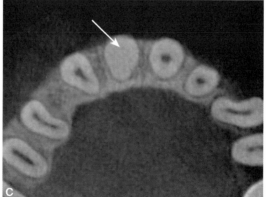

水平位

图 2-2-5 A1 弥散性钙化

CBCT 示 A1 髓室、根管正常影像消失，呈均匀近牙本质密度影（白色箭头）

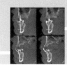

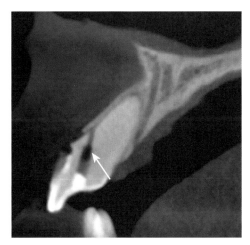

图 2-2-6　B1 弥漫性钙化伴侧穿
CBCT 矢状位示 B1 弥散性钙化,自舌侧窝至唇侧牙颈部见侧穿(白色箭头)

二、牙 体 吸 收

牙体吸收包括生理性吸收和病理性吸收。

(一) 生理性吸收

生理性吸收常见于恒牙萌出时导致乳牙牙根吸收(图 2-2-7、2-2-8)。

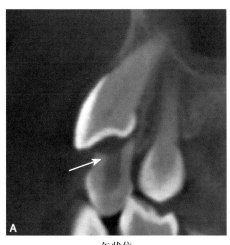

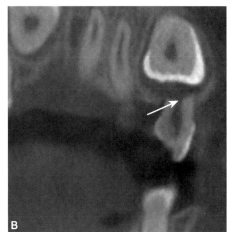

矢状位　　　　　　　　　　　　　冠状位

图 2-2-7　生理性吸收
CBCT 示女,10 岁,B Ⅲ牙根吸收,B3 牙胚位于其根方(白色箭头)

(二) 病理性吸收

【概述】　病理性吸收包括牙内吸收和牙外吸收。牙内吸收是牙髓受到长期、慢性的炎

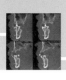

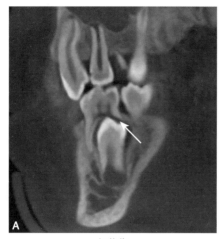
矢状位

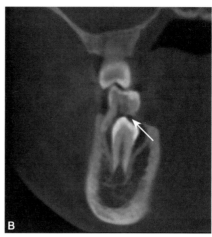
冠状位

图 2-2-8　生理性吸收
男,13 岁,CBCT 示 C V 远中根吸收,C5 牙胚位于其根方(白色箭头)

性刺激后,牙髓组织被炎性肉芽组织取代,发生牙内吸收的患牙髓室壁或根管壁变薄,多伴有根尖周炎症,严重者可发生病理性牙折;牙外吸收可由于炎症、创伤殆、阻生牙或埋伏牙及囊肿或肿瘤引起,有些正畸治疗后的牙根也可发生吸收。

【CBCT 表现】　发生牙内吸收的患牙髓腔内有局限性扩大,CBCT 图像上可显示髓室或根管壁变薄,可伴发根尖周感染(图 2-2-9、2-2-10)、根尖吸收、髓腔壁侧穿,严重者可发生牙根折裂。牙外吸收常见于患牙根尖,表现为正常牙体形态的不完整、不连续,如根尖吸收变钝、牙体外表面凹陷状吸收(图 2-2-11 ~ 2-2-17)。

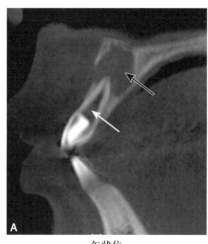
矢状位

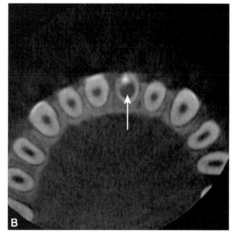
水平位

图 2-2-9　B1 牙内吸收伴慢性根尖周囊肿
CBCT 示 B1 根管明显增大,髓腔壁变薄(白色箭头),根尖骨质吸收(黑色箭头)

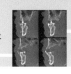

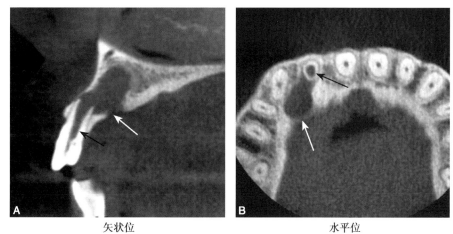

矢状位 　　　　　　　　　　　　　　　 水平位

图 2-2-10 A2 牙内吸收伴慢性根尖周囊肿

CBCT 示 A2 根管明显增大,管壁变薄(黑色箭头),根尖孔未闭合,根尖腭侧骨质吸收明显(白色箭头)

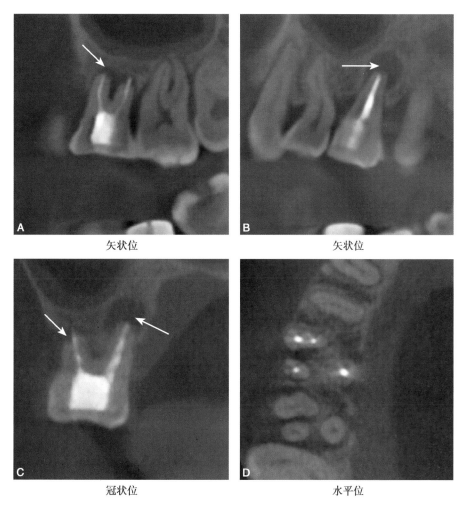

矢状位 　　　　　　　　　　　　　　　 矢状位

冠状位 　　　　　　　　　　　　　　　 水平位

图 2-2-11 牙外吸收伴根尖周肉芽肿

CBCT 示 A6 根尖见低密度影(白色箭头),根管内见根充影像,根尖吸收变钝

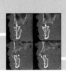
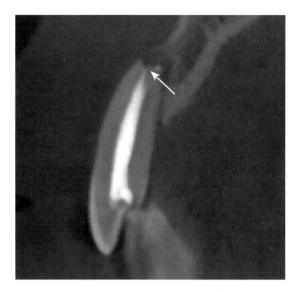

图 2-2-12　牙外吸收伴慢性根尖周炎
CBCT 矢状位示 A2 根管内见高密度充填物,根尖形态不完整,根尖周见低密度影

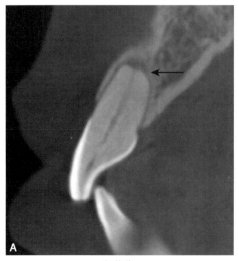

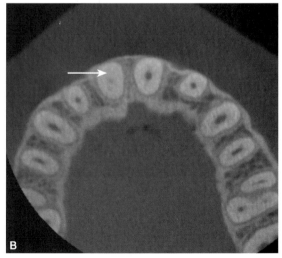

矢状位　　　　　　　　　　　　　　　　水平位

图 2-2-13　牙外吸收(正畸治疗史)
CBCT 示 A1 根尖吸收变钝(黑色箭头所示),牙髓钙化致根管变细(白色箭头示)

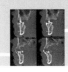

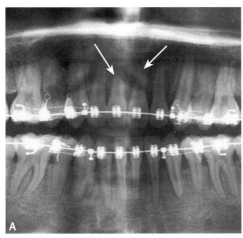
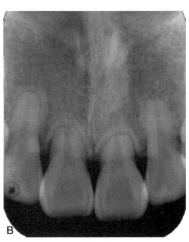

全景片 根尖片

图 2-2-14 牙外吸收

A. A1、B1 牙根吸收变短;B. 托槽去除,A1、B1 牙根吸收变短(白色箭头)

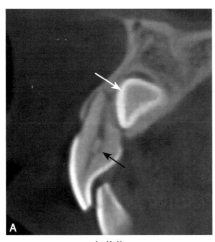
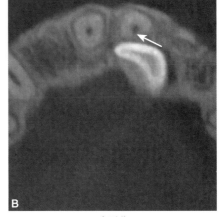

矢状位 水平位

图 2-2-15 牙外吸收

CBCT 示 B3 异位埋伏阻生(白色箭头),B1 牙根腭侧被压迫吸收(黑色箭头所示),B1 髓腔内见髓石

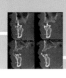

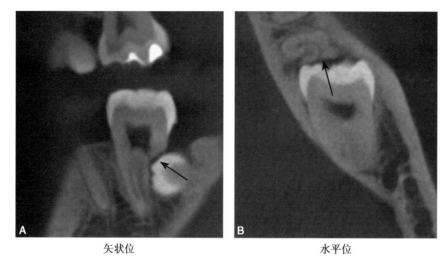

矢状位   水平位

图 2-2-16 牙外吸收

CBCT 示 D8 水平阻生,D7 远中根被压迫吸收(黑色箭头)

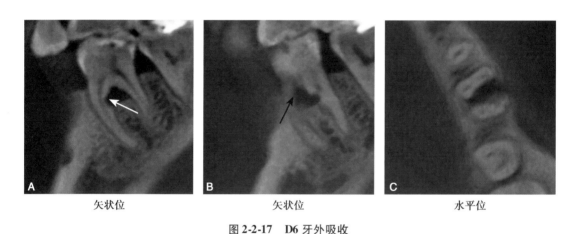

矢状位   矢状位   水平位

图 2-2-17 D6 牙外吸收

CBCT 示 D6 根分叉处骨质缺损,近中根远中面(白色箭头)、远中根近中面(黑色箭头)见凹陷形低密度影

第三节　根尖周病

根尖周病是指发生于牙齿根尖及其周围组织的病变,包括根尖周炎、致密性骨炎、牙骨质增生、牙骨质结构不良等。

一、根尖周炎

根尖周炎是指发生于根尖周组织的炎性病变,多继发于牙髓炎,临床常可见龋坏、残冠等牙体组织疾病。急性根尖周炎早期没有明显的影像征象,偶尔可见牙周膜间隙稍增宽。

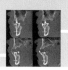

慢性的根尖周炎常见类型是根尖周脓肿、根尖周肉芽肿和根尖周囊肿。范围很小的根尖周脓肿、根尖周肉芽肿、根尖周囊肿在影像上常难以区分。

（一）慢性根尖周脓肿

【概述】 慢性根尖周脓肿可由急性根尖脓肿转化而来，也可由根尖周肉芽肿中央部分液化坏死形成。

【CBCT 表现】 慢性根尖周脓肿的影像特点：在病源牙根尖周骨质吸收溶解、密度降低，病变范围不定，外周不清晰，密度不均匀，病变区根尖周牙周膜硬板不连续，周缘可见骨质增生。有瘘管时，可插入牙胶尖观察瘘管的位置及走向。上后牙发生根尖脓肿时可突破上颌窦底壁，引起上颌窦的炎症，平片检查由于影像重叠和照片范围的局限，对于根尖周病变对上颌窦的影响显示不明确，CBCT 检查能使上颌窦病变的部位、范围、与病源牙根尖的关系显示更清晰，特别是颊、腭侧病变的定位（图 2-3-1）。

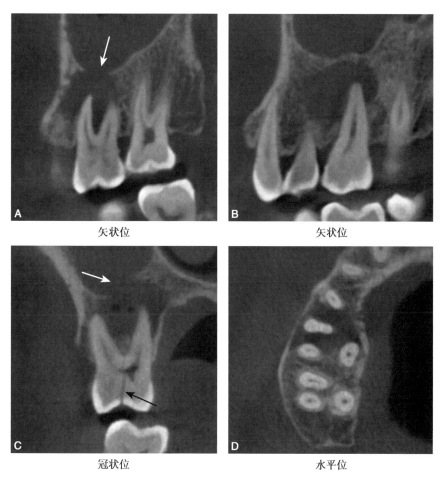

图 2-3-1 A6 根尖周脓肿伴牙折

CBCT 示 A6 根尖见较大范围不规则低密度影，边界不清，邻近上颌窦底壁不连续（白色箭头），窦壁黏膜增厚，𬌗面至根分叉见纵行折线（黑色箭头）

（二）根尖周肉芽肿

【概述】 根尖周肉芽肿是指根尖周组织受到轻微、缓慢刺激所形成的炎性肉芽组织。

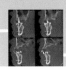

【CBCT 表现】 影像特点为包绕根尖周的软性密度影像,病变范围较小,直径一般不超过 1cm,边界清楚,似帽状包绕根尖(图 2-3-2、2-3-3)。

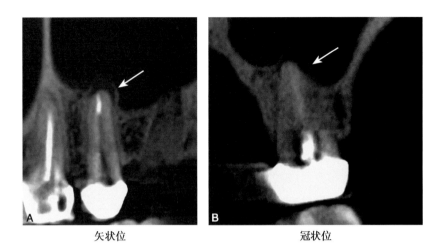

矢状位　　　　　　　　　　　冠状位

图 2-3-2　B5 根尖肉芽肿

CBCT 示 B5 牙冠见修复体,根尖区见部分充填物,根尖见一较小范围透射影,边界清晰,边缘较光滑(白色箭头)

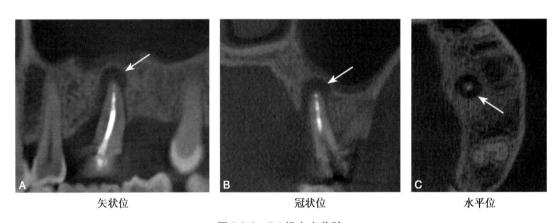

矢状位　　　　　　　冠状位　　　　　　　水平位

图 2-3-3　B6 根尖肉芽肿

CBCT 示 B6 腭侧根根管充填术后,充填不密合,根尖见一类圆形低密度影,边界清晰(白色箭头)

（三）根尖周囊肿

【概述】 根尖周囊肿可因炎性肉芽组织坏死、液化,病程迁延、生长缓慢,多无自觉症状。当根尖周囊肿较大时,可致邻牙根尖吸收。

【CBCT 表现】 影像特点病源牙的根尖周可见形态规则、边界清晰、中心密度透射均匀、范围较大的低密度区,边缘可见致密、锐利的骨白线(图 2-3-4),伴发感染时,可部分消失或不连续(图 2-3-5)。

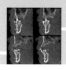

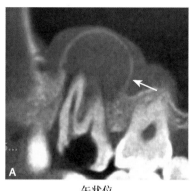 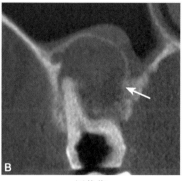 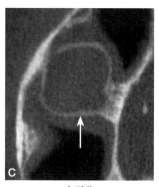

| 矢状位 | 冠状位 | 水平位 |

图 2-3-4 A6 根尖周囊肿

CBCT 示 A6 残冠,根管口暴露,根尖区见一类圆形囊性病变,边界清晰,密度透射均匀,可见骨白线,突入上颌窦窦腔内(白色箭头)

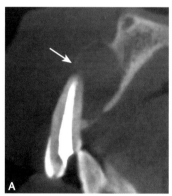 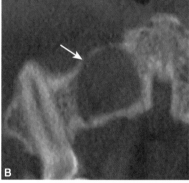 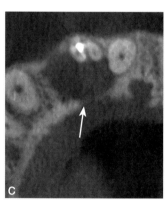

| 矢状位 | 冠状位 | 水平位 |

图 2-3-5 A1 根尖周囊肿

CBCT 示 A1 根管治疗术后,根尖圆钝,根尖区见一类圆形囊性病变,唇侧骨白线不连续,提示病变可能有感染(白色箭头)

二、致密性骨炎

【**概述**】 致密性骨炎是指根尖周组织因受到轻微缓慢持续性的低毒性因素刺激,而表现出以骨质增生为主的防御性反应。一般无自觉症状,多见于青年人,下颌第一磨牙多见,常有较大龋坏。

【**CBCT 表现**】 发生致密性骨炎的患牙常有牙体病变,其 CBCT 表现为围绕根尖的骨质密度增高区,骨小梁增多增粗,骨髓腔变窄甚至消失,与正常骨组织分界不明显。根尖部牙周膜间隙可增宽,根尖无增粗膨大(图 2-3-6)。

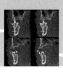

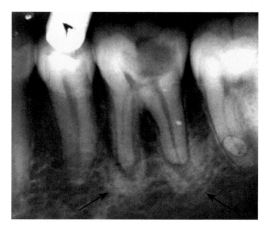

图 2-3-6　致密性骨炎
根尖片示 D6 深龋,根尖低密度区周围骨小梁增粗、增多,骨质密度增高,骨髓腔变小(黑色箭头)

三、牙骨质增生(参见第二章第六节)

四、牙骨质结构不良(参见第二章第七节)

第四节　CBCT 在根管治疗术中的应用

　　根管治疗术是目前国内、外公认的牙髓及根尖周疾病最有效、最彻底的治疗方式,影像学检查在根管治疗中发挥十分重要的作用,可以明确病变,了解根管数目、走行、弯曲情况,测量根管的工作长度,评估根管预备、充填的质量及术后治疗效果。

一、影像学检查在规范的根管治疗中的应用

(一) 根管治疗过程中的根尖片
规范的根管治疗过程中需要拍 5 张以上根尖片(图 2-4-1、2-4-2)。
(二) CBCT 根管较传统根尖片的优势
1. CBCT 可以更好地显示病变和复杂根管系统的详细信息,线性测量几乎没有放大失真,可直接用于工作长度的确定(图 2-4-3)。
2. CBCT 能够评价充填质量,是否达到工作长度、充填是否密实等(图 2-4-4)。
3. CBCT 检查能够更好地评估根管治疗术后的效果,对于显示病变范围的改变、骨质的修复变化较根尖片更有优势(图 2-4-5)。

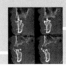

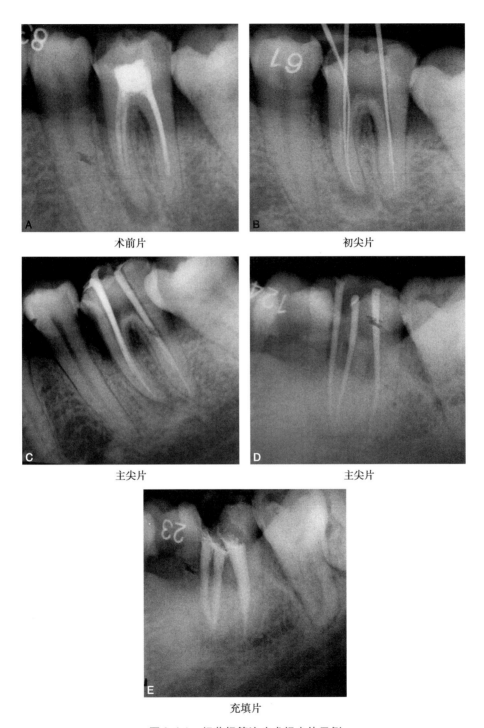

术前片   初尖片

主尖片   主尖片

充填片

图 2-4-1 规范根管治疗术根尖片示例

A. 根管欠填,根尖见低密度影;B. 近颊、近舌、远中根管内各插入初尖;C. 近中、远中各见主尖影;D. 改变投射角度,三个根管内均见主尖影;E. 根管恰填

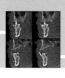

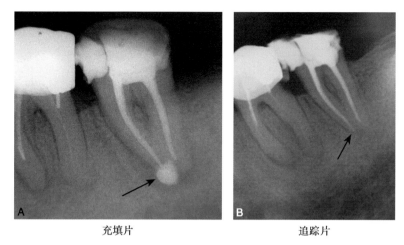

A 充填片	B 追踪片

图 2-4-2　根管治疗术后
A. 根管治疗术后即刻片,根尖见致密影(充填糊剂),根尖周围骨质疏松(黑色箭
头);B. 2 个月后,根尖周骨质修复,密度增高(黑色箭头)

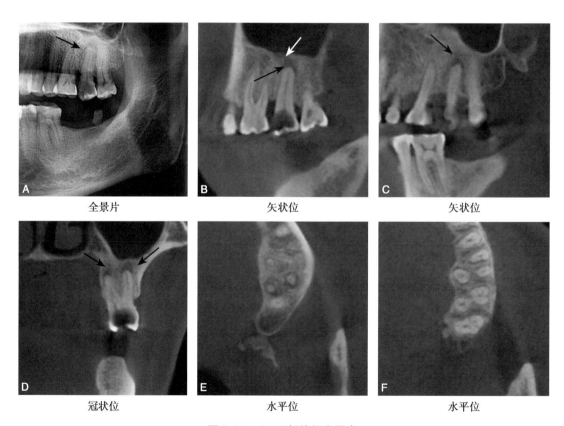

A 全景片	B 矢状位	C 矢状位
D 冠状位	E 水平位	F 水平位

图 2-4-3　B7 深龋伴根尖周炎
全景片示 B7 深龋,根尖低密度区范围不明确(黑色箭头);CBCT 示 B7 颊、腭侧双根双根管,牙根形态较
直,根尖见较小范围低密度影(黑色箭头),颊根根尖骨质吸收,上颌窦下壁不连续(白色箭头)

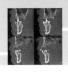

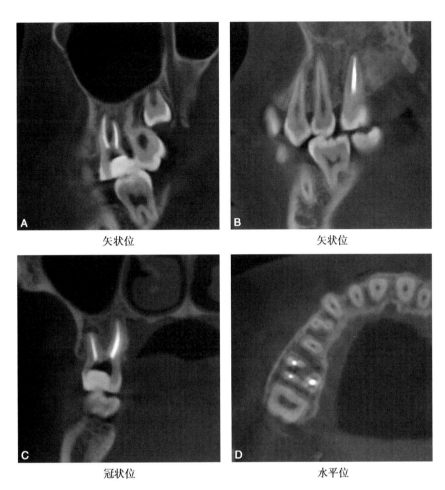

矢状位   矢状位

冠状位   水平位

图 2-4-4　A6 根管充填
CBCT 示近中颊根、远中颊根、腭根根管内见充填物影像,恰填、充填密合

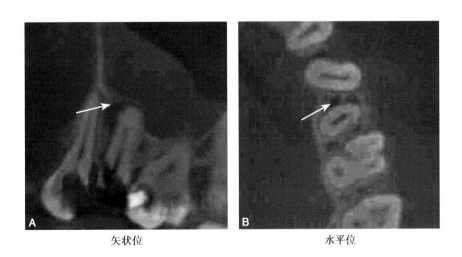

矢状位   水平位

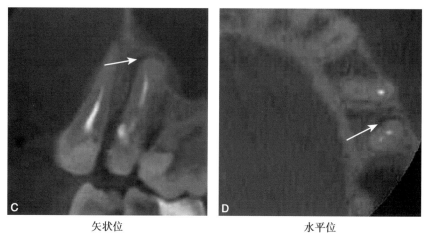

矢状位 　　　　　　　　　　　　　　　　　水平位

图 2-4-5　B5 根管治疗术前、术后

A、B. B5 牙冠缺损,根尖近中可见低密度影(白色箭头);C、D. B5 根管治疗术后 1.5
个月,根管内可见高密度充填物影,根尖近中低密度影较治疗前缩小(白色箭头)

二、CBCT 在牙根及根管系统中的应用

1. 根管系统解剖结构的复杂变异常常导致临床根管治疗术的失败,而 CBCT 的优势在
于使临床医师更好地掌握复杂根管的详细信息,从而提高根管治疗的成功率。华西口腔医
院对复杂根管系统做了一系列研究:

(1) 在 775 例上颌第一磨牙中,多见的三根管、四根管发生率分别为 47.21%、50.40%,
有 52.24% 的上颌第一磨牙存在 MB2(图 2-4-6),较少见的双根管、五根管、六根管的发生率
分别为 0.31%、1.75%、0.31%(图 2-4-7、2-4-8);了解上颌第一磨牙牙根形态,有助于确定
正确的根管入路角度(图 2-4-9)。

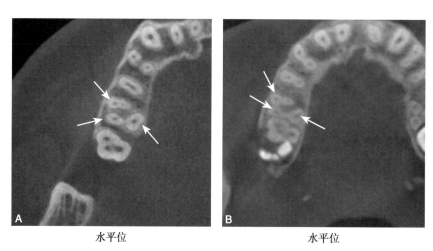

水平位 　　　　　　　　　　　　　　　　　水平位

图 2-4-6　A6 多根管

CBCT 水平位示 A6 三个牙根(白色箭头),四个根管

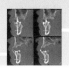

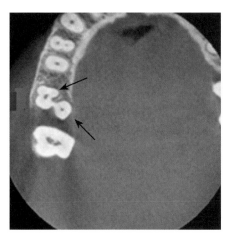

图 2-4-7　A6 双根管
CBCT 水平位示 A6 两个根管（黑色箭头）

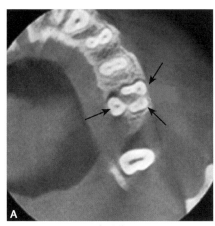

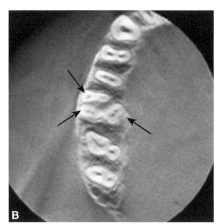

水平位　　　　　　　　　　　水平位

图 2-4-8　A6、B6 多根管
A. B6 三个根（黑色箭头）5 个根管；B. A6 三个根（黑色箭头）6 个根管

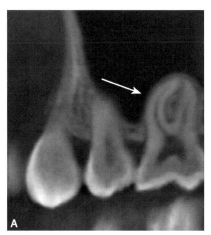

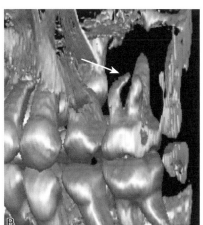

矢状位　　　　　　　　　　　重建图

图 2-4-9　B6 牙根弯曲
CBCT 示 B6 近颊根向远中弯曲，近颊、远颊根向腭侧弯曲明显（白色箭头）

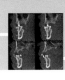

（2）下颌第一恒磨牙多为双根、三或四个根管（图 2-4-10）；在 558 例下颌第一恒磨牙中，独立远舌根和四根管的发生率分别为 25.8%、51.4%，其中有 48.1% 第四个根管来自独立远舌根管（图 2-4-11）。

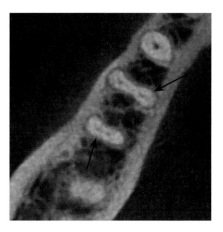

图 2-4-10 C6 双根四个根管
CBCT 示 C6 近、远中各两个牙根（黑色箭头），共四个根管

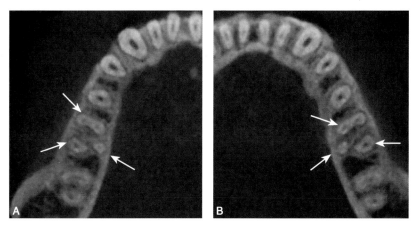

图 2-4-11 C6、D6 三个牙根四个根管
CBCT 水平位示 C6、D6 各有近中、远中颊、远中舌根三个牙根（白色箭头），近中根两个根管，余各有一个根管

（3）在 305 例下颌第二恒磨牙中，融合根和 C 形根管的发生率分别为 47.2%、41.6%（图 2-4-12）。在双根牙中，66.0% 近中根管是Ⅳ型，92.3% 的远中根管是Ⅰ型（图 2-4-13）。

（4）在 178 例下颌第一前磨牙中，98% 为单根，2% 为双根（图 2-4-14），常见的单根管发生率为 87.1%，双、三、C 形根管的发生率分别为 11.2%、0.6%、1.1%。

2. CBCT 图像可以清晰显示牙根及根管系统的变异情况（图 2-4-17 ～ 2-4-20）。

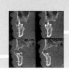

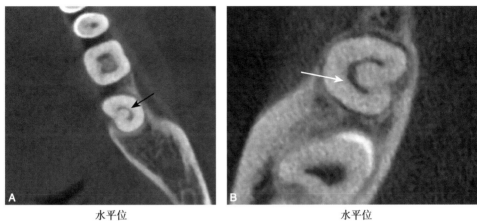

水平位　　　　　　　　　　　　　　水平位

图 2-4-12　D7、C7C 形根管
A. D7C 形根管影（黑色箭头）；B. C7C 形根管影（白色箭头）

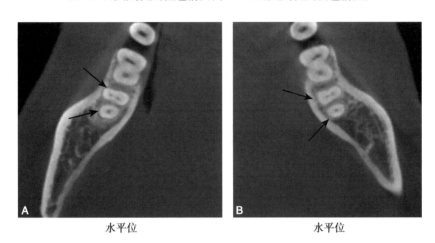

水平位　　　　　　　　　　　　　　水平位

图 2-4-13　C7、D7 双根三个根管
CBCT 示 C7、D7 近、远中各一个牙根（黑色箭头），近中根双根管

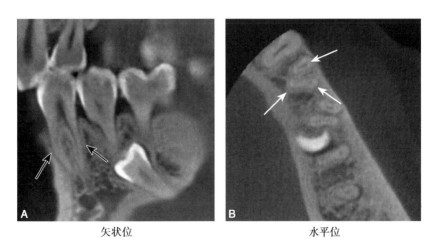

矢状位　　　　　　　　　　　　　　水平位

图 2-4-14　D4 双根多根管
CBCT 示 D4 近中、远中各一个牙根（黑色箭头），近中根有一个根管，远中根有两个根管（白色箭头）

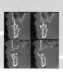

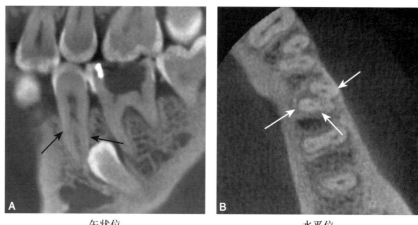

| 矢状位 | 水平位 |

图 2-4-15　D5 双根多根管

CBCT 示 D5 近中、远中各有一个牙根(黑色箭头),近中根有一个独立根管,远中根有两个根管(白色箭头)

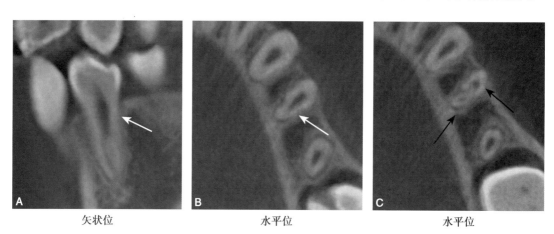

矢状位　　　　　水平位　　　　　水平位

图 2-4-16　D4　V(1-2)型根管

CBCT 示一个根管离开髓室(白色箭头),再分为两个根管(黑色箭头),有两个根尖孔

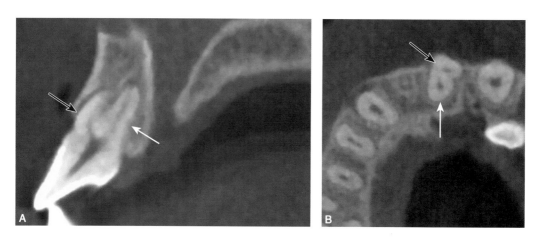

图 2-4-17　前牙双根、双根管

CBCT 矢状位和水平位示 A1 唇腭侧双根,有独立根管影像(黑色、白色箭头分别指示两个根管)

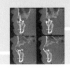

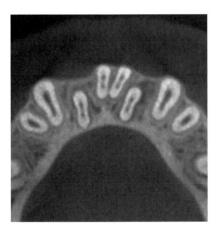

图 2-4-18　C12、D12 双根管
CBCT 水平位示双侧下颌中切牙、侧切牙唇舌侧各有两个根管

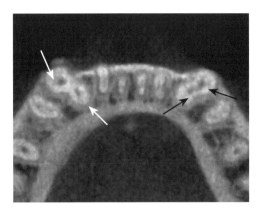

图 2-4-19　C3、D3 双根管
CBCT 水平位示下颌尖牙 C3（白色箭头）、D3（黑色箭头）唇舌侧各有两个根管

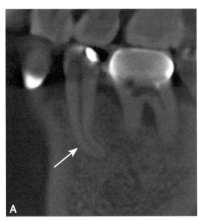

矢状位

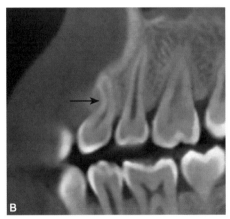

矢状位

图 2-4-20　牙根、根管弯曲
A. D5 根尖 1/3 向远中弯曲（白色箭头）；B. A4 牙根向近中弯曲（黑色箭头）

三、CBCT 影像显示的医源性意外

    1. CBCT 检查可明确诊断根管治疗术过程中所发生的意外，如根管壁侧穿（图 2-4-21）、器械分离（图 2-4-22）等，从而制订合适的后续治疗方案。

    2. 对已行根管治疗后又出现临床症状的患牙，CBCT 可以更好地探查症状出现的原因，从而制订正确的治疗方案，增加保留患牙的可能性（图 2-4-23 ~ 2-4-25）。

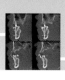

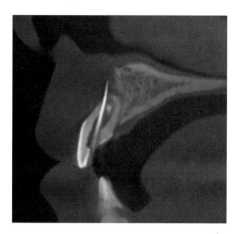

图 2-4-21　B1 根管侧穿
CBCT 矢状位示根管扩大,唇侧管壁侧穿,根
管内见牙胶尖影像

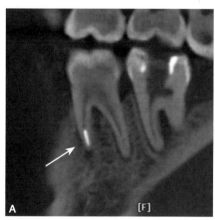

矢状位

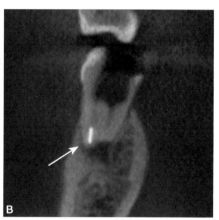

冠状位

图 2-4-22　器械分离
CBCT 示 C6 近中颊根根尖 1/3 根管内形状规则的高密度影(白色箭头)

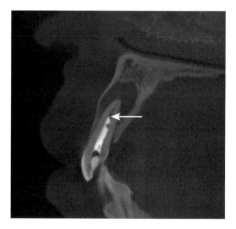

图 2-4-23　B1 根管治疗
CBCT 矢状位示 B1 根管欠填(白色箭头)、
充填不密合,根尖见类圆形低密度影,边界
清晰,边缘光滑

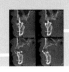

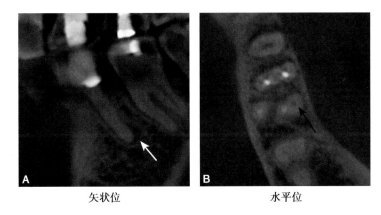

矢状位	水平位
A	B

图 2-4-24 D6 根管治疗后根尖周炎

CBCT 示 D6 根管治疗术后,远中颊根远中见低密度影(白色箭头),水平位可见遗漏根管(黑色箭头)

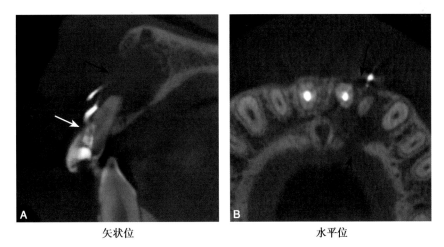

矢状位	水平位
A	B

图 2-4-25 B2 根管侧穿

CBCT 示 B2 唇侧管壁侧穿(白色箭头),根尖骨质吸收破坏(黑色箭头),根尖吸收

第五节 牙发育异常

人类牙齿发育自胚胎第 8 周即开始形成成釉器,在多种不同内外因素的影响下可能发生异常改变,包括形态、结构、数目及萌出等异常。

一、形 态 异 常

(一)融合牙

【概述】 融合牙是由两个或以上分别发育的牙胚联合所致,牙可完全或部分融合,牙本质连通,根管可合而为一,也可部分共用或不共用,乳牙列和恒牙列均可见。

【影像学表现】 表现为牙冠或牙根的部分融合,也有冠根的整体融合,融合处牙本质相连,髓腔及根管系统可共用、部分共用或不共用。CBCT 可观察到相应牙数减少、牙本质融合部位及

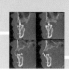

根管系统形态,在融合牙发生牙髓炎或根尖周炎等病理情况下,利于诊断及制订适宜的治疗计划(图 2-5-1、2-5-2)。而根尖片及全景片因重叠对融合牙牙本质相连及根管共用情况显示不清。

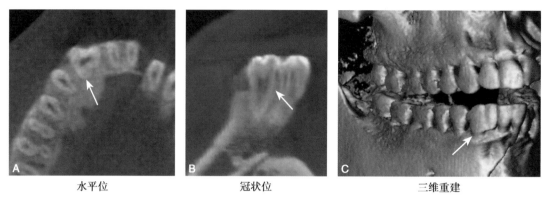

水平位　　　　　　　　　　冠状位　　　　　　　　　　三维重建

图 2-5-1　C23 融合牙

CBCT 示 C23 融合,共有部分根管,颌部骨折

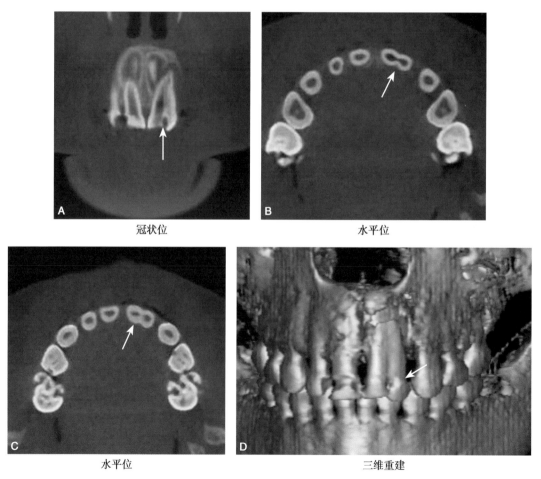

冠状位　　　　　　　　　　水平位

水平位　　　　　　　　　　三维重建

图 2-5-2　左上颌乳中切牙与乳侧切牙融合

A. 左上颌乳中切牙与乳侧切牙融合,根管共用;B、C. 左上颌乳中切牙与乳侧切牙部分根管共用,部分根管独立;D. 左上颌乳中切牙与乳侧切牙牙根融合

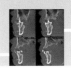

（二）畸形中央尖

【概述】　畸形中央尖也称牙外突,常指在前磨牙中央沟或颊尖舌侧嵴上的牙尖样突起,是牙胚发育过程中成釉器分裂异常,牙乳头突向成釉器所形成的牙本质及釉质的畸形。临床上患者多由于咬合过程中此尖折断后引起牙髓感染或根尖脓肿而就诊。恒牙萌出后的1~2年内,若发生牙髓感染或坏死,牙根尚未发育完成,根尖呈喇叭口状。

【CBCT表现】　表现为中央窝有一由釉质及牙本质构成的突起,可有纤细的髓角伸入。其磨损或折断时,前磨牙的牙本质轴暴露,若伸入畸形中央尖的髓角穿通,可伴根尖周骨质透射影、牙根发育不全、根管口未闭等表现。CBCT沿牙体长轴切面可见前磨牙中央窝处釉质缺损,髓室顶中心突向咬合面,根管口呈喇叭口状,牙根比对侧同名牙短,发育不全(图2-5-3)。

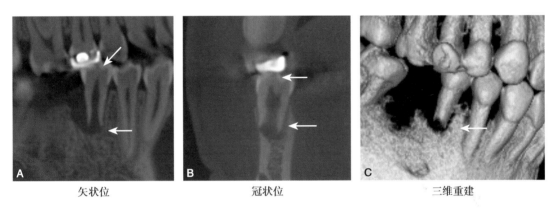

矢状位　　　　冠状位　　　　三维重建

图2-5-3　畸形中央尖

A、B. C5畸形中央尖已磨损,牙本质轴暴露,牙根发育不全,根尖周骨质透射影;C. 牙根发育不全情况

（三）牙内陷

【概述】　牙内陷指有釉质覆盖的牙冠或牙根表面出现深凹陷,为牙发育过程中,成釉器舌侧过度卷叠、内陷或增殖而成。好发于恒侧切牙,也可见于其他牙位。根据内陷深度的不同可分为不同类型。

【影像学表现】　畸形舌侧尖是牙内陷的一种类型,表现为上颌切牙舌侧窝内陷,舌隆突呈指状突起,其内可有纤细的髓角的伸入。全景片或根尖片检查,可因唇腭侧影像重叠而显示不清(图2-5-4、2-5-5)。若咬合建立后突起折断,CBCT可表现为牙本质暴露,髓腔穿通,牙齿根尖周骨质可有吸收。当舌侧窝向根方陷入过深,因釉质密度高,在牙中央形成一类似小牙的结构与患牙重叠,是牙内陷的另一种类型,称为牙中牙。牙内陷常因沟缝部位不易清洁引起根尖周病变,患牙根尖周骨质有吸收,呈低密度影(图2-5-6、2-5-7)。

（四）牛牙症

【概述】　牛牙症(taurodontism)是牙大体形态的改变,多发生于多根牙,典型特征为牙髓腔变大、牙根变短、颈溢痕不明显,可是单独的病变,也可伴随发育性疾病和异常。其发病机制尚不完全清楚,可能是Hertwig上皮根鞘未能在适当的水平内折或断裂延迟所致。牛牙症患牙上述解剖特点使根管口位置根向移位且变异程度较大,可伴有根管腔不同程度的钙化与侧支根管,若患牙发生牙髓炎或根尖周炎等病理情况,探查根管、预备根管、充填根管及髓室腔难度增加,因此应结合影像学表现作出诊断及治疗计划。

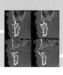
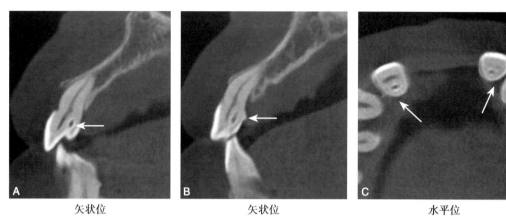

矢状位　　　　　　　　　矢状位　　　　　　　　　水平位

图 2-5-4　A2、B2 畸形舌侧尖

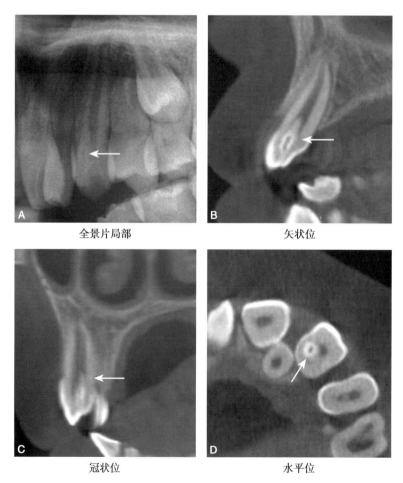

全景片局部　　　　　　　　　　　矢状位

冠状位　　　　　　　　　　　水平位

图 2-5-5　畸形舌侧尖

A. B3 牙冠近中区域密度似有增高；B、C、D. B3 畸形舌侧尖,有髓角伸入

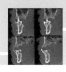

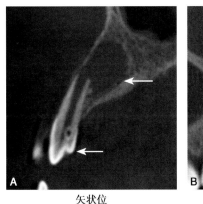
　　矢状位

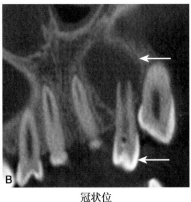
　　冠状位

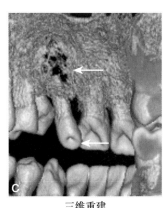
　　三维重建

图 2-5-6　B2 畸形舌侧尖伴根尖囊肿

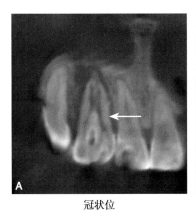
　　冠状位

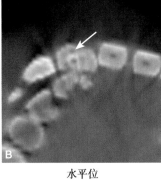
　　水平位

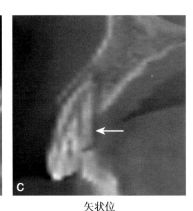
　　矢状位

图 2-5-7　A2 牙中牙伴根尖骨质透射影

　　【影像学表现】　牛牙症多见于多根牙,CBCT 可见牙髓室顶至髓室底的高度增加,釉牙骨质界位置无改变,髓室向根尖方向延伸,根分叉接近根尖。与根尖片和全景片等平片相比,CBCT 在牙髓形态观察及长度测量等方面有优势(图 2-5-8)。

　　(五)　牙根异常

　　【概述】　牙根异常包括牙根的数目异常和形态异常,牙根弯曲及数目增加等情况较常见。

　　【影像学表现】　CBCT 与全景片等平片相比没有重叠,在牙根弯曲方向、扭转程度及数目变化等方面显示更清晰。参考 Schneider 对弯曲根管的分类,将沿牙根上 1/2 与下 1/2 假想直线的交角>20°视为重度弯曲牙根,CBCT 矢状位及三维重建可清晰显示(图 2-5-9 ~ 2-5-11)。CBCT 图像亦可清楚地观察牙根数目异常(图 2-5-12)。

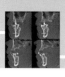

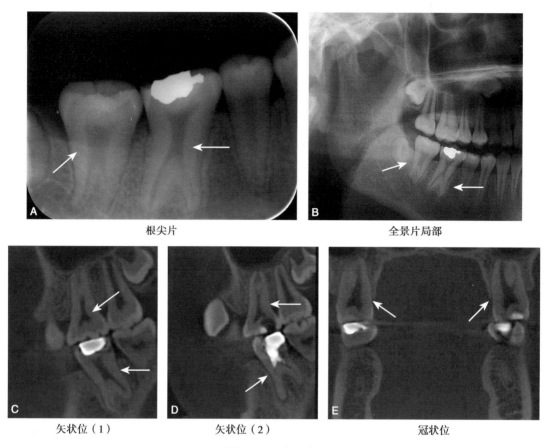

根尖片	全景片局部

矢状位（1）	矢状位（2）	冠状位

图 2-5-8　牛牙症

根尖片示 C67 髓腔高大；局部全景片示磨牙髓腔高大，A3 阻生；CBCT 示第一磨牙髓室高度增加，根分叉接近根尖，D6 根充不完善

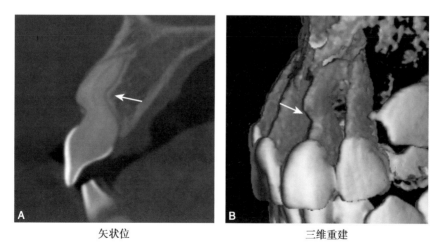

矢状位	三维重建

图 2-5-9　B1 牙根弯曲

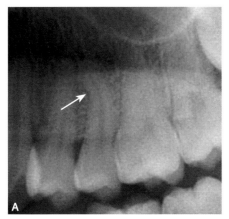

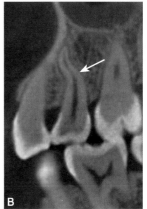

全景片局部   矢状位

图 2-5-10 牙根弯曲
A. B5 牙根弯曲；B. B5 牙根弯曲程度较全景大

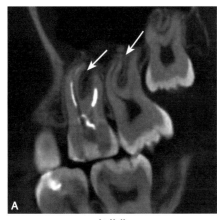

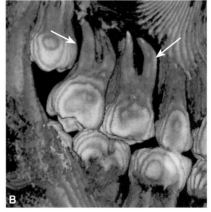

矢状位   三维重建

图 2-5-11 上颌磨牙牙根弯曲

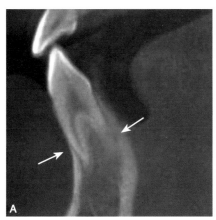

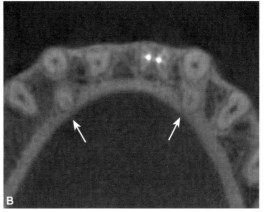

矢状位   水平位

图 2-5-12 C3、D3 双根

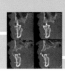

二、数目异常

（一）多生牙

【概述】 多生牙即正常牙数以外的牙，可发生于牙弓任何位置，多发生在上颌中切牙之间，也有发生在前磨牙区及磨牙区牙列末端。四川大学华西口腔医院曾对上颌前牙区多生牙 CBCT 影像进行分析，纳入 146 例患者共 195 颗多生牙，其中患者多数只有单颗多生牙，且常位于中线区，形状多为圆锥形，也有牙根弯曲及冠根倒置的情况，大部分与邻近恒牙或恒牙胚有接触。

【影像学表现】 表现为上颌中切牙区骨质内见一枚或多枚锥形的小牙，形态不一，萌出或阻生，萌出者牙列拥挤排列紊乱，易引起龋坏，未萌出者可引起周围牙牙根位置的偏移或吸收。前磨牙区多生牙形态多与邻近正常牙类似，根尖时有发育不全。磨牙末端区的第四磨牙多为形态多变体积较小的牙。多生牙可伴恒牙阻生、异位萌出，偶尔伴牙源性囊肿或肿瘤。CBCT 较全景片等平片相比，颊（唇）舌向或颊（唇）腭向信息显示清晰，多生牙与周围牙及其他解剖结构的位置关系显示的更全面。具体影像请参考第九章第二节。

（二）先天缺牙

【概述】 因牙胚未形成而发生牙齿缺如称为先天缺牙。可发生于上下颌切牙、第二前磨牙及上颌尖牙。先天缺牙多为个别牙的缺失，外胚叶发育不全者可有几乎全口牙的先天缺失。

【影像学表现】 牙齿部分或全部缺失，无牙齿脱落或拔牙史，影像学检查未见颌骨内该缺失牙的牙胚。前牙及前磨牙先天牙胚缺失者可有乳牙的滞留，邻牙向缺牙间隙倾斜（图 2-5-13、2-5-14）。多数牙的先天缺失常伴牙槽骨菲薄，颌骨发育不足，面形塌陷（图 2-5-15）。全景片能从大体观显示先天缺牙情况，而 CBCT 影像可帮助观察乳牙滞留及缺失区牙槽骨形态等细节。

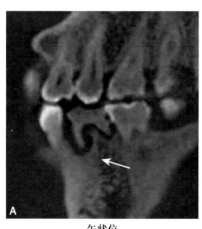
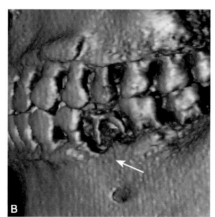

矢状位   三维重建

图 2-5-13 先天缺牙
患者 46 岁，CBCT 示 D5 先天缺失，DV 滞留

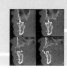

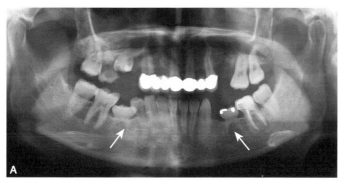

全景片

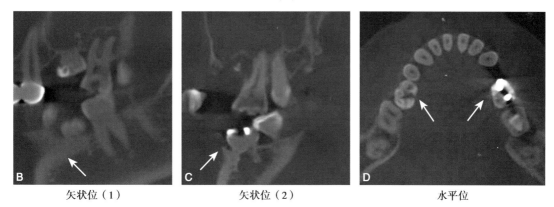

B 矢状位（1）　　　C 矢状位（2）　　　D 水平位

图 2-5-14　双侧第二前磨牙缺失

患者 26 岁,平片示 C5、D5 先天缺失,乳磨牙滞留;CBCT 示双侧下颌第二乳磨牙滞留,上颌窦积液征象

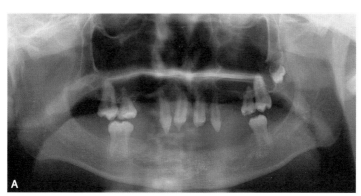

全景片

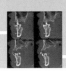

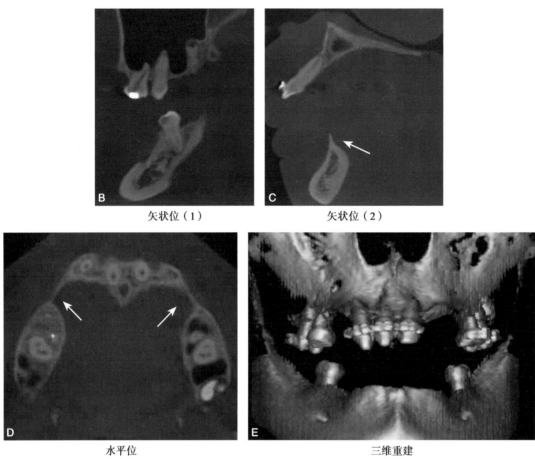

矢状位（1）　　　　　　　　　　矢状位（2）

水平位　　　　　　　　　　　　　三维重建

图 2-5-15　多数牙先天缺失
患者 16 岁，全景片示全口多数牙先天缺失，前牙牙冠呈锥状；CBCT 示缺牙区牙槽骨菲薄

第六节　牙骨质增生

【概述】　牙骨质增生（hypercementosis）是指由于龋病、牙周炎、殆创伤等某些局部因素或全身疾患的影响，牙骨质形成的异常增加。牙骨质增生可发生于一个或多个牙，多无临床症状。

【CBCT 表现】　牙骨质增生可表现为整个牙根体积的膨大（图 2-6-1），或仅表现为根尖呈球状增生（图 2-6-2、2-6-3）；对于多根牙，体积的膨大可局限于个别牙根（见图 2-6-2）。不伴根尖周感染的情况下，病变牙牙周膜及硬骨板影像连续、完整。部分病例可见牙周膜间隙消失，牙根与牙槽骨粘连，导致牙齿萌出障碍或滞留。

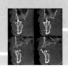

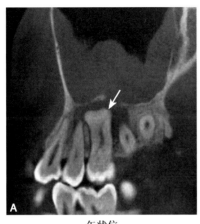
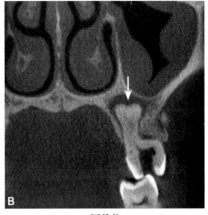

矢状位　　　　　　　　冠状位

图 2-6-1　牙骨质增生

A. B6 腭根根尖区膨大,牙周膜和骨硬板消失,根尖周见低密度影,上颌窦下壁骨质不连续;B. B6 殆面已开髓

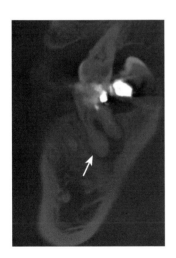
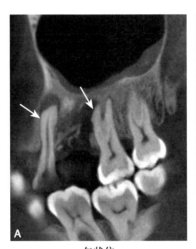
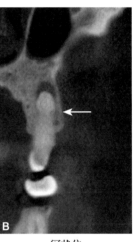

矢状位　　　　　　　　冠状位

图 2-6-2　牙骨质增生
CBCT 矢状位示 D7 近中根尖膨大,根尖周见低密度影

图 2-6-3　牙骨质增生
A. B5 和 B7 近颊根根尖略膨大,根尖区可见类圆形低密度影;
B. B5 牙根根尖膨大,根尖区可见低密度影

第七节　骨结构不良

【概述】　骨结构不良(osseous dysplasias)是一组以颌骨承牙区根尖周正常骨组织被纤维组织和化生性骨所取代为特征的特发性非肿瘤性病变。本病又被称为"根尖周骨结构不良"或"根尖周牙骨质结构不良",因病理上牙骨质和骨组织难以区分,2005 年 WHO 新分类建议将其称为"骨结构不良"。根据不同的临床及影像学表现可将骨结构不良分为四个亚

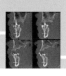

型:根尖周骨结构不良(periapical osseous dysplasia)、局灶型骨结构不良(focal osseous dysplasia)、繁茂型骨结构不良(florid osseous dysplasia)、家族巨大型牙骨质瘤(familial gigantiform cementoma)。前两者为局限性骨结构不良,分别指好发于下颌骨前牙区的骨结构不良和好发于下颌骨后牙区的骨结构不良;后两者为弥漫性骨结构不良,常双侧下颌骨对称发生,甚至累及颌骨四个象限。

本组病变不同亚型好发年龄及种族倾向各异,前三个亚型均好发于中年黑人及亚洲女性;家族巨大型牙骨质瘤为常染色体显性遗传病,其发病年龄较小,文献报道的最小发病年龄为 4 岁,本病无明显的种族及性别差异。

局限性骨结构不良常无临床症状,一般在放射检查时偶然发现,一般受累牙髓活力正常;家族巨大型牙骨质瘤生长速度较快,可导致颌骨膨隆及面部畸形,繁茂型骨结构不良一般不引起颌骨膨隆。弥漫型骨结构不良病变区因缺乏血供易继发感染,出现反复发作的肿胀和疼痛症状。一般情况下,骨结构不良不需要治疗,若弥漫性骨结构不良继发感染或造成颌骨畸形可采取相应的治疗措施。

【影像学表现】 骨结构不良的影像学表现与其病理分期一致:①骨质溶解破坏期:患牙根尖周正常骨组织被纤维结缔组织取代,影像学上表现为低密度透射区,边缘不整齐,牙周膜间隙及骨硬板消失;②牙骨质小体生成期:影像学检查病变区可见高密度点状或团块状的钙化影像;③钙化成熟期:根尖区以体积较大的团状钙化影为特征。

1. 根尖周骨结构不良 主要发生于下颌前牙根尖区呈多发性圆形或类圆形病变,边界清晰,周缘多可见不均匀的低密度透射影,随着病变的发展,其内密度逐渐增高,但是单个病变直径一般不超过 1cm。

2. 局灶型骨结构不良 主要为发生于下颌骨后牙区的孤立性病变(图 2-7-1 ~ 2-7-4),边界清晰,低密度透射区内含有数量不等的高密度阻射影(见图 2-7-1),直径一般不超过 2cm。

3. 繁茂型骨结构不良 表现为包绕牙根周围、大小不等的团片状致密影,周围可见透射带包绕,与正常骨有边界(图 2-7-5);病变常发生于双侧上下颌骨后牙区四个象限

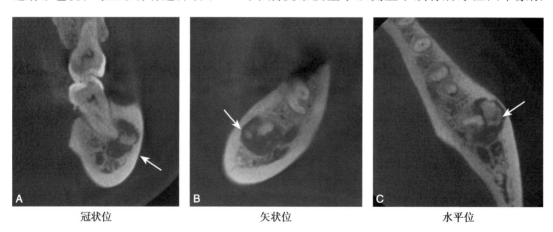

| 冠状位 | 矢状位 | 水平位 |

图 2-7-1 局灶型骨结构不良
CBCT 示 D7 根尖区可见一不规则低密度病损,边界清楚,中心密度不均匀,其内可见不规则团块状高密度影

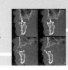

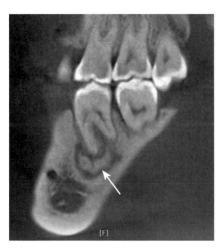

图 2-7-2　局灶性牙骨质结构不良
CBCT 矢状位显示下颌第一磨牙近中根尖区不规则高密度影,不与牙根融合,周围低密度影包绕

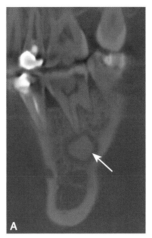
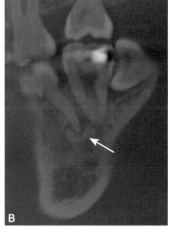

图 2-7-3　局灶型牙骨质结构不良
CBCT 矢状位示右下颌第一磨牙近中根及远中根分别可见一类圆形及不规则形高密度影,不与牙根融合,周缘均可见低密度影包绕

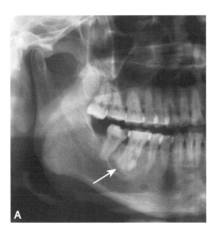

全景片

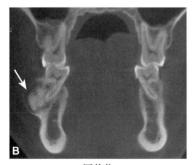
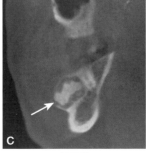
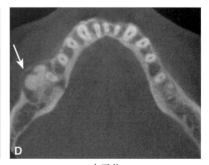

冠状位　　　　　　　　　　矢状位　　　　　　　　　　水平位

图 2-7-4　右下颌骨局灶型骨结构不良
A. 右下颌第一磨牙根尖区可见不规则高密度影;B、C、D. 右下颌 C6 根尖区可见一不规则高密度影,其周缘可见宽窄不一的低密度透射带环绕,颌骨向颊侧膨隆,颊侧骨皮质变薄

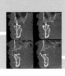

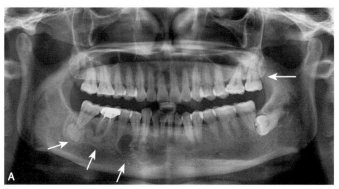

全景片

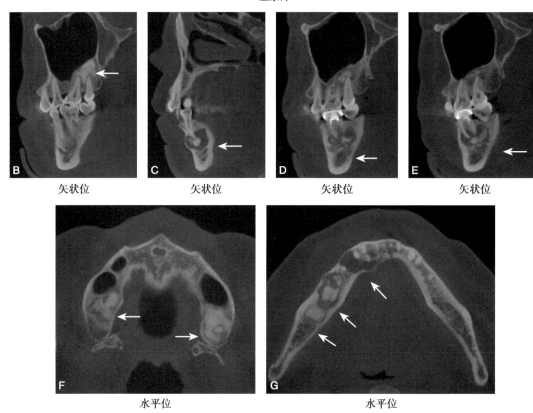

B	C	D	E
矢状位	矢状位	矢状位	矢状位

F	G
水平位	水平位

图 2-7-5　繁茂型骨结构不良
A. 上、下颌骨多发的不规则骨质结构改变,病变区密度不均匀,高密度阻射影及低密度透射影混杂;
B ~ G. 同一患者 CBCT 不同层面显示上、下颌骨病变

(图 2-7-6)。有些与牙根融合,有些与牙根有分界,下牙槽神经可被推压移位。病变常伴发下颌磨牙区感染而出现临床症状,此时致密团块影周围的透射区增宽,病变周围的骨质增生硬化,下颌骨下缘骨皮质影像不清,可见颌骨向颊舌向膨隆(图 2-7-7、2-7-8)。

4. 家族巨大型牙骨质瘤　影像表现和繁茂型骨结构不良病变相似,但是具有家族遗传性。此型病变较少见,无明显性别和种族差异,发病年龄较小,且病变生长速度很快,可造成颌面部畸形。

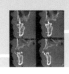

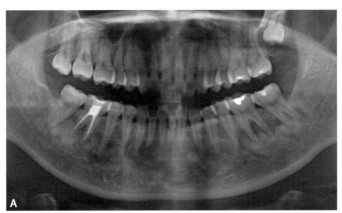

全景片

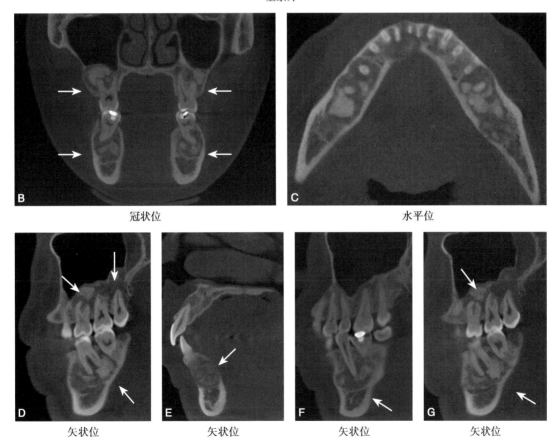

图 2-7-6　发生于颌骨四个象限的繁茂型骨结构不良

全景片及 CBCT 示双侧上、下颌骨均可见密度高低不等的混合结构改变,以高密度改变为主

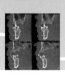

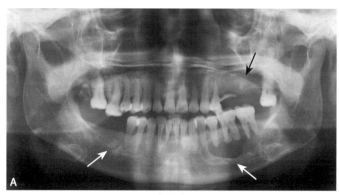

全景片

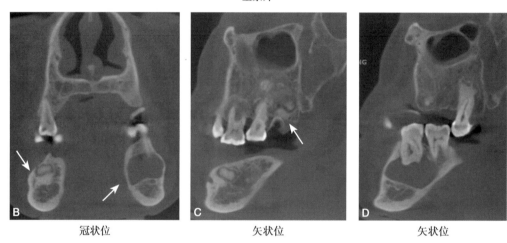

冠状位　　　　　　　　　矢状位　　　　　　　　　矢状位

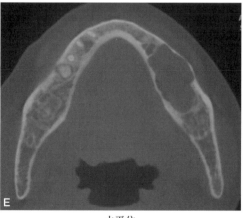

水平位

图 2-7-7　繁茂型牙骨质结构不良

A. 上、下颌骨多发骨质改变;B ~ E. 同一患者 CBCT 不同层面示左下颌骨病变局部可见低密度囊腔
样表现,颌骨略膨隆

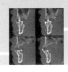

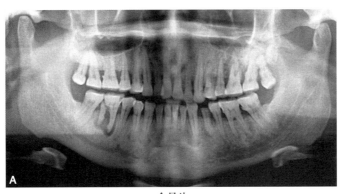

全景片

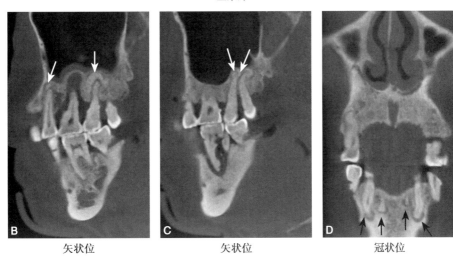

B　矢状位　　　　C　矢状位　　　　D　冠状位

图 2-7-8　繁茂型骨结构不良伴感染

男,64 岁,口腔出血 3 个月余。A. 口内多数牙根尖区均可见高密度团块状影;B. B5 及 B7 根尖区有高密度团块状影;C. 围绕 A7 及 A8 根尖区类似环形高密度团块状影;D. 下颌前牙根尖区均有类圆形高密度团块状影

本组病变一般不导致牙根吸收,且其病变区的高密度阻射影通常不与牙根融合(见图 2-7-1 ~ 2-7-3)。

【鉴别诊断】　骨结构不良主要与成牙骨质细胞瘤相鉴别。成牙骨质细胞瘤(cementoblastoma),平均发病年龄 20 岁,好发部位在下颌第一磨牙区。X 线表现为牙根部团状密度增高区,周边可见低密度结缔组织包膜。病变与牙根融合,牙周膜间隙消失,可伴有牙根吸收。而牙骨质结构不良常见于中年女性,发生于下颌前牙区,常多发,致密团块影周围低密度条带影不均匀。

第八节　牙　外　伤

牙外伤(trauma of teeth)指在外力作用下牙齿发生的损伤,包括牙脱位和牙折。牙外伤在临床上常见,多发生于前牙。可单独发生,也可伴发于牙槽骨、颌骨骨折。

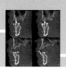

一、牙 脱 位

【概述】 牙脱位(dislocation of teeth)是指在外力作用下,牙齿从牙槽窝内向殆方脱出或向根方嵌入,分为殆向牙脱位和嵌入性牙脱位。在 X 线上,可以通过患牙与正常邻牙殆平面的关系对牙脱位进行诊断:不完全殆向脱位者,切缘超出正常邻牙切缘;完全性牙脱位者,患牙从牙槽窝内脱出,造成牙缺失;嵌入性牙脱位,切缘低于正常邻牙的切缘。

【CBCT 表现】 CBCT 图像可以清楚显示牙脱位的方向、牙根与牙槽窝的关系以及牙槽骨骨折情况等。殆向牙脱位者,可见牙根不同程度的脱离牙槽窝,致牙槽窝部分或完全空虚(图2-8-1),可伴有牙槽骨骨折(图2-8-2)。嵌入性牙脱位者,切缘低于正常邻牙切缘,牙根不同程度嵌入牙槽窝,常伴有牙槽骨骨折(图2-8-3);有时可见牙体脱离牙槽窝嵌入软组织内(图2-8-4)。

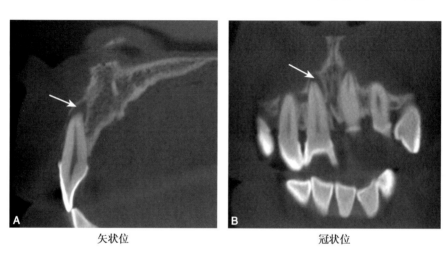

矢状位 　　　　　冠状位

图 2-8-1　殆向牙脱位
CBCT 示 A1 殆面方向脱位,根尖牙槽窝空虚(白色箭头)

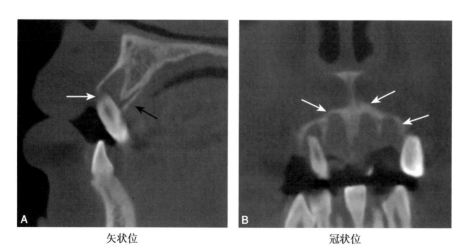

矢状位 　　　　　冠状位

图 2-8-2　殆向牙脱位
A. A2 殆向牙脱位,根尖牙槽窝空虚(白色箭头),牙冠腭向移位,腭侧牙槽骨见骨折线(黑色箭头);B. A1、B1、B2 完全性牙脱位,牙槽窝空虚(白色箭头)

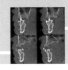

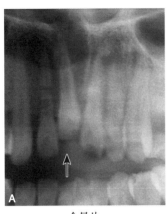
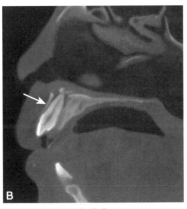
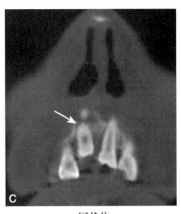

| 全景片 | 矢状位 | 冠状位 |

图 2-8-3　嵌入性牙脱位

A. 上颌骨牙列不齐，A1 牙尖低于殆平面，牙周膜间隙消失；B、C. A1 嵌入牙槽窝，切缘低于 A2B1 切缘，唇侧牙槽窝壁骨折

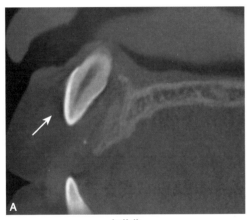
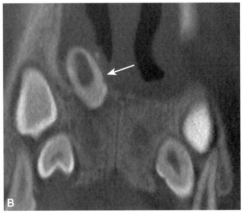

| 矢状位 | 冠状位 |

图 2-8-4　嵌入性牙脱位

CBCT 示 A1 脱离牙槽窝，嵌入鼻底及唇侧软组织内

二、牙　折

【概述】　牙折（fracture of teeth）是指由外力作用所致的牙冠或（和）牙根的折裂。按照折线发生的解剖部分可分为冠折、根折和冠根联合折。已造成牙体硬组织缺损的冠折在临床检查时即容易发现，其余冠折者在 X 线上可根据折线判断冠折的位置和方向。一般牙冠横折及颊舌向纵折可在 X 线片可清楚显示折线，牙冠近远中纵折则很难显示。根折的判定必须通过影像学检查方可了解有无根折和折断的部位，一般在 X 线平片上可显示折线所在位置（图 2-8-5、2-8-6）。

【CBCT 表现】　CBCT 可以清楚显示冠折的部位、方向及程度，尤其是对近远中向冠折、轻微或不完全性冠折的判定（图 2-8-7～2-8-9）；可以清楚显示根折后不整齐线状密度减低的折线影像（图 2-8-10、2-8-11）、牙根断端分离错位（图 2-8-12）以及根折后患牙脱位情况（图 2-8-13）等。

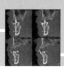
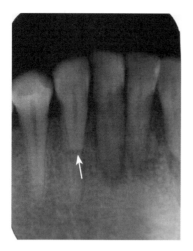

图 2-8-5　根折
根尖片示 C3 根折,可见明显横形折
线(白色箭头)

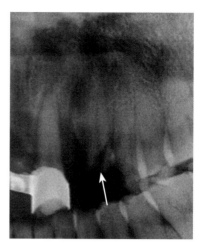

图 2-8-6　根折
全景片(局部)示 C3 根折,可见明显横
形折线(白色箭头)

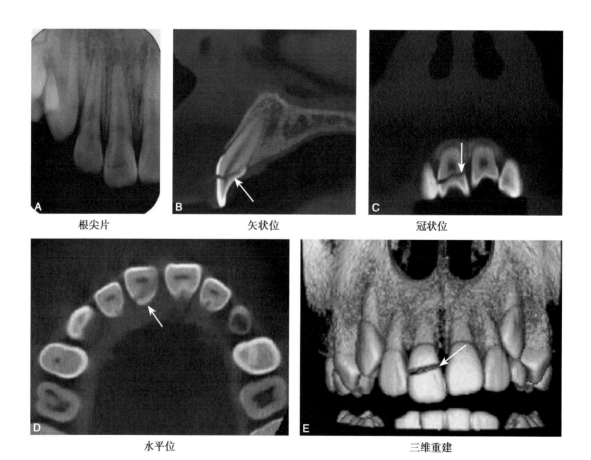

图 2-8-7　冠折
根尖片示 A1 牙颈部似见低密度影,难以判定是否冠折;CBCT 示 A1 冠折,折线由唇侧牙面斜向舌侧
牙颈部(箭头所示)

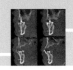

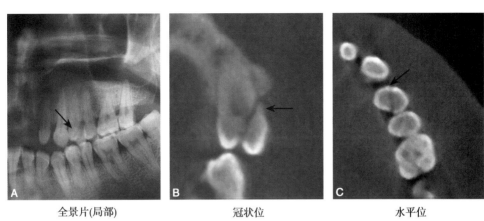

全景片(局部)　　　　　　冠状位　　　　　　水平位

图 2-8-8　冠折

A. B4 牙冠形态异常,似见低密度折线;B、C. B4 冠折,折线呈近远中向偏颊侧,断端分离错位

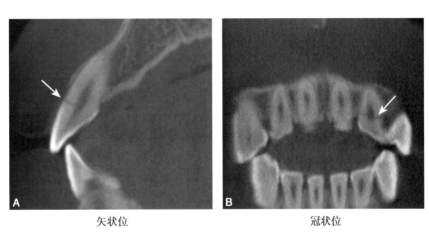

矢状位　　　　　　　　　冠状位

图 2-8-9　不完全冠折

CBCT 示 B2 牙冠颈部唇侧横折至髓腔,腭侧牙冠组织完好

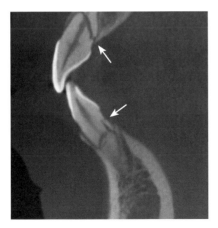

图 2-8-10　根折

CBCT 矢状位示 A1 斜形根折,C1 不规则形根折,断端不齐

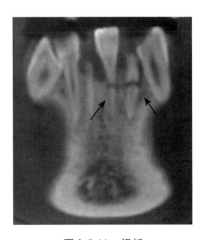

图 2-8-11　根折

CBCT 冠状状位示 D1、D2 横形根折,断端分离

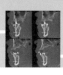

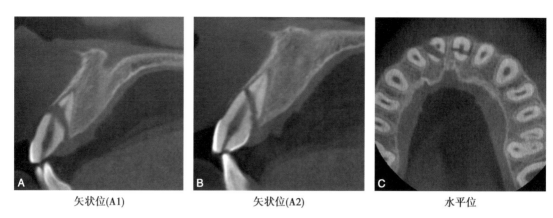

矢状位(A1)　　　　矢状位(A2)　　　　水平位

图 2-8-12　根折
CBCT 示 A1B1 斜形根折,折线不齐,断端分离明显

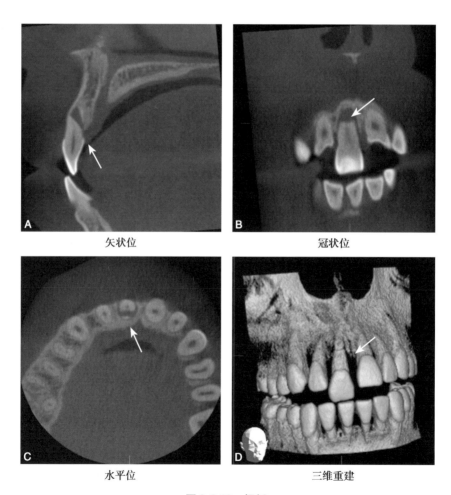

矢状位　　　　冠状位

水平位　　　　三维重建

图 2-8-13　根折
CBCT 示 A1 根尖 1/3 斜形根折,牙根断端分离,牙冠殆面方向脱位,切缘高于 A2、B1 切缘

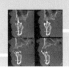

第九节 牙 根 折 裂

【概述】 关于牙根折裂,其定义尚存在分歧。国外文献报道及我国《牙体牙髓病学》第3版多用牙根纵裂(vertical root fracture)命名,多指经过牙髓治疗后患牙受其影响而造成的牙根折裂;我国《口腔颌面影像诊断学》第5版对其定义为既无外伤史又无龋病、只发生于后牙牙根的一类特殊类型的折断。牙根折裂在临床上并不少见,多发生于后牙,可表现为纵形、横形及斜形折裂,在 X 线上多表现为牙根纵裂,可伴有断端移位。牙根折裂的病因较多且尚不清楚,可能与以下因素有关:

1. 咬合创伤 由于咬合力过大或𬌗创伤,磨牙在行使功能时承受负荷过大,造成牙根折裂。有些患者主诉有咬硬物史,也可能造成冠根折裂(图 2-9-1)。

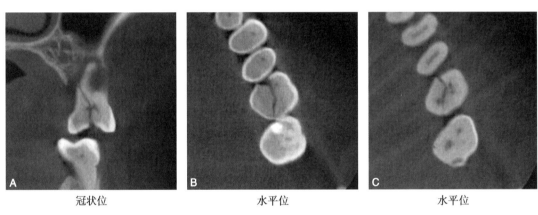

冠状位　　　　　　　水平位　　　　　　　水平位

图 2-9-1 冠根纵折
CBCT 示 B6 牙冠及牙根近远中向纵形折裂

2. 牙周疾病 牙周袋的形成和牙槽骨的吸收,导致牙根的受力支点改变,加重咬合创伤。大多数牙根折裂的患者有牙周炎病史(图 2-9-2 ~ 2-9-4)。

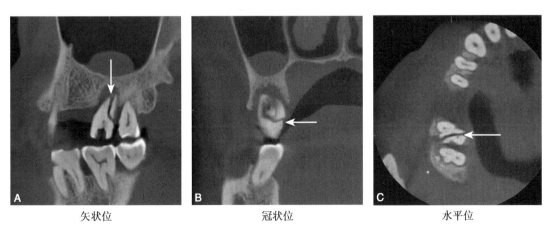

矢状位　　　　　　　冠状位　　　　　　　水平位

图 2-9-2 牙根纵折
CBCT 示 A7 牙槽骨吸收明显,腭侧根纵形折裂,于牙颈部折断

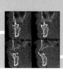
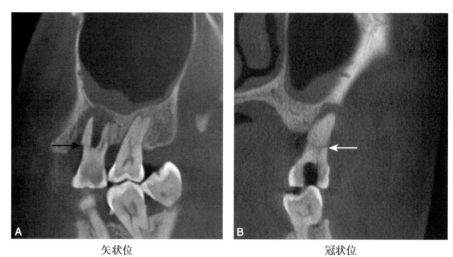

矢状位   冠状位

图 2-9-3　牙根横折

CBCT 示 B6 近中颊根于根分叉水平横形折裂,牙槽骨吸收明显

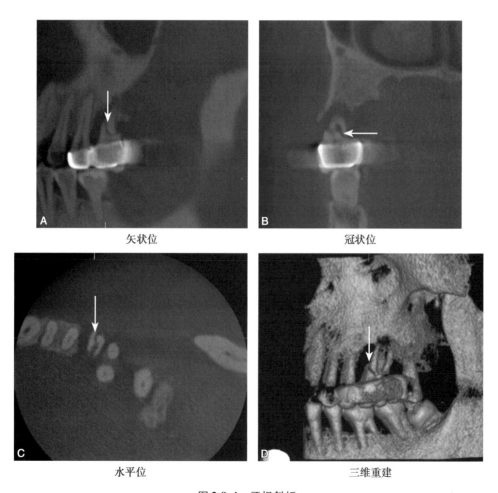

矢状位   冠状位

水平位   三维重建

图 2-9-4　牙根斜折

CBCT 示 B5、B6、B7 修复体,牙槽骨吸收明显,B6 牙根孤立,B6 近中颊根于根分叉水平斜形折裂,断端分离错位

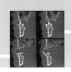

3. 不适当的根管治疗或桩冠修复　过度的根管预备、根管充填时过大的侧向或垂直向压力、桩道的过度预备或就位压力以及修复体的不合理就位道等因素,均可造成牙根的受力不均发生折裂(图 2-9-5 ~ 2-9-7)。

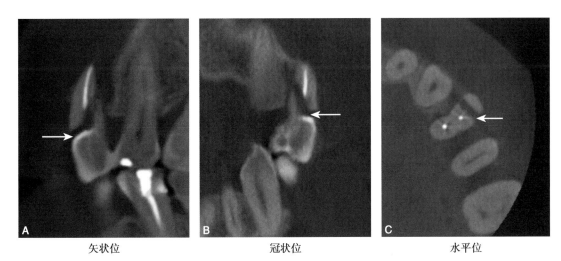

| 矢状位 | 冠状位 | 水平位 |

图 2-9-5　牙根斜折
CBCT 示 B4 根管治疗术后,颊根自牙颈部斜形折断,明显移位

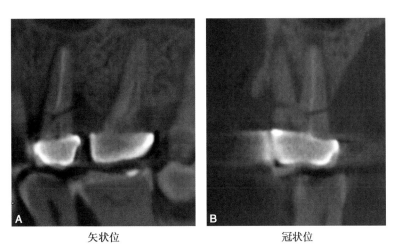

矢状位　　　　　　　　冠状位

图 2-9-6　牙根横折
CBCT 示 A56 根管治疗术后,见修复体,牙根横形折裂

4. 死髓牙　牙髓坏死或钙化后的牙根,由于缺乏营养脱水变脆,在受力时较活髓牙发生牙根折裂。

5. 牙内吸收　牙内吸收造成根管壁变薄,咀嚼受力能力减小,也可能造成牙根折裂(图 2-9-8)。

6. 牙根发育不良。

【CBCT 表现】　临床上牙根折裂并不少见,可表现为纵形、横形及斜形折裂,以纵折多见。X 线平片对于牙根纵形折裂的诊断有一定的意义(图 2-9-9、2-9-10),但由于组织重叠影

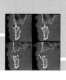

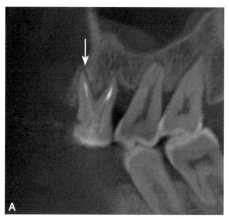

矢状位　　　　　　　　　　　水平位

图 2-9-7　牙根斜折
CBCT 示 B6 根管治疗术后,充填不密合,近中颊根尖斜形折裂

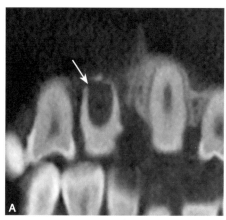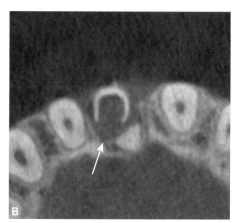

冠状位　　　　　　　　　　　水平位

图 2-9-8　牙根内吸收伴发根折
CBCT 示 A1 根管明显增大,根管壁变薄,根尖 1/3 折裂,移位明显,根尖周骨质吸收

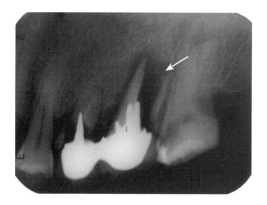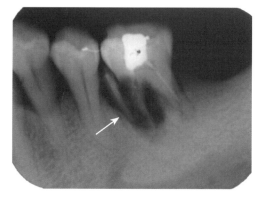

图 2-9-9　牙根纵折
根尖片示 B6 远中牙根纵折,折块远中移位
(白色箭头)

图 2-9-10　牙根纵折
根尖片示 C6 近中牙根纵折,折块近中移位
(白色箭头)

掩盖或拍摄角度不适合,多数牙根折裂易被忽略。CBCT 图像对牙根折裂诊断的敏感度明显提高,有利于牙根折裂患者的及时诊断和治疗,尤其是对于单纯近远中向的牙根纵折的判定具有优势性(图 2-9-11)。在 CBCT 上,牙根折裂的影像学特征与 X 线表现基本一致,牙根横形或斜形折裂常表现为牙根横形或斜形的低密度折线,可伴有牙折片移位(图 2-9-12、2-9-13);牙根纵折常表现为根管腔增粗和根管口变大(图 2-9-14),晚期伴有牙根于牙颈部折断并发生移位。

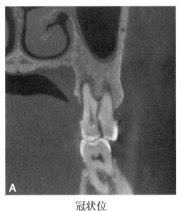
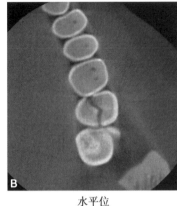
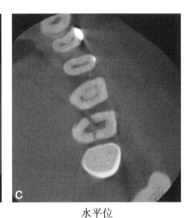

冠状位　　　　　　水平位　　　　　　水平位

图 2-9-11　冠根纵折
CBCT 示 B7 牙冠及牙根近远中向经根分叉处纵形折裂

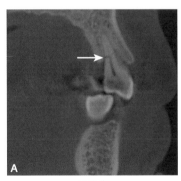
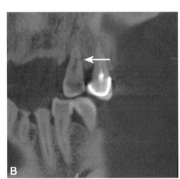
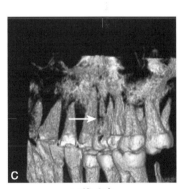

矢状位　　　　　　冠状位　　　　　　三维重建

图 2-9-12　牙根横折
CBCT 示 B4 腭侧根中 1/3 横形折裂

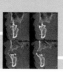
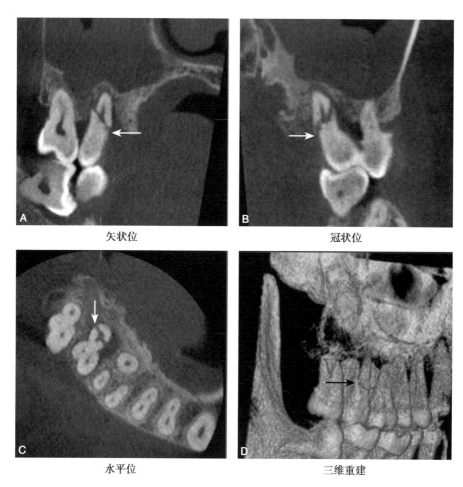

矢状位　　　　　　　　　　　冠状位

水平位　　　　　　　　　　　三维重建

图 2-9-13　牙根斜折
CBCT 示 B7 腭侧根斜形折裂,断端移位

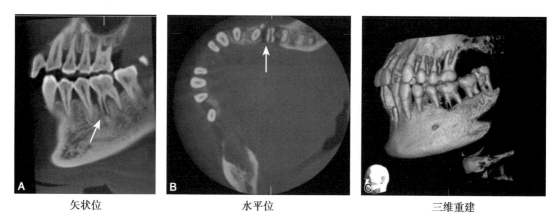

矢状位　　　　　　　　水平位　　　　　　　　三维重建

图 2-9-14　牙根纵折
CBCT 示 D6 近中根纵形折裂至根尖

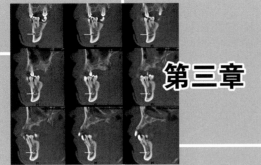

第三章　颌骨外伤的CBCT诊断

第一节　上颌骨骨折

上颌骨是面中部最大的骨骼,上连颅底,下邻口腔,形态不规则,结构和功能复杂。其骨折发生率较下颌骨低,约为下颌骨的1/3,但伤后情况较为严重复杂。上颌骨与颧骨、鼻骨及其他颅面骨相连,遭受暴力时可波及邻骨,甚至可伤及颅脑及颅底。上颌骨对来自横向的外力抗力较弱,骨折线易发生在骨缝和较薄弱的腔窦骨壁处,临床上横断形骨折较为常见。

上颌骨骨折可以是单侧或双侧,或是整个上颌骨。骨折移位的方向及程度取决于暴力的方向和强度,单侧骨折通常向后内或后外移位,双侧骨折一般因其本身重量向后下移位。CBCT可以很好地显示上颌骨复杂的解剖结构,能整体地观察上、下颌骨的关系以及骨折线的走行和骨折块的移位情况。上颌骨骨折往往会伴发上颌窦的积液或者其他副鼻窦积液,窦腔密度增高,可见到窦腔内液平面,也可以清楚地观察到颅底部的骨折征象。尽管上颌骨骨折不一定都是单独发生,本节对上颌骨骨折的好发部位逐一进行描述,方便对不同骨折的理解。

一、上颌牙槽突骨折

上颌牙槽突骨折多发于颌骨前部,常是由于外力(如打击、撞击和跌倒)所致,常伴有牙齿损伤(牙折或脱位)及软组织撕裂。牙槽突骨折可以是线性的(图3-1-1),也可以是粉碎性的(图3-1-2)。CBCT表现为不整齐、不规则的低密度线条状影,常伴有牙损伤,粉碎性的牙槽突骨折还可见到游离的碎骨片。

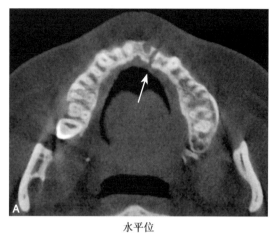

水平位	三维重建图

图 3-1-1 上颌牙槽突线性骨折

A. 左上颌 B1、B2 间见骨折线（箭头），B1 缺失；B. 左上颌 B1、B2 间见骨折线（箭头）

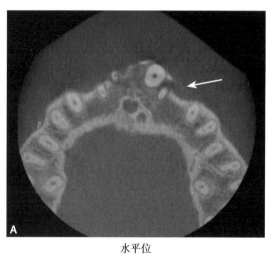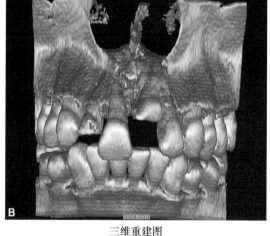

水平位	三维重建图

图 3-1-2 上颌牙槽突粉碎性骨折

A. 上前牙区牙槽骨粉碎性骨折（箭头），可见游离碎骨块；B. A2、B1 冠折及 B1 嵌入性牙脱位

二、硬 腭 骨 折

硬腭由上颌骨腭突水平部和腭骨水平板组成。两侧同名骨板在中线对接形成腭中缝。上颌骨骨折可并发腭板骨折。硬腭骨折 X 线平片及头颅 CT 扫描多显示不清，CBCT 能更好地作出诊断。硬腭骨折多为腭中缝骨折或腭中缝旁一侧的矢状骨折（图 3-1-3）。

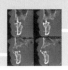

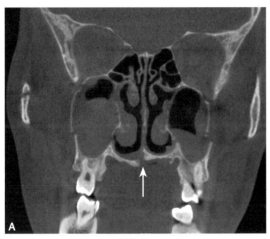

冠状位

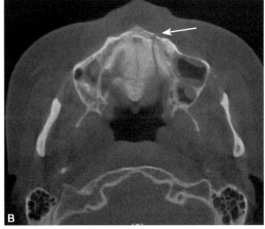

水平位

图 3-1-3　硬腭骨折
A. 腭中缝骨折(箭头),断端分离错位;B. 左硬腭矢状骨折线(箭头)

三、上颌窦骨折

　　上颌窦前壁骨折较常见,且多为粉碎性(图 3-1-4)。颧牙槽嵴骨折(图 3-1-5)发生在上颌骨骨质相对较厚的部位,该部位是抗力线所在,能够行坚固内固定。眶底骨折(图 3-1-6、3-1-7)多发于眼外伤所致眶周骨折,也可单独发生。上颌窦内壁即鼻腔外侧壁骨折时,可伴发鼻骨骨折(图 3-1-8)。上颌窦后壁位置深在,单独发生骨折者少见,X 线平片诊断较困难(图 3-1-9),后壁骨折常伴发蝶骨翼板骨折(图 3-1-10)。

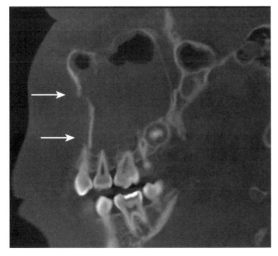

图 3-1-4　上颌窦前壁骨折
CBCT 矢状位示前壁粉碎性骨折(箭头),上颌窦积液,骨折块移位至窦腔内(箭头)

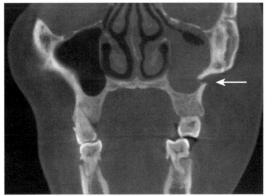

图 3-1-5　颧牙槽嵴骨折
CBCT 冠状位示左侧颧牙槽嵴骨质不连续(箭头),左侧上颌窦腔积液

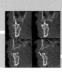

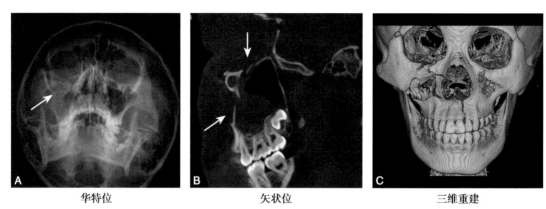

| 华特位 | 矢状位 | 三维重建 |

图 3-1-6　眶底骨折
A. 右侧眶下缘骨质不连续（箭头）；B. 眶底眶下缘及上颌窦前壁骨折（箭头）；C. 见右侧眶下及上颌窦前壁骨折

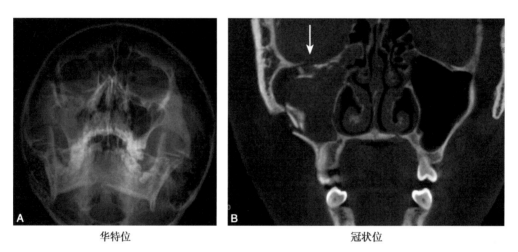

| 华特位 | 冠状位 |

图 3-1-7　眶底骨折
A. 双侧眶下缘不在同一水平线上，右侧眶下缘骨质不连续；B. 右侧眶下缘粉碎性骨折（箭头处）

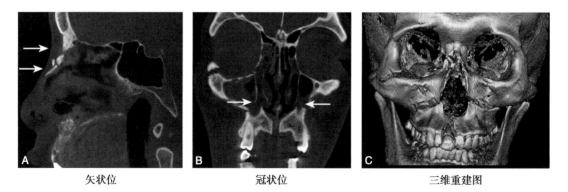

| 矢状位 | 冠状位 | 三维重建图 |

图 3-1-8　上颌窦内壁骨折
A. 鼻骨粉碎性骨折（箭头）；B. 双侧上颌窦内壁骨折（箭头），窦腔昏暗；C. 双侧上颌窦前、内壁骨折及鼻骨粉碎性骨折

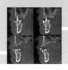

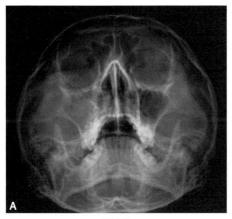
华特位

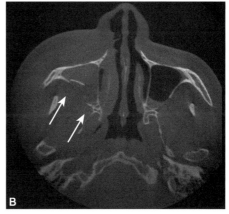
水平位

图 3-1-9 上颌窦后壁骨折
A. 右侧上颌窦昏暗,但窦壁连续性未见中断;B. 同一病例 CBCT 示右侧上颌窦外后壁粉碎性骨折(箭头)

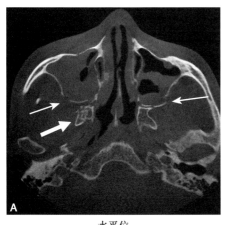
水平位

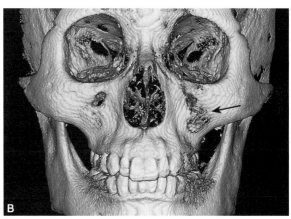
三维重建图

图 3-1-10 上颌窦后壁伴翼板骨折
A. 双侧上颌窦外后壁骨质不连续(细箭头),右侧翼板骨折(粗箭头);B. 左侧上颌骨颧上颌缝增宽

四、上颌骨合并颧骨、眼眶骨折

现代社会交通事故伤频发,造成的颌面骨折非常复杂,即使是其他损伤导致的骨折也并不完全按上颌骨骨质薄弱区域折断。外力较强时,上颌骨骨折可同时伴发颧骨、颧弓骨折(图 3-1-11)。眼眶为介于颅骨和面骨之间的骨性组织,四面为眶壁,分别为眶内壁、眶外壁、眶顶和眶底。眼眶由上颌骨、颧骨、蝶骨、额骨、腭骨、泪骨等共同围成。眶底主要由上颌骨的上壁构成,而眶外壁前部由颧骨额突的眶面组成。外伤引起的上颌骨、颧骨复合骨折,常合并眶外壁及眶下壁骨折(图 3-1-12、3-1-13)。

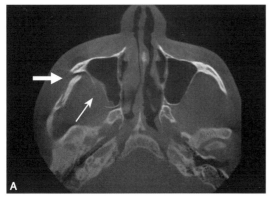

水平位

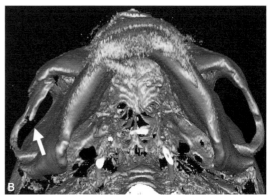

三维重建图

图 3-1-11　上颌骨伴颧骨颧弓骨折

A. 右侧上颌窦外后壁骨质不连续（细箭头），右侧颧骨颧弓骨折（粗箭头），断端略有错位；B. 右侧颧弓骨折征象

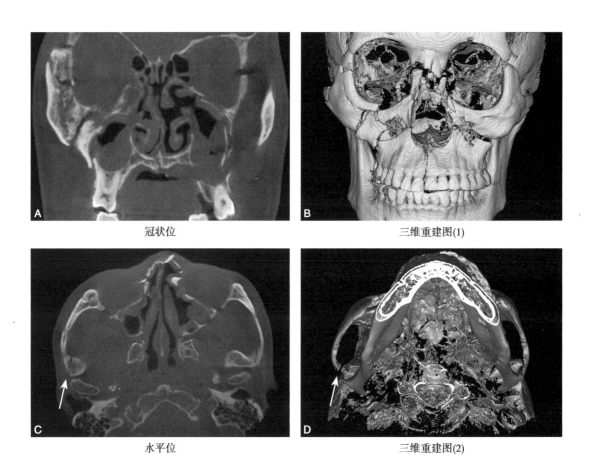

冠状位　　　　　　　　　　　　　三维重建图(1)

水平位　　　　　　　　　　　　　三维重建图(2)

图 3-1-12　上颌骨伴颧骨、眼眶骨折

A、B. 双侧上颌骨、右侧眼眶、颧骨、硬腭骨折；C、D. 右侧颧弓根部骨质不连续（箭头）

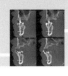

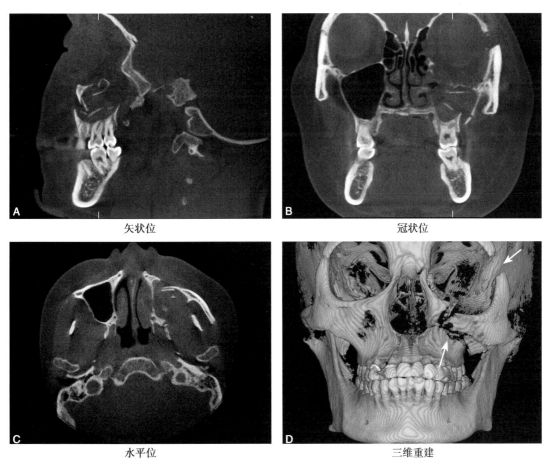

图 3-1-13 左侧上颌骨、颧骨颧弓及眼眶骨折
A. 左侧上颌窦前、上、后壁骨折；B. 左侧上颌骨骨折，眼眶外侧缘及下缘骨折；C. 左侧上颌窦前、外后壁骨折，颧骨颧弓骨折移位；D. 左侧上颌骨及眼眶外侧缘骨折（箭头）

第二节 下颌骨骨折

下颌骨由于其特殊的解剖形态及位置，容易发生骨折，据文献报道，下颌骨骨折在颌面部骨折中所占的比例大约为 45%～79%。下颌骨骨折可单发也可多发，下颌骨骨折易发生部位包括颏部、颏孔区、下颌角及髁状突。各部位骨折的 X 线表现分述如下：

一、颏部骨折

发生于正中联合处，可单发骨折、双侧骨折或粉碎性骨折。单发时骨折折块可以移位（图 3-2-1），也可以不明显；双侧骨折或者粉碎性骨折时，正中骨折块可向后下移位，两侧骨折块因受舌骨肌群牵拉向中线靠拢（图 3-2-2）。颏部骨折可以伴发髁突骨折（图 3-2-3）。

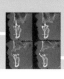

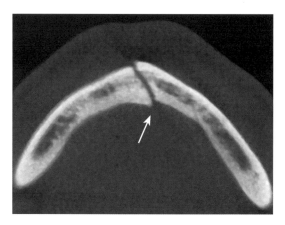

图 3-2-1　下颌骨颏部单侧骨折

CBCT 横断面示下颌颏部可见明显骨折线（箭头），下颌骨
骨皮质不连续，折块轻微错位

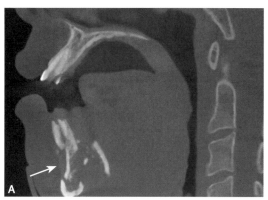

矢状位

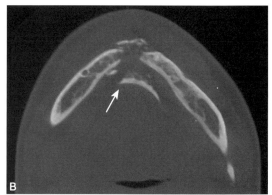

水平位

图 3-2-2　下颌骨颏部粉碎性骨折

A. 下颌颏部粉碎性骨折（箭头）；B. 颏部骨折碎片部分向唇侧移位，舌侧骨折碎片向后移位明显（箭头）

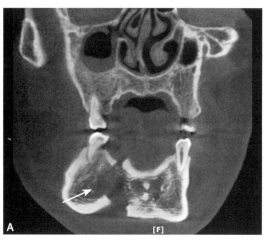

冠状位

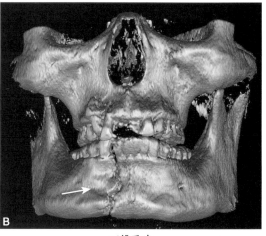

三维重建

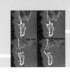

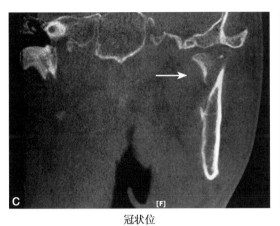

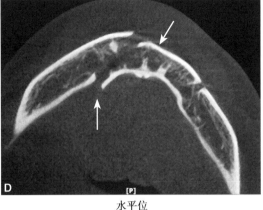

冠状位　　　　　　　　　　　　　　　水平位

图 3-2-3　下颌颏部骨折伴发髁突骨折

A、B. 右侧颏部骨折,骨皮质不连续(箭头);C. 左侧髁突骨折,折块移位(箭头);D. 骨折线贯穿下颌颏部,双侧折片错位(箭头)

二、颏孔区骨折

颏孔区是下颌骨骨折的常见部位。骨折线多为纵行或者斜行,前份骨折断端多向下移位,后份骨折断端多向上前方移位,可见错位(图 3-2-4)。双侧颏孔区发生骨折时,前骨折断端多向后下方移位,双侧后骨折断端向前上方移位。

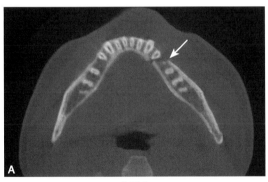

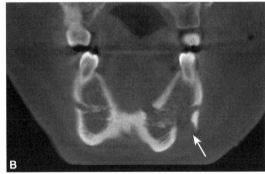

水平位　　　　　　　　　　　　　　　冠状位

图 3-2-4　下颌骨颏孔区骨折

A. 左侧颏孔区可见颊舌侧骨皮质连续性中断,折线斜行;B. 骨折前端稍向下移位,后端稍向上错位

三、下颌角骨折

下颌角区域是骨折的好发部位。骨折线多斜行向后下方至下颌角区,如骨折线位于咬肌及翼内肌附着范围内,骨折断端可不移位,若骨折线位于咬肌、翼内肌之前,则骨折块移位方式同颏孔区骨折移位方式相同(图 3-2-5～3-2-8)。

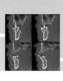
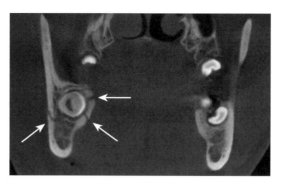

图 3-2-5 单侧下颌角骨折（未见移位）
CBCT 冠状位显示右侧下颌角区粉碎性骨折，右侧下颌骨
第三磨牙区颊舌侧骨皮质连续性中断（箭头），折块未见
明显移位

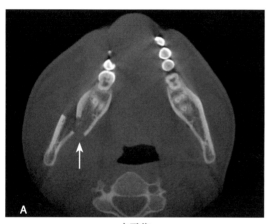

水平位

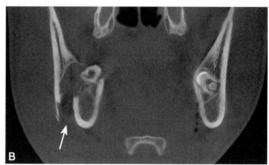

冠状位

图 3-2-6 单侧下颌角骨折（骨折块移位）
A. 右下颌角骨折，断端错位（箭头）；B. 前骨折端向下移位，后段骨折块向上移位（箭头）

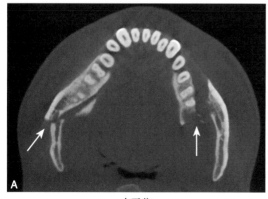

水平位

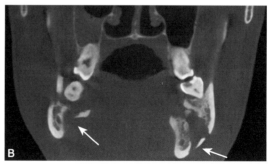

冠状位

图 3-2-7 双侧下颌角骨折（骨折块移位）
A. 双侧下颌角区粉碎性骨折，断端错位明显，左侧为甚，前骨折块向后移位（箭头）；B. 前骨折端向
下方移位（箭头）

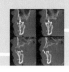

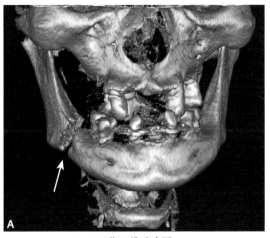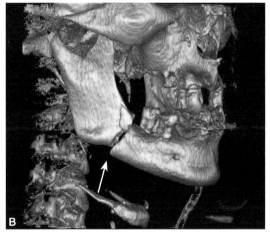

正位三维重建图　　　　　　　　　　　侧位三维重建图

图 3-2-8　下颌角骨折

A、B. 下颌角骨折征象(箭头)

四、髁突骨折

髁状突骨折一般指发生于乙状切迹水平向后至下颌升支后缘以上的任何部位的骨折,其中髁状突颈部易受累。髁状突骨折可单侧发生,也可双侧同时发生。关于髁状突骨折的分类一直都备受争议,直到 1977 年,Lindahl 提出了比较全面的髁状突骨折的分类方法,他主要从三个层次进行分类:骨折分侧与合并骨折情况;骨折的发生水平;骨折移位情况及脱位情况。根据 1999 年在荷兰格罗宁根召开的关于髁状突骨折的国际共识会议提出的建议,将髁状突骨折分为髁头骨折(intracapsule fracture)、髁颈骨折(fracture of the condylar neck)和髁突下骨折(fracture of the sub condylar)3 种(图 3-2-9)。

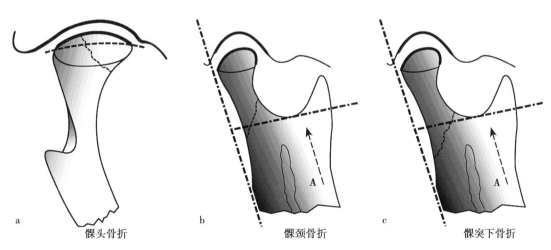

a　髁头骨折　　　　b　髁颈骨折　　　　c　髁突下骨折

图 3-2-9　下颌骨髁突骨折分类示意图(A 线是通过乙状切迹与下颌升支后缘垂直的直线)

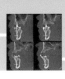

1. 髁突头部骨折 该型骨折发生于髁突头部,骨折线开始于髁突表面,可能延伸出关节囊。一般为纵行向下的骨折线,可单侧发生(图 3-2-10),也可双侧同时发生(图 3-2-11)。此型骨折块常向下移位明显,当病变累及大部分髁突或者整个髁突时,可见下颌升支高度降低。在全景片等平片检查中,线状的髁突骨折因为未见移位或移位不明显,或由于拍摄角度等原因,常常容易被漏诊,通过 CBCT 检查,能够对该型骨折作出较准确的诊断(图 3-2-12)。

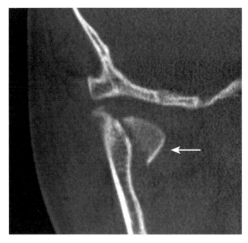

图 3-2-10 右侧髁突骨折
CBCT 冠状位示右侧髁突骨折,骨折块向内下移位明显(箭头),下颌升支高度降低

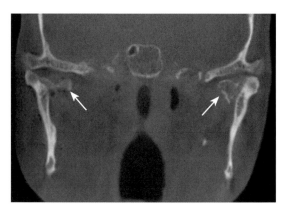

图 3-2-11 双侧髁突骨折
CBCT 冠状位示双侧髁头骨折,部分髁突骨折块向内下移位(箭头),左侧下颌升支高度变化不明显,右侧下颌升支高度降低

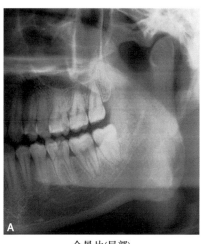

全景片(局部)

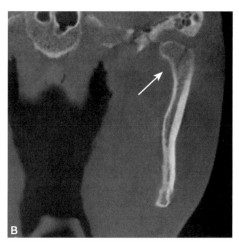

冠状位

图 3-2-12 左侧髁头线状骨折
A. 左侧髁突骨皮质连续,未见明显骨折征象;B. 骨折线由髁突外份斜向内下,骨折线下端未穿通骨皮质

2. 髁颈骨折 发生于髁突颈部,骨折线发生于乙状切迹上方(A 线上方),从矢状位看,1/2 以上的骨折线位于 A 线上方(图 3-2-13)。骨折可单发(图 3-2-14),也可同时发生于双侧关节。

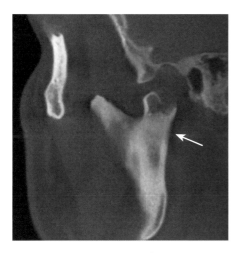

图 3-2-13　髁颈骨折
CBCT 矢状位可见髁突颈部骨折,骨折块向下
移位,下颌升支高度降低(箭头)

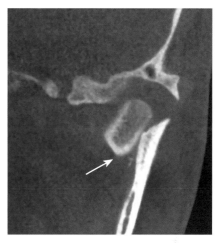

图 3-2-14　下颌髁颈骨折
CBCT 冠状位显示髁突颈部骨折,骨折块向
内侧倾倒移位,下颌升支高度降低(箭头)

3. 髁突下骨折　髁突下骨折是指在矢状位时,骨折线可达下颌孔下方,且大部分骨折线位于乙状切迹下方,可单发也可双侧同时发生。髁突下骨折一般伴有骨折块向后倾倒移位(图 3-2-15)。

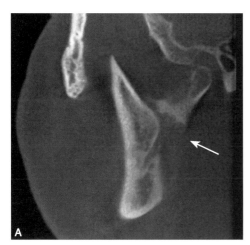
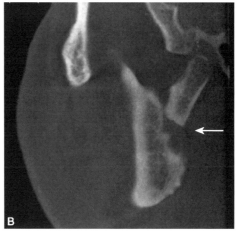

图 3-2-15　髁突下骨折
A. 骨折线从乙状切迹斜向后下达下颌孔下方,骨皮质连续性中断;B. 髁突下骨折骨折块稍向后倾倒移位

第三节　颧骨、颧弓骨折

颧骨是构成面中的主要支架骨之一,颧骨和颧弓是面部较突起的部位,易受伤而发生骨折,占面部损伤的 19% ~25% 。颧骨、颧弓骨折后可表现为不同程度的颧面部塌陷畸形、张口受限、复视、麻木、颧区肿胀、皮下瘀血等。

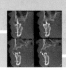
　　华特位是颧骨骨折 X 线检查的一种检查方法,在显示上颌骨的同时也可以显示颧骨颧弓的影像;颧弓位可较清楚地显示颧弓骨折,但拍摄时需要特殊的体位,对于外伤患者有时候很难达到理想的效果。CBCT 能更好地显示骨折的类型、骨折块移位的程度,对骨折部位和骨折段移位的诊断具有明显优势。能较完整地观察骨折形态和骨折线走向。颧骨参与眶外壁、上颌窦的构成,颧骨骨折时可与其相连的上颌骨、额骨、蝶骨和颞骨分离,并常同时伴发上颌骨、眼眶等骨折。通常可将其分为以下 4 类:

一、颧 骨 骨 折

　　颧骨及其邻近骨相接处骨折,但骨折处无明显错位(图 3-3-1)。

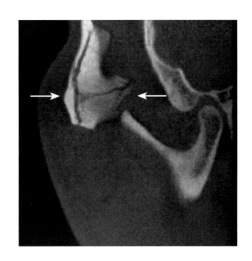

图 3-3-1　颧骨骨折
CBCT 矢状位可见颧骨有明显骨折线,无明显移位(箭头)

二、颧 弓 骨 折

　　颧弓由颧骨的颞突与颞骨的颧突相连构成,较细窄,可单独发生骨折(图 3-3-2),也可与颧骨同时骨折。

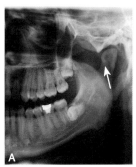
全景片

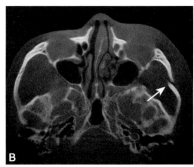
水平位

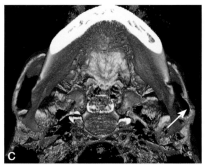
三维重建图像

图 3-3-2　颧弓骨折
A. 左侧颧弓中份骨质不连续(箭头);B. 左侧颧弓中份骨折(箭头),颧弓向内塌陷(箭头);C. 左侧颧弓中份骨折(箭头)

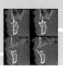

三、颧骨颧弓联合骨折

指颧骨颧弓同时发生骨折(图3-3-3、3-3-4)。

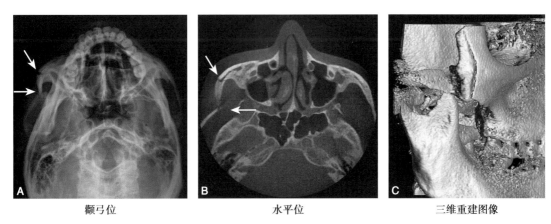

颧弓位　　　　　　　　　　水平位　　　　　　　　　三维重建图像

图3-3-3　右颧骨颧弓骨折
A. 右侧颧弓骨折(箭头);B. 右侧颧骨颧弓骨质不连续(箭头),颧弓塌陷(箭头);C. 右侧颧骨颧弓骨折

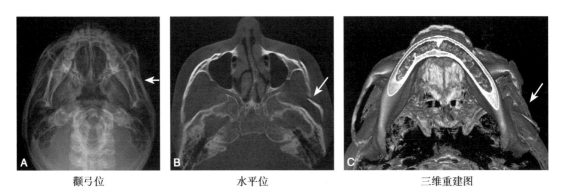

颧弓位　　　　　　　　　　水平位　　　　　　　　　三维重建图

图3-3-4　左颧骨颧弓骨折
A. 左侧颧弓 M 形骨折(箭头);B. 左侧颧骨外侧份、颧弓中后份骨质不连续,弓型塌陷(箭头);
C. 塌陷的颧弓影像(箭头)

四、颧骨合并上颌骨、眼眶等骨折

指颧骨颧弓及上颌骨、眼眶等诸骨联合骨折(图3-3-5)。由于骨折累及多骨,在观察时一定要仔细,否则容易漏诊。

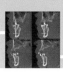
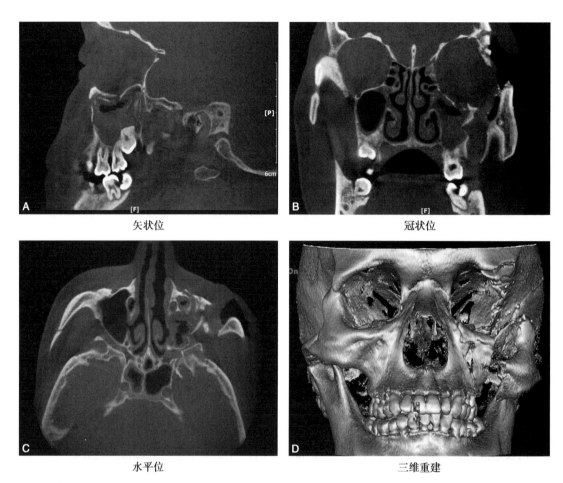

图 3-3-5　上颌骨、颧骨颧弓、眼眶复合型骨折

A. 左侧上颌窦前壁、上壁及后壁骨折,上颌窦积液征;B. 眶下缘、颧骨骨折,移位明显;C. 上颌窦前壁及后壁骨折,颧骨骨折向外移位;D. 复合型骨折三维重建情况

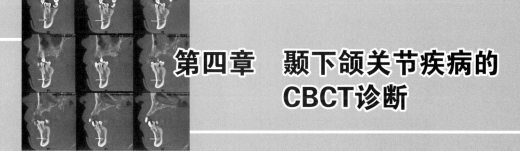

第四章　颞下颌关节疾病的CBCT诊断

颞下颌关节疾病是口腔颌面部常见的疾病,其发病的年龄跨度很大,儿童、青少年、中年人及老年人均有发生。颞下颌关节疾病的病因也十分复杂,包括疾病名称都有不同的看法和命名。关于颞下颌关节疾病在国内外以往的研究中有相当数量的研究论文发表,从临床到基础研究,包含了各种研究方法,也获得了不同的结论。锥形束CT(CBCT)的出现为颞下颌关节疾病的研究提供了先进的技术方法,让临床医师可以清楚地看见颞下颌关节的结构和骨质的改变情况,从而确定准确的治疗方法。颞下颌关节疾病包括了颞下颌关节紊乱病、关节强直、炎症、颞下颌关节肿瘤等。

第一节　颞下颌关节紊乱病

【概述】　颞下颌关节紊乱病在疾病的名称上有过多种命名,如颞下颌关节紊乱综合征、肌筋膜疼痛综合征等,从命名上就可以知道颞下颌关节紊乱病其病因是比较复杂的。

【临床表现】　颞下颌关节紊乱病在临床上以疼痛、弹响、开口型改变或者张口受限为主,其他的症状还包括头疼、耳痛耳鸣、颈部肩部不适等征象。

目前在临床上,颞下颌关节紊乱病常用的检查方法有许氏位(schüllar's projection)、全景片、颞下颌关节体层摄影、螺旋CT、MRI等,CBCT在临床使用后,由于其具有非常高的空间分辨率,成为了观察颞下颌关节骨质改变十分重要的检查方法。

【CBCT表现】　为了符合以往的诊断的习惯,常常会把研究的层面放到髁突和关节凹的中份,但这种方法完全不能体现CBCT的诊断价值。与平片相比较,CBCT获得了数以百计的各个层面及3个方向的数据,扩展了我们诊断的视野,对于疾病有更加深刻的认识。因为发生疾病及引起相应的症状不一定只是在关节的中份,有可能是在关节的内侧、外侧、前份或者后份发生了骨质的改变,所以CBCT为我们提供了极大的诊断价值。但是CBCT的密度分辨率很低,不能够显示软组织的清晰结构。

1. 关节间隙改变　关节间隙改变有两种方式:增宽和变窄。由于有前、上、后三个间隙,同时有左右两侧关节,就可以出现不同的排列组合。比如上间隙增宽,前后间隙变窄;后

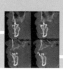

间隙变窄,前上间隙增宽;整个关节间隙均增宽或者变窄;或者左侧关节间隙增宽,右侧关节间隙变窄等。

常规的测量方法是作鳞鼓裂到关节结节的一条水平连接线,再作一条通过髁突中心的垂直线,然后在垂直线的两侧分别作角平分线,可以形成提供表示关节间隙的 3 条线段,由前往后分别代表为前间隙、上间隙和后间隙(图 4-1-1)。不论是平片还是 CT,关节间隙测量的方法没有很大的差异。

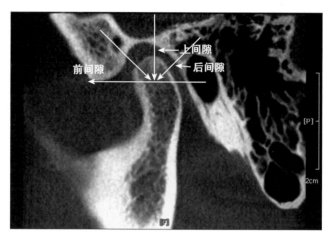

图 4-1-1　关节间隙的测量方法

在临床实践中,单纯的间隙改变是较少的,往往会伴有形态和骨质的变化。在以往的研究中,有相关关节间隙的不同方法的测量标准,比如正常人许氏位及普通关节断层的关节间隙正常值,目前还没有关于 CBCT 的诊断标准。但由于 CBCT 获得的是很多个层面的信息,单纯用一个层面来做分析似乎不是太合理,所以我们认为是应该完整地从上到下、从内到外、从前到后地观察髁突、关节凹和关节结节的改变(图 4-1-2 ～ 4-1-5)。

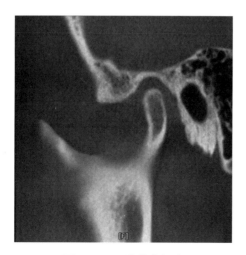

图 4-1-2　正常关节间隙
矢状位显示关节间隙均匀

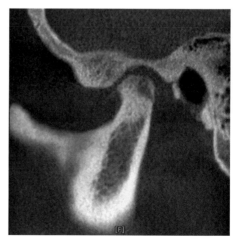

图 4-1-3　关节间隙改变
矢状位关节前间隙变窄

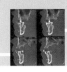

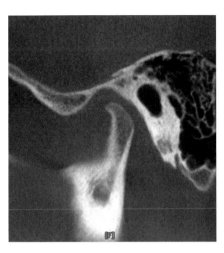

图 4-1-4　关节间隙改变
矢状位关节后间隙稍变窄,前间隙增宽

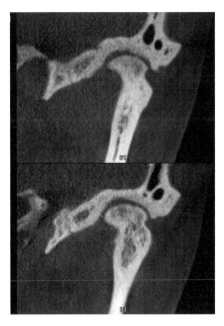

图 4-1-5　关节间隙改变
冠状位关节间隙明显变窄

2. 形态改变　形态与功能是相辅相成的,髁突或者关节凹、关节结节的形态改变,可以导致其功能的相应的变化,也可以说是形态决定功能(图 4-1-6 ~ 4-1-12)。在临床上常见的如过小的髁突、过大的髁突(见图 4-1-8 ~ 4-1-10),低平的关节结节等都属于形态改变,可以导致关节在行使功能时发生不协调,而造成相应的临床症状。双髁突的发生也可以看见(图4-1-11)。

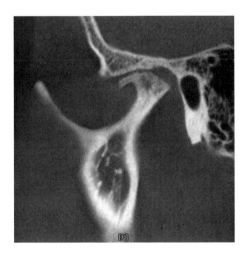

图 4-1-6　关节形状改变
矢状位显示髁突前份增生变形,关节结节
变平

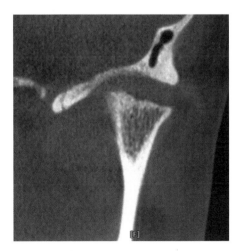

图 4-1-7　关节形状改变
冠状位显示髁突变形,明显变平

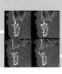

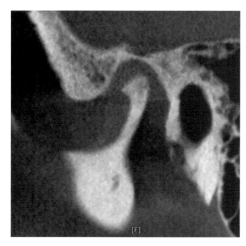

图 4-1-8　关节形状改变
髁突形态小,关节凹显得较大

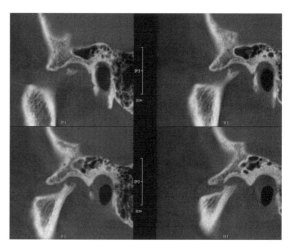

图 4-1-9　关节形状改变
矢状位连续的 4 个层面显示髁突形态小

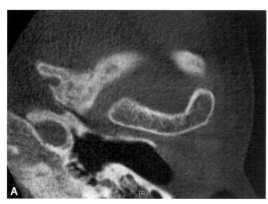

水平位

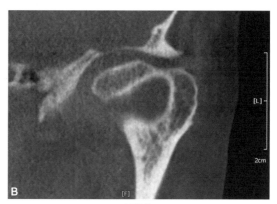

冠状位

图 4-1-10　关节形态改变
CBCT 显示髁突细长,体积较大,明显超出关节凹

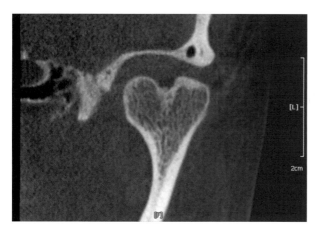

图 4-1-11　关节形态改变
冠状位显示髁突分为 2 个

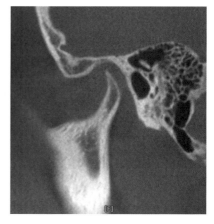

图 4-1-12　关节形态改变
矢状位显示髁突变细尖形

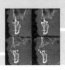

3. 骨质改变 骨质改变包括骨质的增生和骨质的吸收,有的情况是在骨质吸收的同时又有骨质增生。骨质改变有着不同的程度,根据马绪臣等的研究,对于骨关节病(炎)分为 4 期,从一个动态的角度了解骨质变化情况,认为 1~4 期均可存在关节盘穿孔,3、4 期可有骨赘形成。

单纯从影像上看,可以分为以下几种(图 4-1-13~4-1-30):

(1) 骨质增生样改变:包括髁突层状增生、颗粒样增生、不规则增生等,也包括关节凹和关节结节骨质的增生改变。

(2) 骨质缺损样改变:包括凹陷状缺损、V 形缺损,甚至不规则缺损改变。

(3) 囊样改变:可以发生于髁突的任何部位,也可以是几个囊腔同时出现,大小不一。也有研究认为囊样改变可能与髁突的早期骨坏死相关。

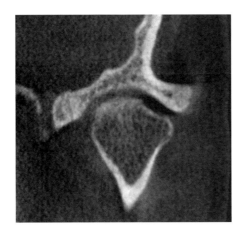

图 4-1-13 关节骨质改变
冠状位显示髁突内前份层样改变,关节凹骨质不光滑

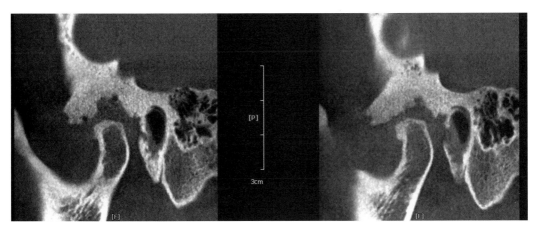

图 4-1-14 关节骨质改变
矢状位显示髁突前份层样改变,关节凹及关节结节骨质增生明显,密度增高,形状不规则

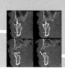
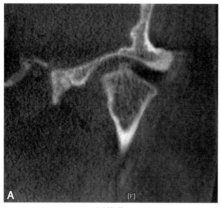

冠状位	矢状位

图 4-1-15　女, 61 岁, 关节骨质改变
A、B. 髁突颗粒样骨赘增生

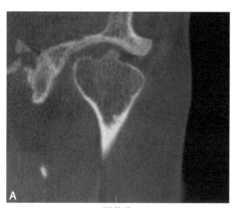
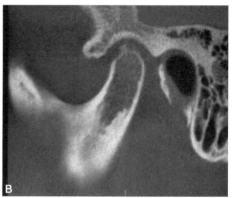

冠状位	矢状位

图 4-1-16　女, 55 岁, 关节骨质改变
A、B. 髁突骨赘样增生

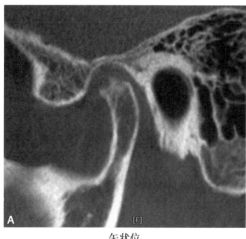
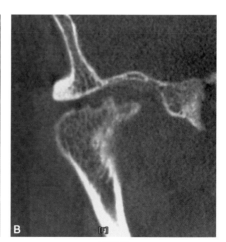

矢状位	冠状位

图 4-1-17　关节骨质改变
A. 髁突不规则骨赘样增生改变; B. 髁突表面凹凸不平

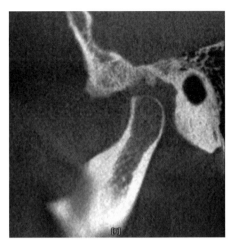

图 4-1-18 关节骨质改变
矢状位显示关节凹不规则骨赘样增生改变

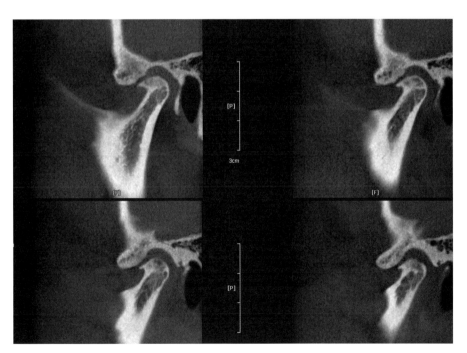

图 4-1-19 关节骨质改变
矢状位显示不同层面髁突前份鸟嘴样改变,关节结节骨质增生粗糙

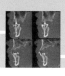

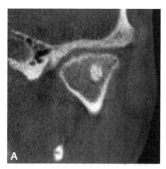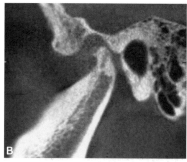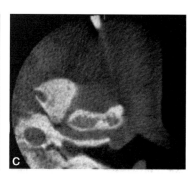

图 4-1-20　关节骨质改变
CBCT 显示髁突内后份骨密度骨质增生,类似骨岛增生方式

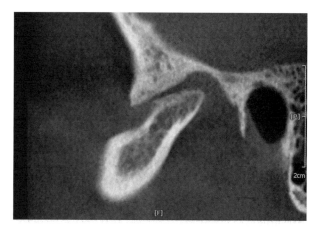

图 4-1-21　关节骨质改变
矢状位显示髁突吸收变形、变平,关节结节骨质粗糙增厚

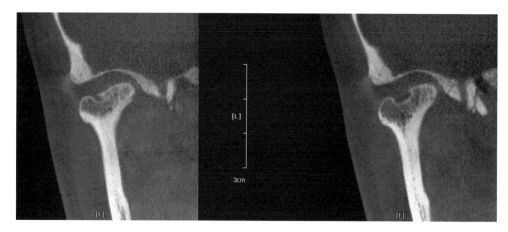

图 4-1-22　关节骨质改变
冠状位显示右侧髁突凹陷状缺损

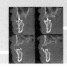

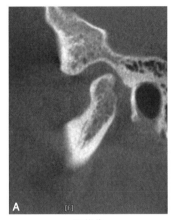

矢状位　　　　　　　　　　　水平位

图 4-1-23　关节骨质改变
A、B. 髁突后斜面凹陷状缺损

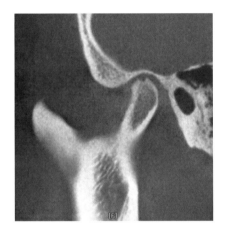

图 4-1-24　骨质改变
矢状位显示髁突 V 状骨质缺损

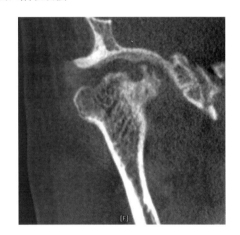

图 4-1-25　骨质改变
冠状位显示髁突不规则状骨质缺损

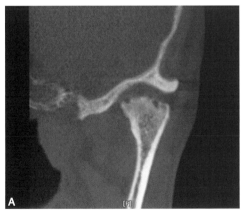
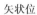

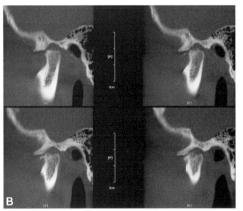

矢状位　　　　　　　　　　　冠状位

图 4-1-26　关节骨质改变
A. 髁突有 2 处囊样改变；B. 髁突骨质不规则、粗糙

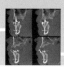

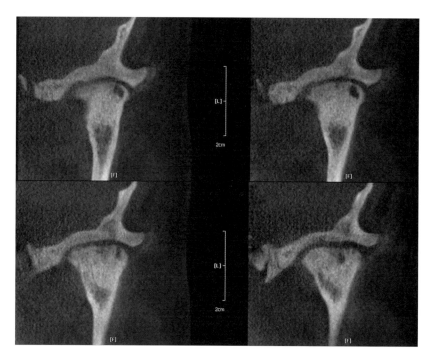

图 4-1-27 关节骨质改变
冠状位显示髁突外侧囊样变

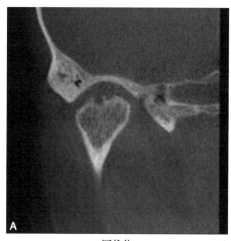

冠状位

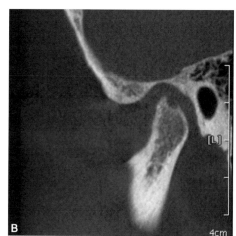

矢状位

图 4-1-28 关节骨质改变
A、B. 髁突中份囊样变

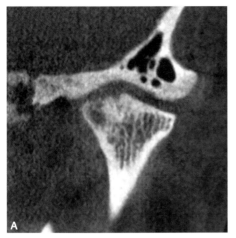
冠状位

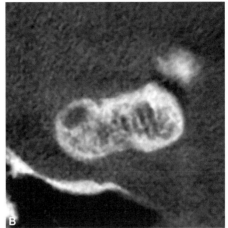
水平位

图 4-1-29 关节骨质改变

A、B. 髁突内侧囊样变

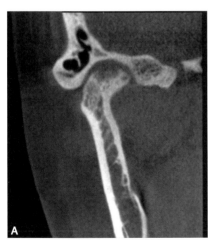
冠状位

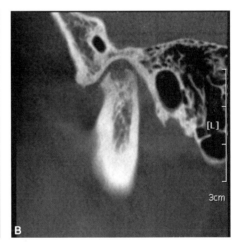
矢状位

图 4-1-30 关节骨质改变

A、B. 髁突顶部囊样变

第二节 关节强直

　　关节强直(ankylosis of temporomandibular joint)是指由于外伤、炎症、关节手术等多种原因导致的关节运动障碍,张口受限。一般可分为真性关节强直和假性关节强直。

　　关节强直多发生于生长发育高峰期的青少年和儿童,患者往往因为渐进性张口受限、面部畸形就医。临床检查发现,患者张口时,患侧关节无动度或微小动度,健侧关节动度范围变小。由于长期张口受限,导致患者口腔卫生较差,营养不良,身体瘦弱。

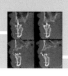
　　由于髁突在面部的发育中起着非常重要的作用,尤其是下颌骨发育,所以发生关节强直后患者会出现面部发育畸形,单侧关节强直者表现为患侧面部短小,下颌后缩,咬合关系偏斜、紊乱。双侧关节强直则表现为下颌骨发育明显不足,面下 1/3 短小,侧面观呈鸟嘴样畸形。

　　普通平片检查可以发现髁突膨大畸形与关节凹粘连,关节正常影像消失,但无法了解其病变的详细的信息;CBCT 可以从内到外、从左到右、从前到后清楚地显示髁突的形状,髁突与关节凹粘连的程度,邻近骨结构的相关变化。

一、真性关节强直

　　【概述】　真性关节强直是指关节骨性结构发生器质性改变,髁突与关节凹之间发生纤维性、骨性或混合性粘连,又称为关节内强直,这种情况下,关节结构变形,关节间隙缩窄,甚至消失。

　　【CBCT 表现】　真性关节强直根据受累关节可以分为单侧关节强直和双侧关节强直两种,也可根据强直的类型,分为完全骨性强直、纤维性强直和混合性强直三种。

　　完全骨性强直见髁突及关节凹膨隆,密度增高,关节间隙消失,髁突与邻近骨结构融为一体,密度增高或正常,髁突与关节凹可存在骨性粘连(图 4-2-1 ~ 4-2-3)。纤维性强直表现为髁突与关节凹功能面骨质不规则增生,关节间隙不规则,但髁突与关节凹无骨性粘连(图 4-2-4 ~ 图 4-2-6)。混合性强直影像表现介于以上两者之间,髁突与关节凹局部融合(图 4-2-7)。

　　单侧关节强直仅累及一侧关节,因此表现为患侧颌骨畸形,下颌升支变短,乙状切迹加深,喙突伸长,下颌角膨隆,角前切迹加深。颌骨偏斜,咬合紊乱。单侧关节强直患者健侧关节基本正常,也可继发畸形。继发畸形常表现为关节间隙改变及骨质改变,有时可出现髁突双头畸形(图 4-2-8)。双侧关节强直,下颌骨发育不足,常呈鸟嘴样畸形(图 4-2-9 ~ 4-2-11)。同时,由于关节强直,张口受限,患者口腔卫生较差,在前牙区舌侧及后牙区颊舌侧可见牙结石附着(见图 4-2-3)。

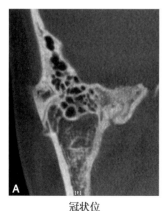
冠状位

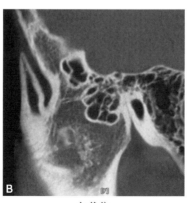
矢状位

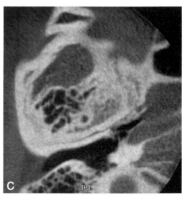
水平位

图 4-2-1　骨性关节强直
CBCT 示右关节髁突膨大与关节凹完全融合,乳突气房与髁突成为一体,喙突伸长

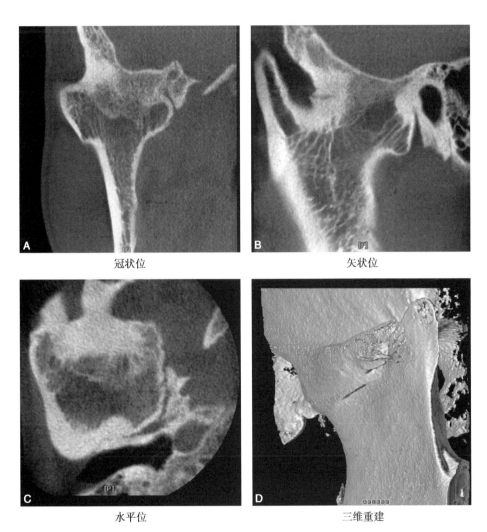

冠状位   矢状位

水平位   三维重建

图 4-2-2 骨性关节强直

CBCT 显示右关节髁突膨大与关节凹完全骨性融合,融合区密度增高,骨小梁紊乱,非融合区可见正常骨小梁结构,三维重建见髁突与颞骨完全融为一体

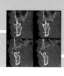

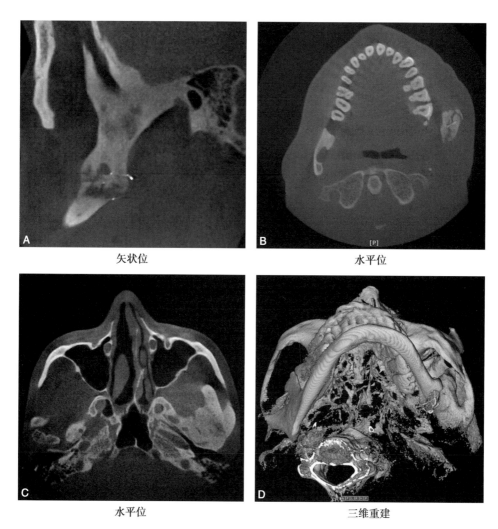

<table>
<tr><td>矢状位</td><td>水平位</td></tr>
<tr><td>水平位</td><td>三维重建</td></tr>
</table>

图 4-2-3　骨性关节强直

A. 左关节及升支密度增高,关节膨隆,髁突、关节凹、乙状切迹相互粘连,喙突增粗、伸长,移植骨块位于下颌角区,与上段升支粘连,接触面呈波浪状,有金属丝结扎;B. 左上颌磨牙颊侧均见牙石附着;C. 造成髁突膨大,不规则

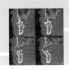

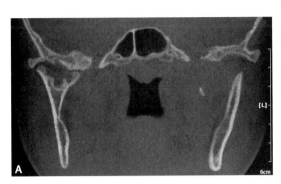

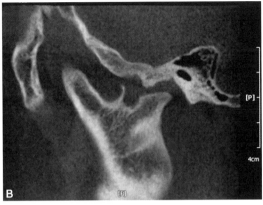

图 4-2-4　纤维性关节强直

CBCT 示髁突及关节凹功能面凹凸不平,骨皮质粗糙,两者之间有不规则间隙,未见融合及粘连,关节凹密度稍增高

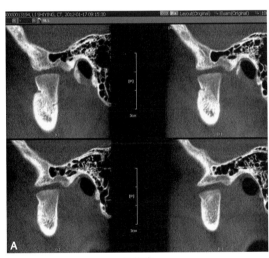

矢状位

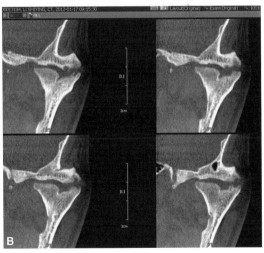

冠状位

图 4-2-5　左关节纤维性强直

A. 髁突形态改变明显呈水平状改变;B. 髁突骨质凹陷状缺损

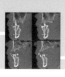

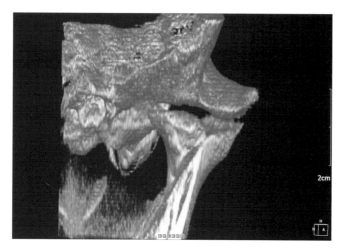

图 4-2-6　关节强直
同一患者三维重建显示髁突形状改变明显

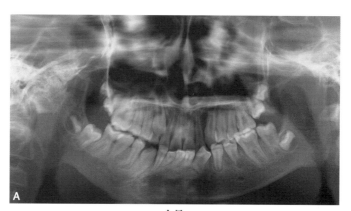

全景

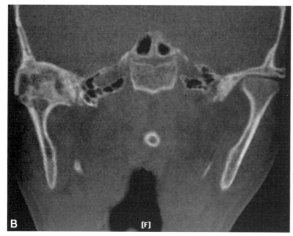 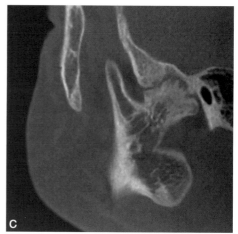

冠状位　　　　　　　　　　　　　　　　矢状位

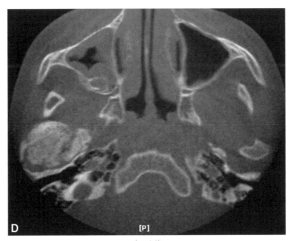

水平位

图 4-2-7　混合性关节强直

CBCT 显示右关节凹及髁突功能面凹凸不平、不规则增生,两者之间可见不规则缩窄的间隙,局部融合及粘连,关节凹及髁突密度增高,未见正常骨小梁结构

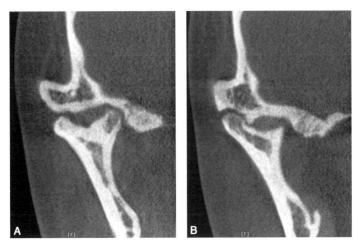

图 4-2-8　同一患者右侧关节

CBCT 冠状位示右关节继发畸形

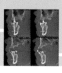
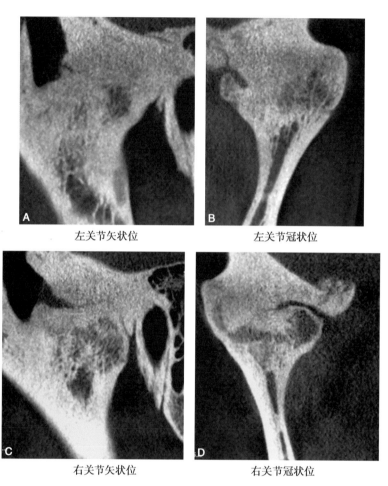

图 4-2-9　关节强直

CBCT 示双侧关节膨隆,髁突与关节凹呈骨性粘连,关节区密度增高,为双关节骨性强直

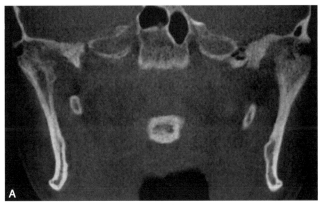
冠状位

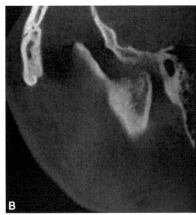
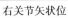
右关节矢状位

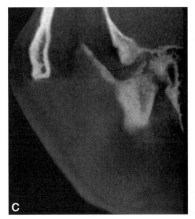
左关节矢状位

图 4-2-10　双关节混合性强直

双侧髁突功能面增生,凹凸不平,关节间隙不规则,髁突局部与关节凹粘连,为双关节混合性强直

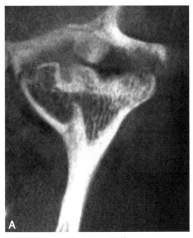
左关节冠状位

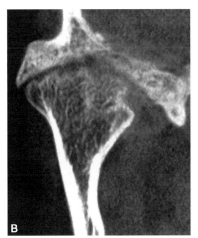
右关节冠状位

图 4-2-11　双关节纤维强直

双侧髁突及关节凹功能面不规则增生、凹凸不平,关节间隙变窄,呈波浪状,但髁突与关节凹未粘连,为双关节纤维性强直

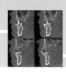
【CBCT 诊断要点】

1. 髁突膨大及关节凹变形,关节面粗糙不平。

2. 关节间隙变窄,局部可无间隙,完全骨性强直者,无关节间隙。

3. 变窄的关节间隙不均匀,从冠状位或矢状位观察,间隙可呈波浪状。

4. 大部分强直的髁突与关节凹可出现不同程度的骨密度增高,骨髓腔缩窄,此区域无正常骨小梁排列;邻近的骨质也出现相应的增生改变,可以波及乙状切迹、颧弓甚至颞骨以及额骨等,喙突继发性伸长。

5. 健侧关节可正常,或髁突继发轻度畸形,或关节间隙改变。随着时间的变化也可以出现继发性关节强直。

二、假性关节强直

【概述】 假性关节强直是指关节周围颌间软组织,包括表层皮肤、黏膜、深层肌肉发生

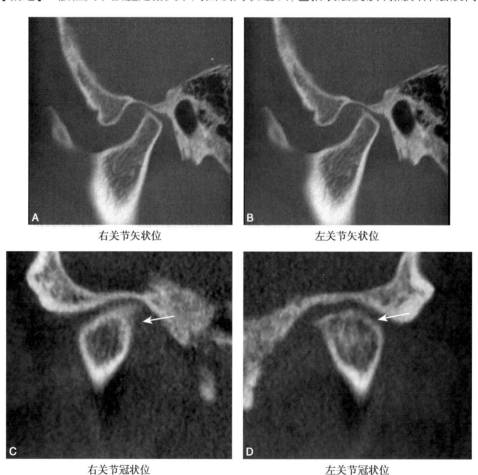

右关节矢状位   左关节矢状位

右关节冠状位   左关节冠状位

图 4-2-12 假性关节强直

患者女性,31 岁,左面部反复发炎肿胀 7[+] 年,张口受限 6[+] 年,专科查体发现患者颜面部外形不对称,右面部较左面部丰满,左面部肌肉轻度萎缩,左侧颊部可扪及大量瘢痕组织,质韧,口内咬合关系紊乱,张口度为零,双侧关节动度消失。CBCT 示双侧关节髁凹关系不协调,后上间隙变窄,前间隙增宽,髁突形态欠佳,顶部变尖

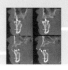

病变,产生挛缩,限制了髁突的运动,又称为关节外强直,这种情况下,关节本身骨性结构基本正常,关节间隙清晰。

【CBCT 表现】　假性关节强直 CBCT 表现没有明显特征性,一般多表现为关节间隙变窄、髁突骨皮质变薄等 TMD 影像改变(图 4-2-12)。

第三节　髁突肿瘤及瘤样病变

单独发生在髁突区的肿瘤在临床上比较少见,常见的髁突良性肿瘤有髁突骨瘤、骨软骨瘤,恶性肿瘤有骨肉瘤、软骨肉瘤等,而滑膜软骨瘤病则属于瘤样病变。

一、髁突骨软骨瘤

【概述】　骨软骨瘤(osteochondroma)亦称为骨软骨性外生性骨疣,是指突出于骨表面并覆盖以软骨帽的骨性突出物,是最常见的骨肿瘤。

X 线平片显示肿瘤为突出于髁突骨皮质,为宽基底或蒂状,外为骨皮质,内为骨松质,可见正常排列的骨小梁,分别与正常骨骼相延续,边界不清。而 CBCT 能够准确地显示肿瘤的形态、大小、位置及与周围正常解剖结构的关系,特别是肿瘤与髁突、关节凹及颅底的关系,能为临床医师提供详细而精确的手术路径,以及可能出现的重要结构的损伤等信息。

【CBCT 表现】　CBCT 表现为髁突不规则增生,增生的结构形式多样,大致可分为三种类型:①增生物由骨皮质和骨松质构成,与正常骨结构类似,附着在髁突表面;②增生物仅为致密骨块,密度类似骨皮质,无骨小梁结构;③增生物侵蚀整个髁突,结构疏松,密度较前两者低,无正常骨皮质及骨小梁结构(图 4-3-1 ~ 4-3-5)。

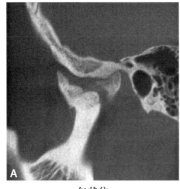 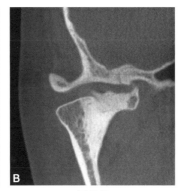 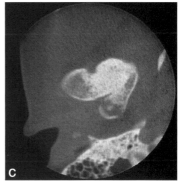

矢状位　　　　　　　冠状位　　　　　　　水平位

图 4-3-1　右关节髁突骨软骨瘤
CBCT 三维图像示右髁突内侧不规则增生,与正常髁突结构边界不清,增生结构为类骨质样结构

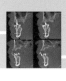
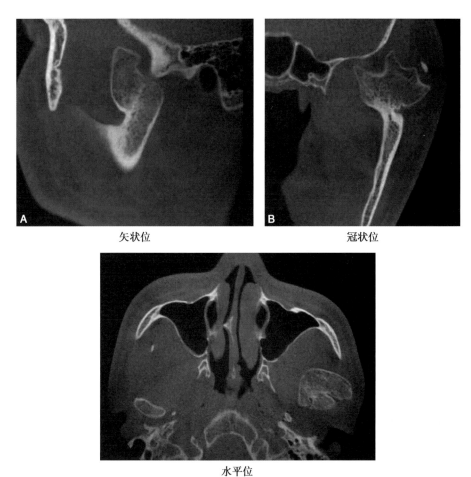

矢状位   冠状位

水平位

图 4-3-2 左侧髁突骨软骨瘤
CBCT 三维图像示左髁突前缘增生,与正常骨结构类似,可见骨皮质及骨松质结构;关节凹结构正常

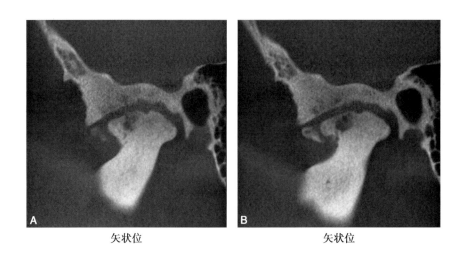

矢状位   矢状位

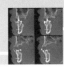

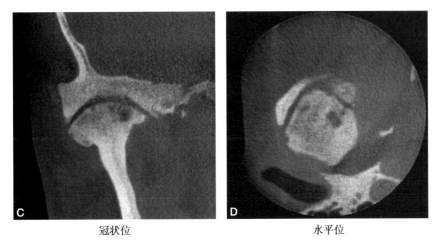

冠状位　　　　　　　　　　　　　水平位

图 4-3-3　右髁突髁突骨软骨瘤

CBCT 显示右侧髁突膨隆,表面凹凸不平,密度增高,髁突顶部可见一局灶性低密度区,相应关节凹骨皮质粗糙,骨小梁增粗,密度增高(此例病理结果为髁突骨软骨瘤伴个别细胞异型性)

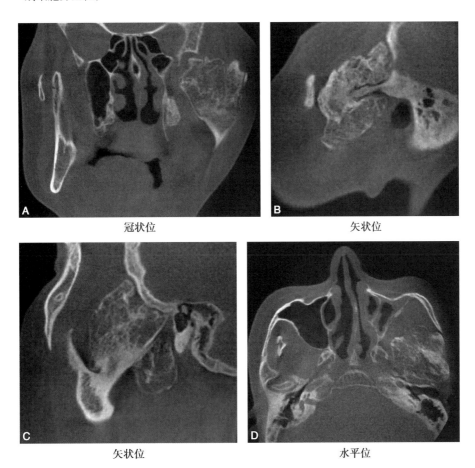

冠状位　　　　　　　　　　　　　矢状位

矢状位　　　　　　　　　　　　　水平位

图 4-3-4　髁突骨软骨瘤

CBCT 显示左髁突正常结构消失,代之以不规则骨性包块,骨性包块无正常骨皮质及骨松质结构,密度较正常骨质低,包块较大,绕过关节结节向颞部发展,同时向颅内发展

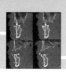
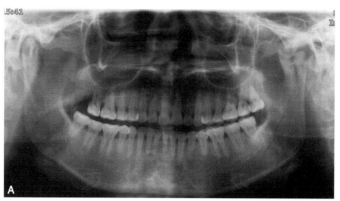

全景

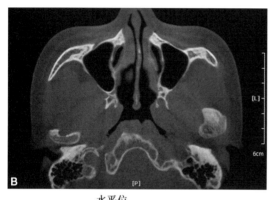

水平位

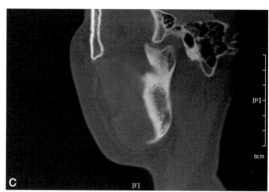

矢状位

图 4-3-5　左侧髁突骨软骨瘤
A. 左侧髁突呈双头样改变；B、C. 髁突膨大，形状不规则，密度有增高，病理结果为髁突骨软骨瘤

二、髁突滑膜软骨瘤病

【概述】　滑膜软骨瘤病（synovial chondromatosis，SC）是一种滑膜来源的良性结节性软骨增生，病变开始于滑膜靠近腔面的表层下结缔组织内，形成软骨灶，软骨结节可脱落进入关节腔，形成游离体，这些软骨结节或游离体可发生钙化或骨化。颞下颌关节滑膜软骨瘤病的主要症状有耳前区疼痛、张口受限、关节弹响、张口偏斜等，但是这些症状与其他关节病症状重叠，没有太大的诊断价值。颞下颌关节滑膜软骨瘤病为良性、慢性病变，但不能自动消退，而软骨结节或游离体对关节表面的破坏可能导致继发性关节退行性改变。

【影像学表现】　许勒位关节平片可见关节间隙增宽，其内见一颗或数颗类圆形或不规则致密影，髁突与关节凹骨皮质粗糙，但仍有 25% ~ 42% 的患者，平片检查未见异常。而CBCT 能够发现较小的钙化灶，游离体的个数、大小及位置关系，还可以清楚显示髁突及关节凹骨质破坏情况，为诊断和决定手术方式提供更可靠信息，而术后复查时 CBCT 能够清楚显示游离体是否完全取出，关节骨质恢复情况，髁突与关节凹的关系等（图 4-3-6）。

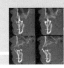

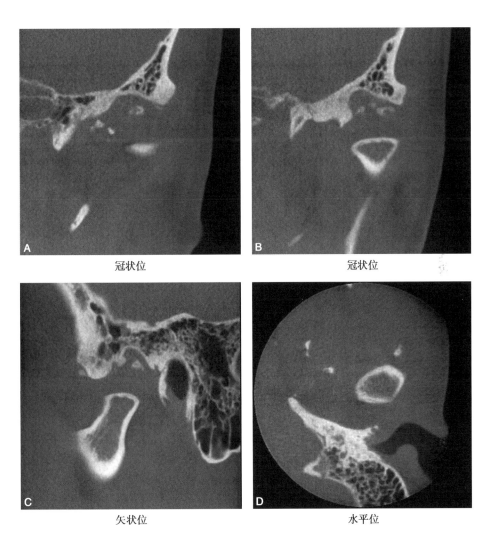

冠状位 冠状位

矢状位 水平位

图 4-3-6 颞下颌关节滑膜软骨瘤病
CBCT 显示左髁突头变平,关节间隙明显增宽,间隙内可见散在米粒大小钙化影,钙化影与关节凹及髁突未粘连,有明显的边界

三、骨　瘤

【概述】　骨瘤(osteoma)是一种病因不明,生长缓慢,来源于膜化骨的一种良性肿瘤,也有学者认为骨瘤是一种错构瘤,不是真性肿瘤。

骨瘤是一种常见的良性病变。手术切除预后良好。需注意的是,若骨瘤并发肠道多发性息肉,则应考虑 Gardner 综合征的可能,它是一种常染色体显性遗传病。骨瘤可较早出现,而息肉则有明显的恶变倾向。

【影像学表现】　X 线平片显示骨瘤与骨皮质紧密相连,向外呈长圆形或山丘状骨性隆起,大小不一,边缘光滑。一般基底较宽,其密度与成熟骨相近。CBCT 显示致密型骨瘤呈圆形或类圆形致密骨性肿块,边界清晰,松质骨骨瘤在其内部可见骨松质样结构,但无正常骨

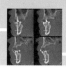
小梁样排列(图 4-3-7、4-3-8)。

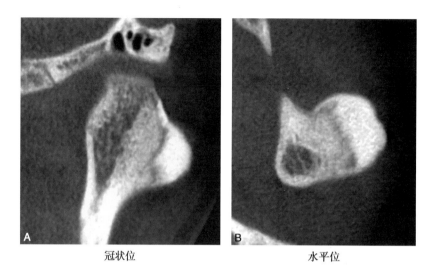

冠状位	水平位

图 4-3-7　关节骨瘤

CBCT 显示髁突外缘一类圆形骨性隆起,基底较宽,外缘光滑,密度近似于骨皮质,
无正常骨小梁排列

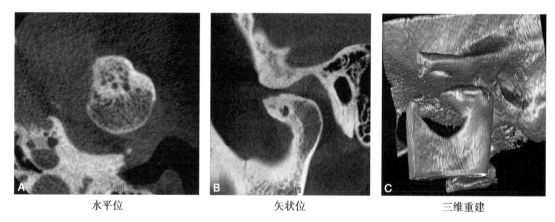

水平位	矢状位	三维重建

图 4-3-8　髁突骨瘤

CBCT 显示髁突前份骨质密度增高,增大至关节结节,密度欠均匀,中间有小囊腔样改变

四、成软骨细胞瘤

【概述】　成软骨细胞瘤(chondroblastoma)是较少见的原发性骨肿瘤,由于有多核巨细胞存在,曾被认为是一种非典型的骨巨细胞瘤,曾命名为含软骨巨细胞瘤、钙化巨细胞瘤、骨骺软骨性巨细胞瘤等。

【影像学表现】　X 线平片示病灶呈圆形或椭圆形的透射区,呈单房或多房性溶骨性骨质破坏,边界清楚,可呈偏心性生长,邻近骨皮质可膨胀,周围可见薄层硬化带,可不完整。病灶内有时可见钙化灶。CBCT 显示病变区呈囊腔样改变,其内可见粗短分隔,骨皮质变薄,

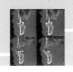

局部不连续,病变膨隆明显(图 4-3-9)。若关节凹及髁突同时受累时,病变并不相连,关节间隙仍可见(图 4-3-10)。

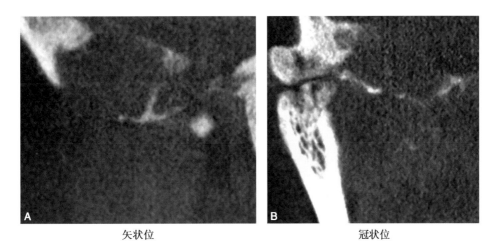

矢状位　　　　　　　　冠状位

图 4-3-9　颞下颌关节成软骨细胞瘤
CBCT 显示关节结节前内份呈骨质溶解破坏,其内可见不规则分隔,骨皮质膨隆,髁突骨质粗糙,前份增生

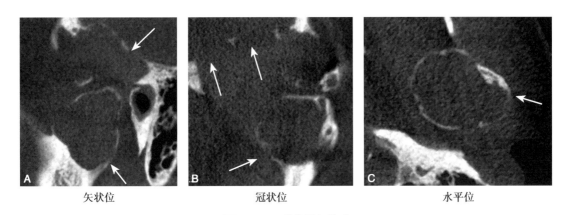

矢状位　　　　　　冠状位　　　　　　水平位

图 4-3-10　成软骨细胞瘤
CBCT 显示髁突及关节凹可见类圆形透射区,病变膨隆明显,骨皮质变薄,边缘可见粗短分隔,波及颅内

五、动脉瘤样骨囊肿

【概述】　动脉瘤样骨囊肿(aneurysmal bone cyst,ABC)是一种膨胀性的骨破坏性疾病,内含被纤维组织分隔的、充满血液的腔隙,纤维分隔内含有巨细胞和反应性成骨。ABC 好发于下颌骨后部,发生在髁突的 ABC 很少见。

【影像学表现】　X 线平片表现为单房或多房透射性病变,边界清楚,与一般颌骨囊性病变难以鉴别。CBCT 显示病变囊腔样改变,膨隆明显,周围骨质菲薄,有时也可穿破骨皮质并穿入周围软组织中(图 4-3-11)。相对于平片,CBCT 对该病变的膨隆程度显示得更为清楚。同时要注意与颌骨巨细胞肉芽肿相鉴别。

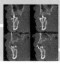

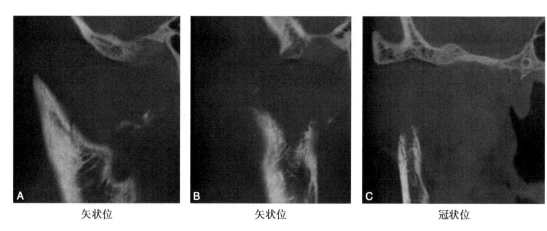

| 矢状位 | 矢状位 | 冠状位 |

图 4-3-11　动脉瘤样骨囊肿

CBCT 示右髁突头被膨隆的低密度病损代替,与正常骨结构边缘不光滑,病变周缘可见菲薄骨质,病理诊断为动脉瘤样骨囊肿

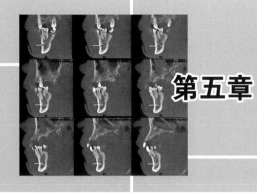

第五章　下颌下腺阳性结石的CBCT诊断

　　唾液腺导管系统或腺体内形成结石从而引起唾液排出受阻或继发感染等称为涎石病（sialolithiasis）。涎石病最多见于下颌下腺，其次是腮腺，唇颊部的小唾液腺及舌下腺均较少发生。由于其他腺体结石少见而且不容易发现，所以本章只讨论下颌下腺结石。CBCT由于其低辐射剂量、高空间分辨率及其水平位、冠状位及矢状位的三维观察可以敏感且清晰地显示下颌下腺结石的数目、大小、形状及位置，对下颌下腺结石的诊断、治疗方式及手术入路的选择具有指导意义。

　　【概述】　发生在下颌下腺腺体或其导管系统中的结石为下颌下腺结石。由于下颌下腺属于黏液腺，分泌物较黏稠且其导管具有特殊的解剖结构，该腺体的结石约占唾液腺结石的80%～90%，且其中约85%的结石发生于下颌下腺导管内。下颌下腺结石在导管内发生，其形状、大小、数量不一，可以有砂砾样数目较多的结石，可以是前后分开的结石，也可以是条状、椭圆形、类圆形结石等。在没有CBCT之前依靠咬合片诊断结石，位置靠后的结石由于咬合片不容易放入到准确的位置，常无法显示。唾液腺造影也是检查下颌下腺结石及炎症的方法，因为注入造影剂后可以产生良好的对比，比较清楚地显示下颌下腺导管及腺体的形状。但造影剂的注入需要相关的技术和精细的操作，否则容易造成导管破裂或者造影剂外漏。

　　【临床表现】　下颌下腺结石好发于中年男性，临床上主要表现为：

　　1. 进食时，腺体肿大，患者自觉胀感及疼痛，进食后不久腺体肿胀及疼痛消失。

　　2. 导管口黏膜红肿，挤压腺体有少许脓性分泌物自导管口溢出。

　　3. 结石处压痛，导管内结石口底双合诊可触及硬结性肿块，其周围有炎性浸润。

　　4. 涎石阻塞常可引起腺体继发感染，且反复发作，甚至引起下颌下间隙感染。

　　下颌下腺结石传统的影像学检查方式为X线平片，常为下颌横断殆片，表现为多个或单个沿导管走行分布的类圆形或长柱形高密度影像（图5-1-1）。结

图 5-1-1　左下颌下腺导管阳性结石
下颌横断殆片示左下颌下腺导管走行区可见长圆柱形高密度影像

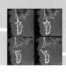
石的位置、大小等由于受投照角度的影响有一定的改变。而且咬合片必须放入口腔中,有些患者较敏感,胶片不能放入口腔后份,故不能完全显示口底的情况,可能造成漏诊。

【CBCT 表现】 大多数的下颌下腺结石为阳性结石,表现为沿导管走行方向及位置排列的高密度影(图 5-1-2 ~ 5-1-11)。

下颌下腺阳性结石可为单发或多发,大小不等,通常为 1 ~ 10mm,超过 10mm 者较少见,超过 15mm 者则称为巨大型涎石(见图 5-1-6)。小于 1mm 的结石要认真观察,否则会造成漏诊(见图 5-1-2)。结石的密度可高可低,一般均匀一致或呈浓淡相间的层状结构。形态可分为圆形、卵圆形、长圆柱体形或不规则团块形。依据结石发生的部位不同可将其分为腺体内结石(见图 5-1-10)和导管内结石,判断导管内结石发生的部位可通过下颌牙体的位置作为参照,前牙区为导管前段结石(见图 5-1-3),前磨牙区结石为中段结石(见图 5-1-4),磨牙区和磨牙后区结石为导管后段结石(见图 5-1-7)。下颌下腺阳性结石发生在一侧可有 1 个或者 2 ~ 3 个结石(见图 5-1-8),也可以双侧同时发生(见图 5-1-11)

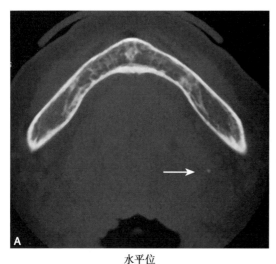
水平位

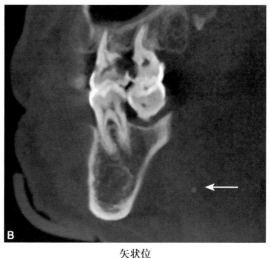
矢状位

图 5-1-2 左下颌下腺导管后段微小结石
CBCT 示左下颌后份下颌下腺导管走行区可见一点状高密度影(箭头)

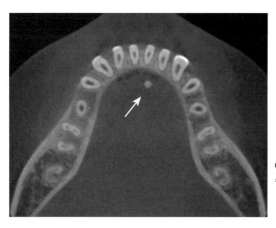

图 5-1-3 右下颌下腺导管前段结石
CBCT 水平位示右下颌前牙区沿下颌下腺导管走行区可见一圆形均匀的高密度影像

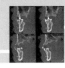

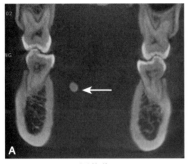
冠状位

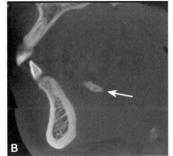
矢状位

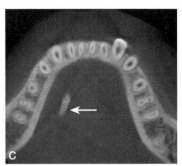
水平位

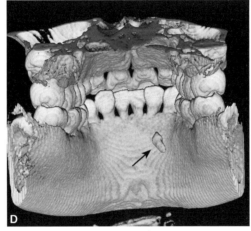
三维重建

图 5-1-4 右下颌下腺导管中段结石

XYZ 三个轴面示右下颌前磨牙区沿下颌下腺导管,走行区可见一不规则形的高密度影像(A、B、C)及三维重建图像后面观(D)

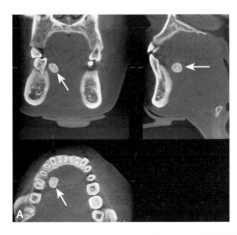

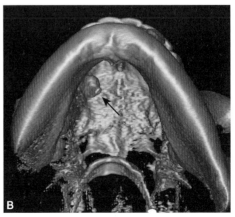

图 5-1-5 右下颌下腺导管中段结石

A. 右下颌前磨牙区见一类圆形均匀的高密度影像;B. 三维重建结石的位置及形状

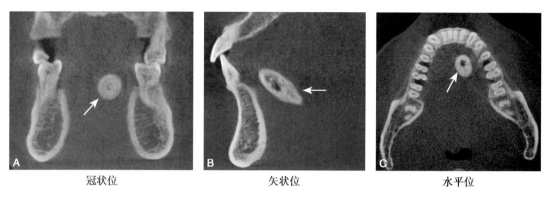

冠状位　　　　　　　　矢状位　　　　　　　　水平位

图 5-1-6　左下颌下腺导管巨大结石
A. 平齐 D6 牙颈部沿下颌下腺导管走行处可见呈同心圆的高密度结石影像;B、C. 下颌舌侧一卵圆形下颌下腺阳性结石,最大长径约 23.69mm

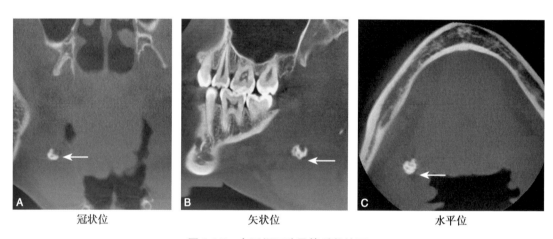

冠状位　　　　　　　　矢状位　　　　　　　　水平位

图 5-1-7　右下颌下腺导管后段结石
CBCT 示右下颌磨牙区后份区可见一不规则形的高密度影像

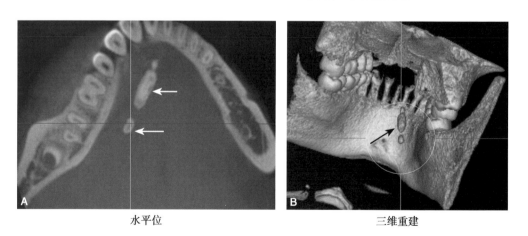

水平位　　　　　　　　　　　三维重建

图 5-1-8　右下颌下腺导管分段的多发结石
A. 右下颌骨舌侧沿下颌下腺导管走行区可见三个高密度影像,中间较大的呈密度不均匀的长圆柱形;
B. 右下颌沿下颌下腺导管走行区从前至后可见三个分别为类圆形、长圆柱形、椭圆形的高密度影像

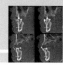

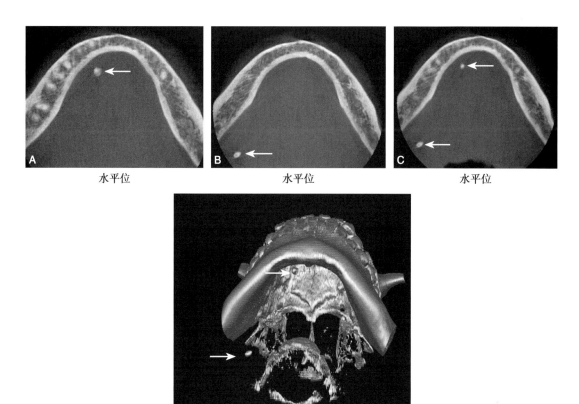

水平位　　　　　　　　水平位　　　　　　　　水平位

三维重建

图 5-1-9　右下颌下腺导管前后相距较远的多发结石
A. 右下颌前磨牙区下颌下腺导管走行处可见一圆形密度不均匀的高密度影；B. 同一患者 CBCT 水平位不同层面示右下颌下腺导管后份可见一卵圆形围绕一低密度中心的高密度影像；C. 右下颌前磨牙区及磨牙后区分别见一不规则高密度影，两者相距较远；D. 三维重建底面观：前后各一阳性结石影像（白色箭头）

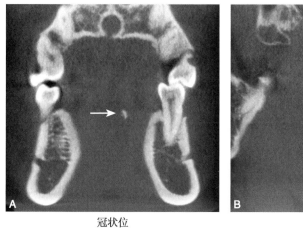

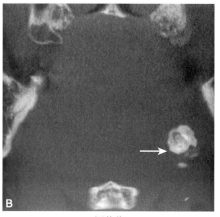

冠状位　　　　　　　　　　　冠状位

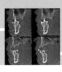
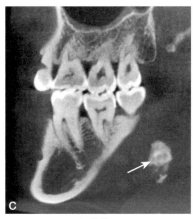

矢状位

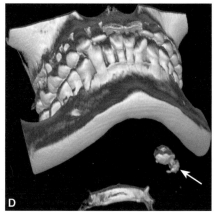

三维重建

图 5-1-10　左下颌下腺及其导管前段多发结石

A. 平齐 D4 牙颈部沿下颌下腺导管走行区可见一不规则的高密度影像；B. 左下颌骨磨牙区舌侧(左下颌下腺区)可见散在不规则团块状的高密度影像；C. 左下颌骨磨牙区舌侧(左下颌下腺区)可见散在不规则团块状的高密度影像；D. 左下颌下腺区见一形状不规则的高密度影像

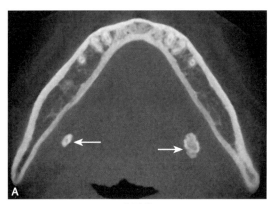

水平位

三维重建

三维重建

图 5-1-11　双侧下颌下腺结石

A. 双侧下颌磨牙区舌侧下颌下腺区分别可见一高密度影像；B. 三维重建图像背面观；C. 底面观示双侧下颌磨牙区下颌下缘内侧分别可见高密度形状不规则影像

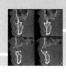

阴性结石在 CBCT 上不能显示,需用唾液腺造影术检查。阴性涎石在造影片上可以显示为圆形、卵圆形或者其他形状的充盈缺损。

【CBCT 诊断下颌下腺阳性结石的注意事项】

1. 大小　阳性结石可大可小,小的结石也同样可以引起明显的阻塞症状,观察时要认真仔细,以免漏诊。

2. 数目　阳性结石的数目可以是单个,也可以是多个;也可以双侧同时发生,所以一定要双侧对比观察,减少误诊的可能。

3. 位置　阳性结石可以位于下颌下腺导管的任何位置,观察时要沿着导管走行方向仔细观察。

4. 形状　阳性结石的形状可以是点状、柱状、条状、圆形、椭圆形或者不规则形,了解结石的形状,有利于手术方案的设计。

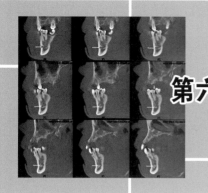

第六章　颌面部常见囊肿、肿瘤及瘤样病变的CBCT诊断

第一节　根尖囊肿

【概述】　根尖囊肿是指发生于根尖区域的囊性病变,常有病源牙存在,如龋坏或者残根、残冠,病变围绕病源牙根尖形成大小不等的低密度影。当根尖囊肿没有感染存在时,其密度均匀,形状规则,有完整的骨壁线;但根尖囊肿存在反复感染时,完整的骨壁线可以消失。

【CBCT 影像学特征】

1. 有病源牙存在;或者是做过根管治疗、牙冠修复等治疗后(图 6-1-1、6-1-2)。

2. 囊肿发生于上下颌骨任何牙齿的根尖区域;发生于上颌窦区域时有 2 种表现,一是发生于上颌窦内,整个囊肿完全突入上颌窦,窦腔一般没有扩大(图 6-1-3);一是发生于上颌窦外,囊肿推压上颌窦致使窦腔变形或者变小(图 6-1-4)。

3. 囊肿没有感染可以看见完整清晰的骨壁线;存在感染时,完整的骨壁线可以消失或者不完整。

4. 囊肿的体积大小不一。

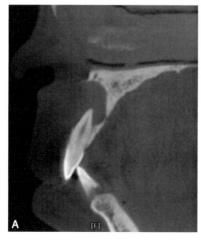
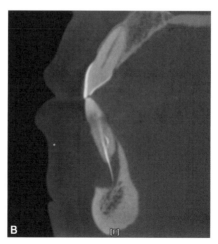

图 6-1-1　根尖囊肿

A. 发生于上颌前牙区的根尖囊肿;B. 发生于下颌前牙区的根尖囊肿,见牙胶尖的充填影像

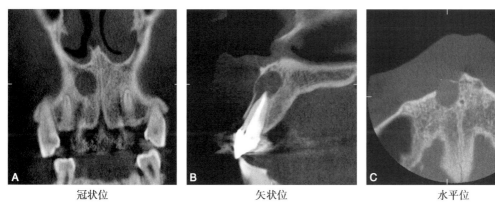

冠状位　　　　　　　　　矢状位　　　　　　　　　水平位

图 6-1-2 根尖囊肿

A. 发生于上颌前牙区的根尖囊肿,形状规则;B. 根管治疗及冠修复后根尖囊肿征象;C. 明显的囊壁

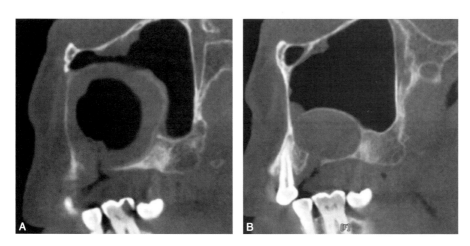

图 6-1-3 根尖囊肿

A. 突入上颌窦的较大的根尖囊肿;B. 发生于上颌窦的根尖囊肿有清楚的囊壁

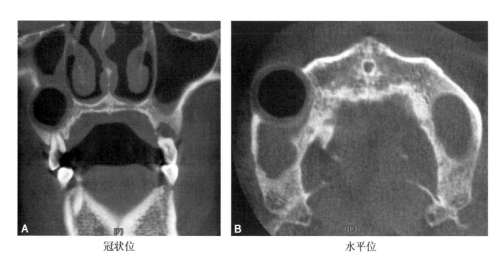

冠状位　　　　　　　　　　　　　水平位

图 6-1-4 根尖囊肿

A. 上颌窦外的根尖囊肿,上颌窦体积变小;B. 上颌窦外的较大的根尖囊肿,膨胀明显

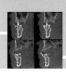

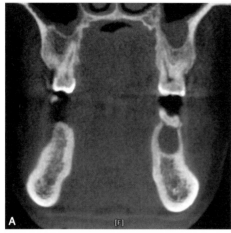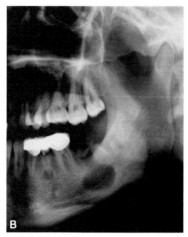

冠状位　　　　　　　　　　　局部全景片

图 6-1-5　根尖残余囊肿
A. CBCT 冠状位显示左侧后牙区的根尖残余囊肿,形状规则,上方有移位的残根;
B. 同一患者的全景局部显示下颌的根尖部残余囊肿,牙槽窝见残根影像

5. 当缺乏病源牙又可以找到与牙相关的依据时,可以诊断为残余囊肿(图 6-1-5)。

【鉴别诊断】

1. 鼻腭管囊肿　发生于鼻腭管,其形状较规则,可以与牙根很近,类似发生于根尖部的囊肿,但连续观察可以发现与鼻腭管延续,只是在某个区域膨大(图 6-1-6)。

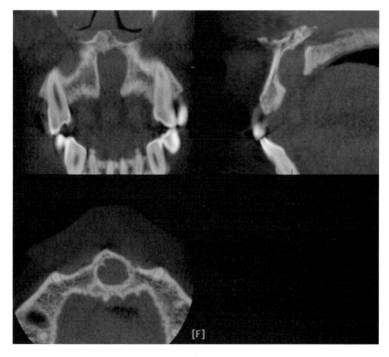

图 6-1-6　鼻腭管囊肿
冠状位显示膨大层面的囊肿形状不规则;矢状位显示鼻腭管膨大;水平位见囊肿位于牙根腭侧,与牙根关系不密切

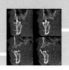

2. 含牙囊肿　也可以发生于根尖部分,但往往是有一个或者几个牙齿包含在内,最重要的特征是所含的牙齿的牙冠朝向囊腔,所含的牙可以是正常的牙或者是多余牙。

3. 上颌窦黏膜下囊肿　上颌窦内的黏膜是呼吸道上皮,经常可以发现上颌窦内的黏膜下囊肿征象。黏膜下囊肿可以出现在上颌窦内的任何部位,可以双侧同时发生,大小不一,形状不一;发生于上颌窦下份的黏膜下囊肿常常为半球形突出改变,密度均匀(图 6-1-7A)。与上颌的牙根没有直接关系,即使有时候看起来牙根与囊肿关系密切,但仔细观察不能看见囊壁的存在(图 6-1-7B)。

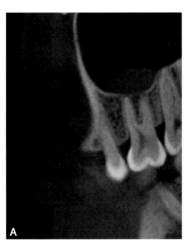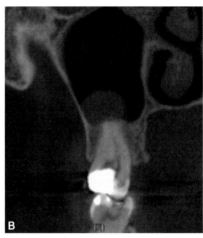

图 6-1-7　发生于上颌窦的黏膜下囊肿
A. 牙齿没有病变,上颌窦内类半球样凸起;B. 牙有龋坏,根尖上方见上颌窦底完整影像,但未见囊壁征象

第二节　含牙囊肿

【概述】　含牙囊肿(滤泡囊肿)是牙发育过程中发生的囊肿,较常见。含牙囊肿包围着未萌牙的牙冠,囊壁常附着于牙颈部,年龄好发区间为 20 ~ 40 岁,男性多于女性。值得注意的是,并不是所有的含了牙齿的囊性改变都称为"含牙囊肿"。

【CBCT 影像学特征】

1. 可以发生在颌骨的任何部位,以第三磨牙或者多生牙常见(图 6-2-1)。

2. 囊腔的形状比较规则,可以大小不一;为单囊。

3. 囊腔膨胀的方向颊舌侧均可出现,囊腔内含有一个不同发育阶段的牙齿,其牙冠的方向朝向囊腔(图 6-2-2)。

4. 囊壁常包含在牙齿的冠根交界处。

【鉴别诊断】　含牙囊肿常常需要和一些囊性改变进行鉴别。

1. 角化囊性瘤　角化囊性瘤可以含牙,但其特征性的改变有助于鉴别诊断,如病变沿下颌骨长轴发展趋势,可以有多发性和多房性的改变,含牙方式可以多种多样的,不一定是包绕受累牙的牙颈部。

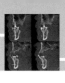
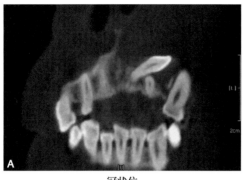

| 冠状位 | 水平位 |

图 6-2-1 含牙囊肿

A. 左上颌前牙区牙冠朝向远中的阻生牙,冠方有明显囊肿征象;B. 腭侧骨质不连续,牙冠呈横向排列,病理结果为含牙囊肿

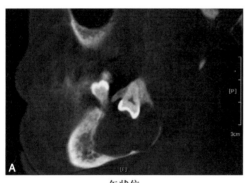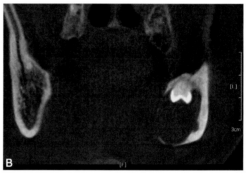

| 矢状位 | 冠状位 |

图 6-2-2 含牙囊肿

A、B. D8 阻生,牙冠朝向囊腔,有囊壁围绕牙颈部

2. 成釉细胞瘤 成釉细胞瘤的病理改变就分成很多类型,有多种改变,所以在 X 线片上也可以形成多种 X 线改变,比如滤泡型、促结缔组织增生型、壁性等成釉细胞瘤,在 X 线改变上就会有不同。

第三节 牙源性角化囊性瘤

【概述】 牙源性角化囊性瘤(keratocystic odontogenic tumor,KCOT)是一种发生在颌骨内的具有浸润性生长和复发倾向的良性肿瘤,其病理学特征为不全角化的复层鳞状上皮衬里,囊腔内常含有黄白色发亮的片状物或干酪样物质。以前命名为牙源性角化囊肿和始基囊肿,2005 年 WHO 关于牙源性肿瘤新分类中,对其进行了重新命名,并将其划分在良性肿瘤中。

【临床表现】 该病发病年龄分布较广,但有 10 ~ 29 岁和 50 岁这两个发病高峰。牙源性角化囊性瘤好发于颌骨的磨牙及磨牙后区,下颌骨多见。可单发或多发,多发性角化囊性瘤可以是痣样基底细胞癌综合征的表现之一。病变早期多无临床症状,常常因为 X 线检查

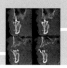

偶然发现,但病变发展到一定程度,可以出现颌骨膨隆、面部畸形,若伴发感染时则可出现疼痛。同时,本病具有较高的术后复发倾向,生长具有局部侵袭性,少数可发生癌变。

【X线表现】 角化囊性瘤在影像上多呈单囊性改变,少数囊内可见分隔,病变若呈多囊性改变,囊腔大小相差不明显。病变边缘锐利、光滑,沿颌骨长轴方向生长(图 6-3-1),颌骨膨隆并不明显。当病变发展到一定程度后可出现膨隆,且多向舌侧膨隆(图 6-3-2)。周围正常结构被推挤移位,病变区内牙根可呈斜面性吸收。角化囊性瘤囊腔内可含牙,且多为第三磨牙。发生在上颌骨的角化囊性瘤多向上颌窦内生长,占据上颌窦腔,颌骨膨隆不明显。当角化囊性瘤合并感染时,病变边缘不光滑,周围可见骨质硬化带。

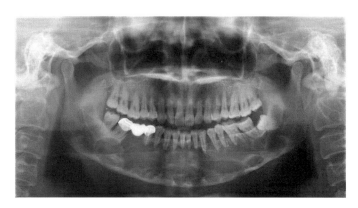

图 6-3-1 下颌角化囊性瘤
全景片示典型角化囊性瘤沿颌骨长轴生长,颌骨膨隆不明显

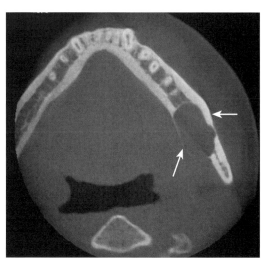

图 6-3-2 左下颌角化囊性瘤
CBCT 水平位示左下颌磨牙区角化囊性瘤向舌侧膨
隆,骨皮质变薄,病变未向颊侧膨隆(箭头)

相对于平片来说,CBCT 更能准确地显示病变的部位、大小(图 6-3-3),与周围正常结构的关系,颌骨膨隆的情况,颊舌侧骨皮质的吸收情况,牙根的吸收和牙齿移位以及下颌神经管和上颌窦受累情况等,能为临床诊断和治疗提供进一步的证据。特别是对于发生在上颌

骨的角化囊性瘤,CBCT 更有优势。上颌角化囊性瘤可发生于上颌任何部位,沿颌骨形态发展的特征并不明显,而发生在上颌结节及上颌窦区的角化囊性瘤具有以下影像特点:①颌骨膨隆不明显,囊腔多凸向上颌窦内;②病变多推挤上颌窦外后壁向外膨隆(图 6-3-4、6-3-5)。同时四川大学华西口腔医院 CBCT 资料显示,角化囊性瘤内可含有不规则致密影(图 6-3-6、6-3-7)。

牙源性角化囊性瘤还可多发,表现为上下颌骨多发性囊腔改变,单个囊腔与单发病变影像表现相似。当颌骨多发性角化囊性瘤患者同时伴发皮肤基底细胞痣或其他异常时,则应该考虑痣样基底细胞癌综合征。而其他异常还有:①全身骨骼系统异常:肋骨异常(图 6-3-8)、脊柱异常、突颌畸形、眶距异常等;②钙磷代谢异常:脑膜(脑镰、脑幕等)钙化、蝶鞍韧带钙化(见图 6-3-8、6-3-9);③脑部结构异常和脑肿瘤。本病具有常染色体显性遗传特征,因此常有家族遗传史。

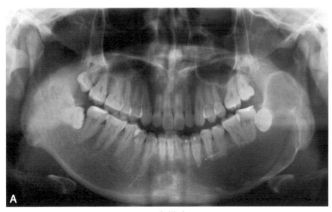
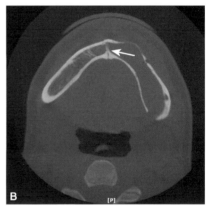

全景片　　　　　　　　　　　　　　水平位

图 6-3-3　左下颌角化囊性瘤

全景片及 CBCT 水平位示囊腔沿左下颌骨体生长;全景显示病变范围为 D2-乙状切迹,而 CBCT 明确发现病变前界已达正中联合处(箭头),同时可发现,颌骨膨隆不明显,略向唇舌侧膨隆,其中舌侧骨皮质不连续

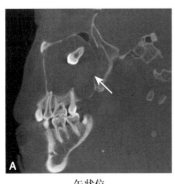
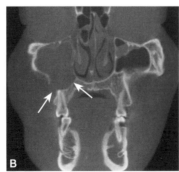
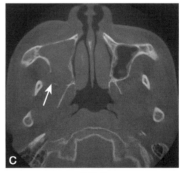

矢状位　　　　　　　　　冠状位　　　　　　　　　水平位

图 6-3-4　右上颌角化囊性瘤

CBCT 示右侧上颌窦完全为病变所占据,且向上颌窦外、后壁膨隆,但内侧壁未见膨隆,A8 含于囊腔内,移位明显

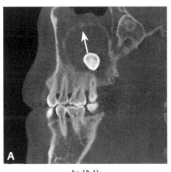
矢状位

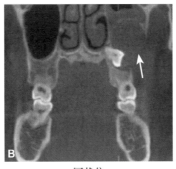
冠状位

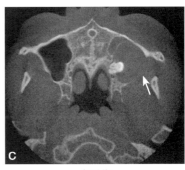
水平位

图 6-3-5 左上窦内角化囊性瘤

CBCT 示左侧上颌窦内囊腔样病损,病变占据左上颌窦大部分。A. 囊壁骨皮质不光滑,多为继发感染所致;B、C. 病变向外、后壁膨隆,窦壁骨质不连续

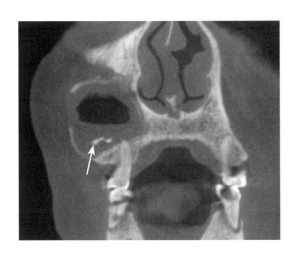

图 6-3-6 上颌角化囊性瘤伴感染

CBCT 冠状位示右上颌骨一巨大囊腔,边界清晰,颌骨膨隆明显,中心密度不均,可见液平,下份软组织密度中可见不规则钙化影(箭头)

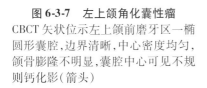

图 6-3-7 左上颌角化囊性瘤

CBCT 矢状位示左上颌前磨牙区一椭圆形囊腔,边界清晰,中心密度均匀,颌骨膨隆不明显,囊腔中心可见不规则钙化影(箭头)

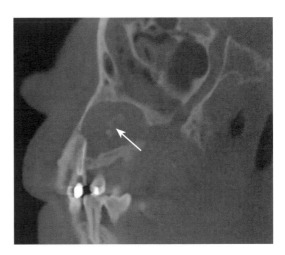

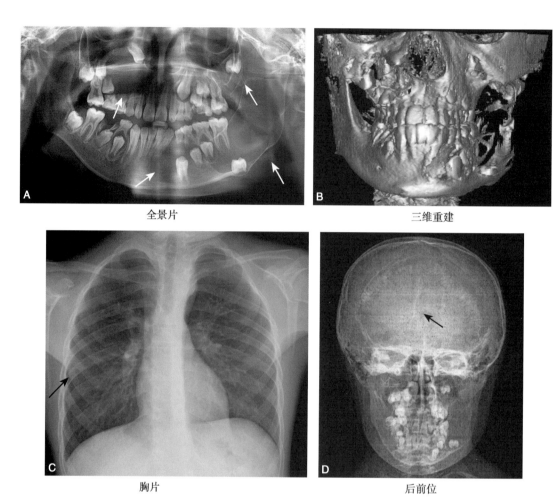

全景片

三维重建

胸片

后前位

图 6-3-8　痣样基底细胞癌综合征
A、B. 双侧上颌骨、左下颌颏部、左下颌磨牙区及升支各见一囊腔样病变；C. 右侧第 5 肋
异常，表现为分叉肋；D. 大脑镰钙化征象

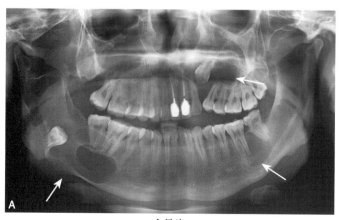

全景片

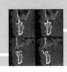

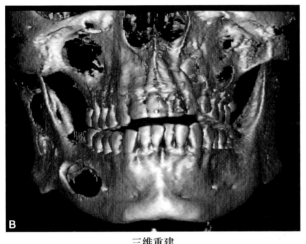
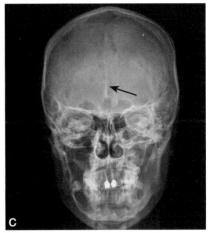

三维重建　　　　　　　　　　　　　　后前位

图 6-3-9　痣样基底细胞癌综合征

A、B. 左侧上颌骨及双侧下颌骨均可见囊腔样病变;C. 大脑廉钙化征象

但是 CBCT 为断层图像,对于颌骨多发性角化囊性瘤的诊断具有一定局限性,一般采用重建图检查;而全景片对此病变的显示更具有优势。

【诊断要点】

1. 多发在颌骨磨牙区,发生在上颌窦内的囊性病变应首先考虑角化囊性瘤。

2. 病变以单房常见,多房病变囊腔大小不等。

3. 病变边界清晰,中心密度均匀。

4. 下颌骨角化囊性瘤常沿颌骨长轴方向生长,颌骨膨隆不明显;发生在上颌窦内的角化囊性瘤多向外、后壁膨隆。

5. 牙根吸收较少,多呈斜面样吸收。

6. 颌骨多发性囊性病变多系角化囊性瘤,若同时伴有颅骨畸形、钙磷代谢异常、皮肤基底细胞痣时,应考虑痣样基底细胞痣综合征。

【鉴别诊断】　角化囊性瘤是颌面部常见肿瘤,应注意与牙源性囊肿和成釉细胞瘤相鉴别。

1. 牙源性囊肿　颌骨囊肿一般较小,形态呈圆形或椭圆形,可发生在颌骨的任意部位,发生在上颌前份者较多。

2. 成釉细胞瘤　好发于下颌骨磨牙区及升支,以多囊性病变常见,边缘呈分叶状,可见舌形嵴。病变膨隆明显,且多向颊侧膨隆。成釉细胞瘤早期即可累及牙槽突,病变区内牙根吸收明显,多呈截根样吸收。

第四节　成釉细胞瘤

【概述】　成釉细胞瘤(ameloblastoma,AME)是一种常见的牙源性上皮性良性肿瘤,约占牙源性肿瘤的 60% 以上。其组织学表现多样,2005 年 WHO 关于牙源性肿瘤新分类将成釉细胞瘤分为实性/多囊型、骨外/外周型、促结缔组织增生型和单囊型。大体剖面可为囊性和

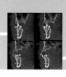
实性,多为囊实混合。该肿瘤病因不明,主要来源于牙源性上皮或牙源性上皮剩余,包括成釉器、Malasses 上皮剩余、Serres 上皮剩余等。成釉细胞瘤虽属良性肿瘤,但其生长具有局部侵袭性,术后容易复发,亦有可能恶变。

【临床表现】 成釉细胞瘤可发生于任何年龄阶段,多发生于青壮年。男女无显著差别,下颌骨较上颌骨多发,且最常发生在下颌骨磨牙区及下颌升支。该肿瘤一般生长缓慢,可使颌骨膨隆。肿瘤继续增大时,颌骨膨隆畸形加重,可使骨皮质变薄甚至部分骨皮质吸收。肿瘤易侵及牙槽突,造成牙移位、松动或者脱落;侵及牙根,造成牙根吸收;下颌骨肿瘤向下可推挤下颌神经管,压迫下牙槽神经,致使患侧下唇或颊部感觉麻木;上颌骨肿瘤向上可压迫或突入上颌窦。

【影像学表现】 成釉细胞瘤的影像学表现多样,X 线表现可分为多房型、单房型、蜂窝型及局部恶性征型。其中多房型常见。X 线平片检查能较好地显示肿瘤与牙槽骨、牙根和牙的关系,能直观地显示整个肿瘤病变影像。但是 X 线平片的二维图像常因组织影的重叠

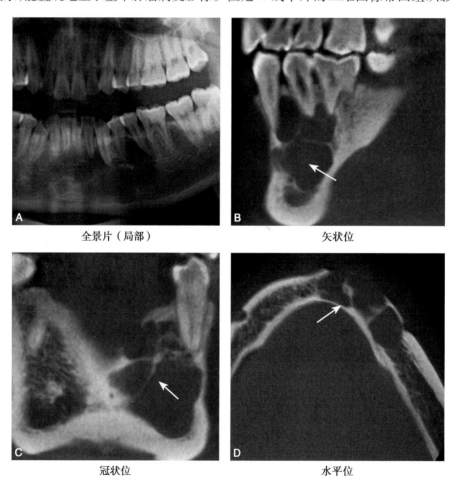

全景片(局部)   矢状位

冠状位   水平位

图 6-4-1 左下颌骨成釉细胞瘤

全景片示 D1～D6 区囊性病变,边界清晰,病变内见房隔,呈多房型,骨皮质未见明显改变,D5 牙根吸收;CBCT 示病变内见连续骨性分隔(白色箭头),分房大小相近;矢状位示 D4、D5 间牙槽突破坏,牙槽突顶尚在;水平位示病变轻度唇舌向膨隆,骨皮质变薄,唇侧局部骨皮质不连续

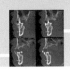

甚至变形而难以观察病变的实际边界、内部结构以及与周围解剖组织之间的关系,对显示骨外型的肿瘤也具有一定的局限性。

CBCT 图像对骨结构具有较高的空间分辨率,可清楚显示成釉细胞瘤的边界、形态、内部结构及与周围解剖结构之间的关系。绝大多数成釉细胞瘤为骨内型肿瘤,在 CBCT 图像上,骨内型成釉细胞瘤亦可分为上述四型,具体影像学表现如下:

1. 多房型 多房型在成釉细胞瘤中最多见。在 X 线平片上,多房型常表现为病区颌骨正常骨结构消失,显示出相互重叠、成群排列的多个囊腔,大小悬殊较大,囊腔之间有粗细不均的高密度房隔。整个病变边界清晰,可见致密骨白线影像包绕;如继发感染,骨白线可变模糊。由于肿瘤增生长大,颌骨膨胀明显,骨皮质变薄,边缘常呈分叶状。CBCT 显示,多房型成釉细胞瘤病变内的房隔不完全连续,一般分房大小悬殊,但有时也可见大小相近的分房(图 6-4-1)。病变边缘不齐,骨皮质内壁可见骨性分隔的延伸(图 6-4-2、6-4-3)或三角形舌形嵴(图 6-4-4、6-4-5)。水平位可以清楚显示病变与周围正常骨组织界限清楚,常呈颌骨颊舌向膨隆,骨皮质变薄、局部不连续(见图 6-4-2~6-4-5),以及软组织膨胀(见图 6-4-5)等。

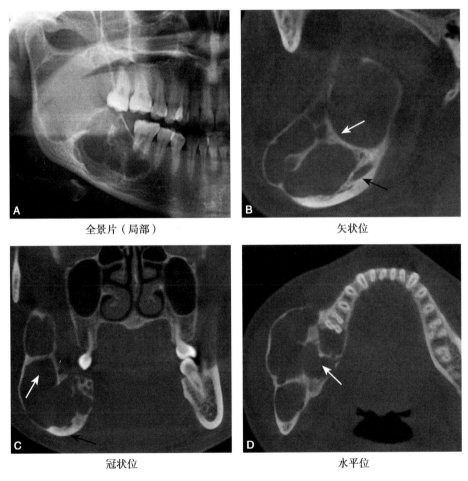

全景片(局部)　　矢状位
冠状位　　水平位

图 6-4-2　右下颌骨成釉细胞瘤

全景片示 C6 至下颌升支一较大囊性病变,边界清晰,呈多房型;CBCT 示病变内见骨性分隔(白色箭头),分房大小不等,矢状位及冠状位示右下神经管下移,局部破坏与病变重叠(黑色箭头),水平位示病区颌骨颊舌侧膨隆明显,骨皮质变薄,局部不连续

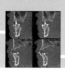

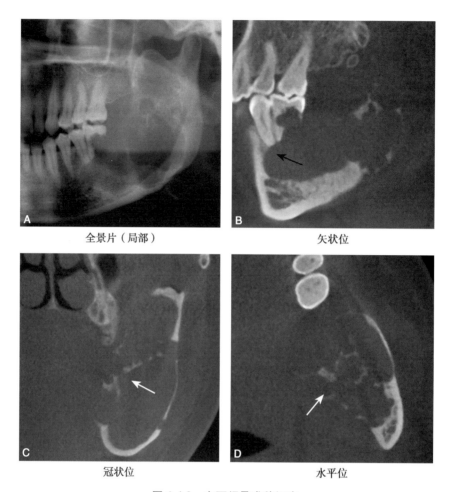

全景片（局部）　　　　　　　　矢状位

冠状位　　　　　　　　水平位

图 6-4-3　左下颌骨成釉细胞

全景片示 D5 至左下颌骨升支囊性病变，呈多房型，边缘分叶状，局部骨皮质变薄，
D5、D6 牙根吸收；CBCT 示病变内见不连续骨性分隔（白色箭头），矢状位示 D5、D6
牙根吸收（黑色箭头），水平位示病区颌骨舌侧膨隆明显，骨皮质变薄，局部不连续

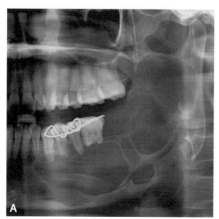

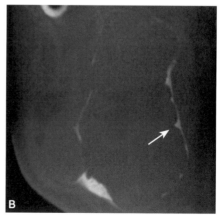

全景片（局部）　　　　　　　　矢状位

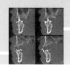
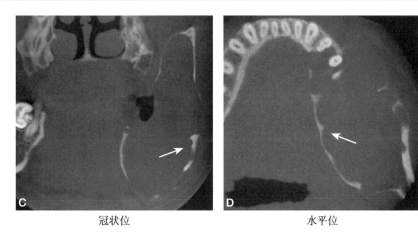

图 6-4-4　左下颌骨成釉细胞瘤

全景片示 D2 至乙状切迹一较大囊性病损,呈多房型,边缘分叶状,D3～D6 牙根吸收;CBCT 示病变内未见连续骨性分隔,边缘内侧见舌形嵴(白色箭头),水平位示病区颌骨颊舌侧膨隆明显,骨皮质变薄,局部不连续

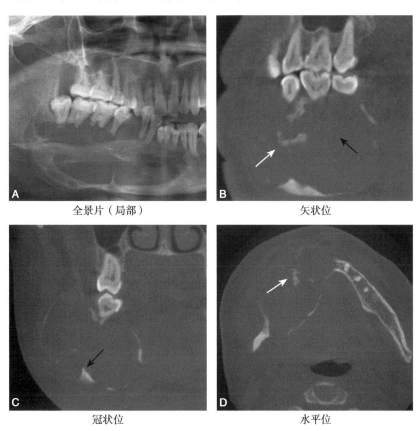

图 6-4-5　右下颌成釉细胞瘤

全景片示右下颌角至 D2 区域见一较大囊性病变,边界清晰,呈多房型,边缘呈分叶状,C8～D1 位于病变内,牙槽间隔破坏,C5～C8 牙根呈截断样吸收,C4～D1 移位明显;CBCT 示病变内见不连续骨性分隔(白色箭头),冠状位示边缘内侧见舌形嵴(黑色箭头),冠状位及水平位示病区颌骨颊舌侧膨隆明显,骨皮质变薄,局部不连续,右面部软组织肿胀明显,矢状位见牙根吸收、牙槽突破坏(黑色箭头)

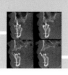

矢状位或冠状位显示,发生于下颌骨的成釉细胞瘤常使下颌神经管推挤移位、变形(见图 6-4-2)。肿瘤内可含埋伏牙,包绕于肿瘤内的牙根常呈锯齿状或截断状吸收,牙根之间的牙槽骨骨质吸收破坏,相邻牙根也可被推挤发生移位。

2. 单房型 单房型较多房型少见。在 X 线平片上,单房型常呈单个圆形或卵圆形囊腔。肿瘤可大可小,当肿瘤增生长大时,可致使颌骨膨隆明显,骨皮质变薄,甚至不连续,边缘可呈分叶状。肿瘤较小时,则与颌骨囊肿相似,难以鉴别。CBCT 图像显示,单房型表现为单个囊腔样病损,病变内一般无骨性分隔。当肿瘤病变较大时,水平位可清楚显示颌骨颊舌侧膨隆程度不等,骨皮质变薄或局部可不连续,边缘一般较整齐、光滑。通过矢状位或冠状位显示,发生于下颌骨病变较大时,常使下颌神经管推挤移位、变形(图 6-4-6),发生于上颌骨病变可突入上颌窦,一般窦壁骨质连续(图 6-4-7)。肿瘤体积较小时,轻微颌骨膨隆、牙根吸收或移位及牙槽突破坏征象可与颌骨囊肿相区别(图 6-4-8)。肿瘤内可含牙,多见病区内牙根吸收,牙槽骨骨质破坏吸收,相邻牙根可发生移位。

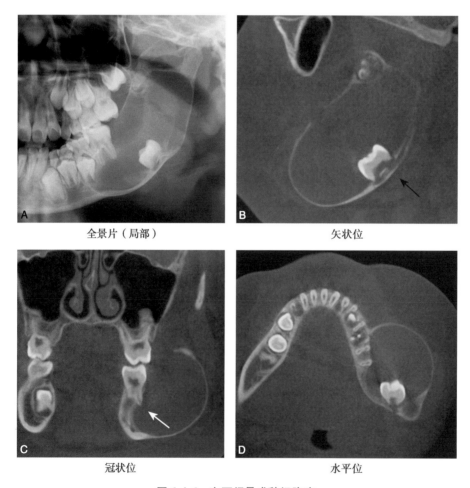

图 6-4-6 左下颌骨成釉细胞瘤

A. D6 至乙状切迹一较大囊型病损,中心密度均匀,边界清楚,骨皮质变薄,D7 牙胚包含于内;B. D7 牙胚移位包含于内,左下颌神经管推压移位、变形(黑箭头);C. D6 根尖略有吸收(白箭头所示);D. 病区颌骨颊侧膨隆明显,骨皮质变薄

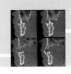

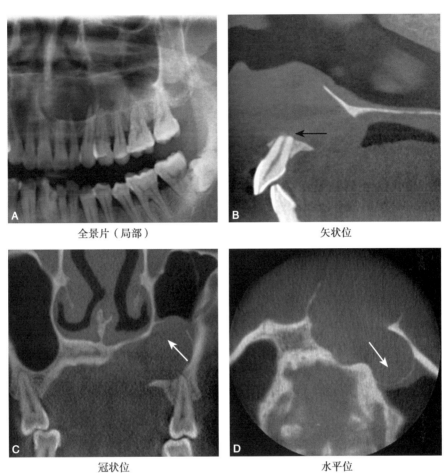

图 6-4-7　左上颌骨成釉细胞瘤

全景片示 A1～B5 区域一囊性病变,中心密度不均匀,边界清楚,B1 牙根吸收,B2、B3 牙根轻微移位,左侧上颌窦底壁影像不清;CBCT 冠状位及水平位示左上颌骨病变向上突入上颌窦(白色箭头);水平位示颌骨唇侧膨隆明显,骨皮质变薄,唇侧骨皮质不连续;矢状位示 B1 牙根呈截断样吸收(黑色箭头)

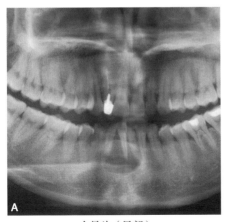

全景片（局部）

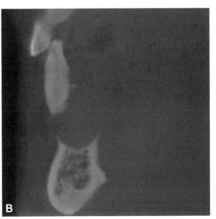

矢状位

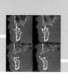

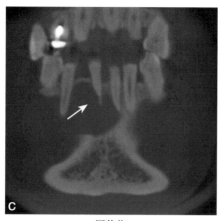

冠状位

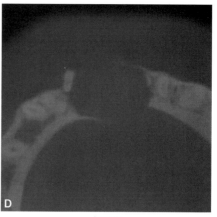

水平位

图 6-4-8　下颌颏部成釉细胞瘤

全景片示下颌 C2～D1 根方见一卵圆形囊腔样改变,边界清晰,中心密度均匀,C1、C2 牙根移位,未见确切吸收征象;CBCT 冠状位示 C1、C2 间牙槽骨吸收,牙根移位,C1、D1 牙根吸收(白色箭头);矢状位及水平位示病区颌骨唇舌侧膨隆,骨皮质变薄,局部不连续

　　3. 蜂窝型　蜂窝型成釉细胞瘤也较少见。在 X 线平片上,显示为多数大小相近的小囊腔,囊腔之间的房隔较密集、粗糙,可完全呈蜂窝型(图 6-4-9),也可在蜂窝型的边缘伴有较大的囊腔(曾称为混合型)(图 6-4-10)。由于组织的重叠,骨性分隔愈密集,肿瘤中心重叠愈多,可使病变呈团状混杂密度影,边界不清楚(图 6-4-11)。在 CBCT 上,该型成釉细胞瘤常表现为病区颌骨正常骨小梁结构消失,由密集、粗糙的骨性分隔代替(见图 6-4-9),相互交织呈蜂窝状,小囊腔大小相近。CBCT 水平位可清楚显示病变与正常骨组织边界一般清晰,但边缘不光滑;随着肿瘤的长大,颌骨膨隆程度不等,骨皮质变薄、局部不连续。当肿瘤不完全呈蜂窝型时,在肿瘤的边界可见单个或数个较大囊腔存在,此处颌骨膨隆明显(见图 6-4-11)。肿瘤内可含或不含牙,牙根移位较多见,也可发生牙根吸收。

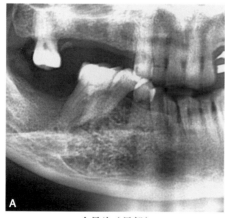

全景片(局部)

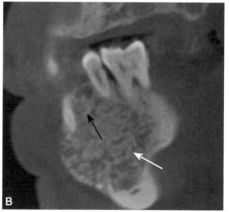

矢状位

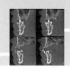

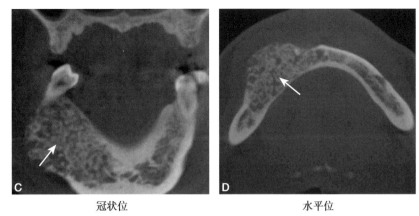

冠状位   水平位

图 6-4-9 右下颌骨成釉细胞瘤

全景片示右下颌骨 C1～C6 单房病变,边缘见致密骨白线,中心见透射或阻射混合影,呈完全蜂窝型,C4、C5 牙根移位,未见明显吸收;CBCT 示右下颌骨实性混杂密度病变,病变内见密集、不规则、粗大骨性分隔(白色箭头),呈蜂窝状;矢状位示 C4、C5 间牙槽突破坏,牙根移位(黑色箭头);水平位示颌骨颊侧膨隆明显,骨皮质变薄,局部不连续

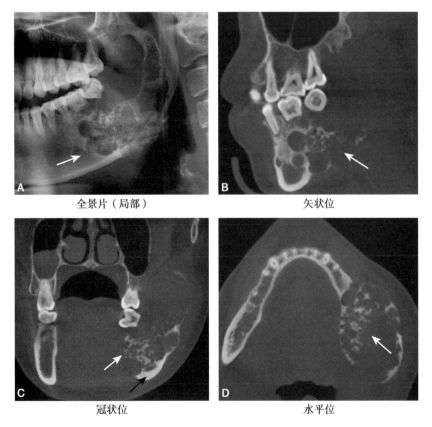

全景片(局部)   矢状位

冠状位   水平位

图 6-4-10 左下颌骨成釉细胞瘤

全景片示 D5 至下颌升支一较大囊性病变,边界清晰,边缘呈分叶状,呈多房型,D5～D7 区房隔密集,D6、D7 牙根呈截断样吸收;CBCT 示病变内见骨性分隔,局部不连续(白色箭头),D5～D7 区呈蜂窝状,矢状位示 D6、D7 间牙槽骨破坏;冠状位示左下神经管推挤、移位(黑色箭头),水平位示颌骨颊舌侧膨隆明显,骨皮质变薄,局部不连续

141

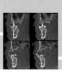

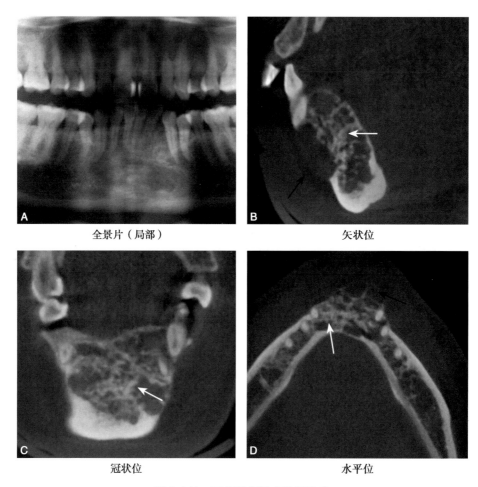

A	B
全景片（局部）	矢状位
C	D
冠状位	水平位

图 6-4-11　下颌骨颏部成釉细胞瘤

全景片示下颌骨颏部骨小梁紊乱,呈团状不均匀密度增高影,边界不清,D2、D3 牙根移位;CBCT 示病变内见密集骨性分隔,呈蜂窝状(白色箭头),矢状位及水平位示颌骨唇侧伴有较大囊腔影(黑色箭头),水平位示病区颌骨唇侧膨隆明显,骨皮质变薄,局部不连续

4. 局部恶性征型　此型成釉细胞瘤最为少见,多是由于术后反复复发成釉细胞瘤恶变所致。在 X 线平片上,病区颌骨膨隆不明显或轻度膨隆,囊腔内有时仍可见少许骨隔,边缘可呈分叶状(图 6-4-12),有时仅见软组织包块影(图 6-4-13)。在 CBCT 上,该型成釉细胞瘤常表现为病区颌骨中心骨结构消失,骨皮质破坏明显,肿瘤侵入软组织,与周围正常组织界限不清。有时病变边缘可见少许连续或不连续骨隔,骨皮质内壁可见舌形嵴(见图 6-4-12)。发生于下颌骨的肿瘤,常破坏下颌神经管,与肿瘤重合;发生于上颌骨的肿瘤,易侵及上颌窦,造成窦壁骨质的破坏(图 6-4-14)。

骨外型成釉细胞瘤极其少见(图 6-4-15),由于发生于软组织内,故在 X 线上不能显示出病变影像。CBCT 表现为实性病变,可见病区软组织肿胀,不侵犯颌骨,但在近肿瘤一侧颌骨表面可见呈牵拉伸长样成骨影像。

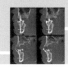

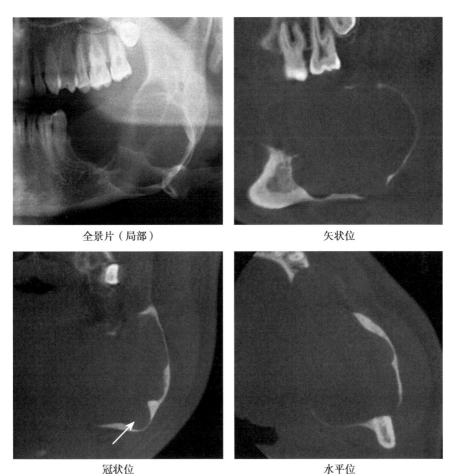

全景片（局部）　　　　　　　　　　矢状位

冠状位　　　　　　　　　　水平位

图 6-4-12　右下颌骨成釉细胞瘤（华西口腔医院病理号：1647-12）

全景片示左下颌骨 D5-下颌升支区见一不规则囊腔病损，与正常骨边界清楚，中心密度不均匀，内有分隔，颌骨膨隆，下缘骨皮质变薄，边缘呈分叶状；CBCT 示病区颌骨颊舌侧膨隆明显，骨皮质不连续，病变内未见骨性分隔，边缘见舌形嵴（白色箭头）

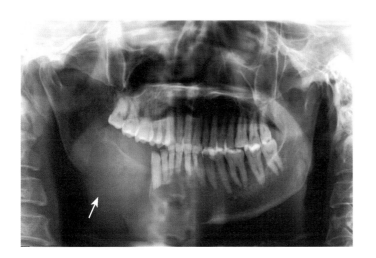

图 6-4-13　右下颌骨成釉细胞瘤（华西口腔医院病理号：3375-12）

全景片示成釉细胞瘤扩大切除加髂骨移植术后一年，右下颌骨膨大，颏部至颏孔区明显，后牙区骨质密度减低，呈溶解破坏征象，边界不清，可见明显软组织包块（白色箭头）

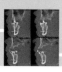
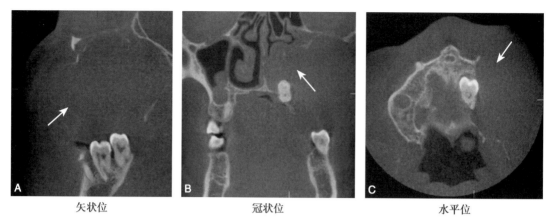

| 矢状位 | 冠状位 | 水平位 |

图 6-4-14　左上颌骨成釉细胞瘤（华西口腔医院病理号：1131-13）

CBCT 示左上颌骨较大囊性病损，边界不清，颌骨膨隆明显，波及腭骨，骨质不连续；上颌窦及鼻腔骨壁破坏（白色箭头），B6 推挤移位，牙根吸收明显

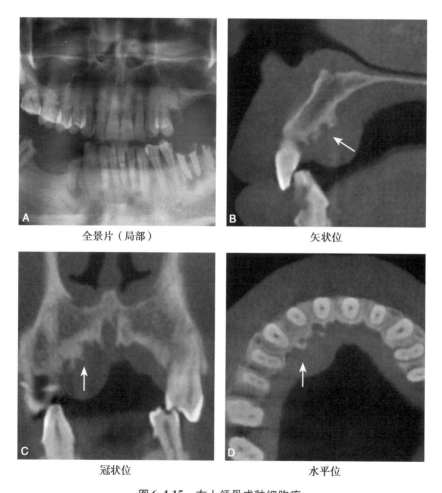

| 全景片（局部） | 矢状位 |
| 冠状位 | 水平位 |

图 6-4-15　右上颌骨成釉细胞瘤

全景片示上颌骨形态、骨质未见明显异常；CBCT 示右上颌骨 A1～A3 腭侧一实性软组织包块，腭侧骨质呈指样突起增生（白色箭头）

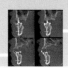

【诊断要点】

1. 骨质改变　成釉细胞瘤可呈单房、多房及蜂窝型,以多房多见。多房型和蜂窝型病变内有粗大骨性分隔,前者骨隔多不连续,后者骨隔连续、密集。肿瘤发生恶变时,病变内骨隔吸收,但边缘仍可见少许骨隔。

2. 骨皮质改变　病区骨皮质变薄,局部骨皮质破坏缺损而不连续。肿瘤发生恶变时,骨皮质破坏溶解。

3. 边缘　多房型病变的骨皮质内壁可见三角形舌形嵴征象。肿瘤发生恶变时,常侵及软组织,与周围正常组织边界不清。

4. 密度　单房型病变呈中心密度较均匀的低密度透射影,多房型和蜂窝型病变内由于骨性分隔存在而呈密度不均匀影。

5. 颌骨膨隆　成釉细胞瘤颌骨膨隆明显,多呈唇腭侧(颊舌侧)双向膨隆;蜂窝型多呈唇颊向膨隆。下颌骨病变较大时,下颌升支甚至是乙状切迹膨隆明显。

6. 牙及牙槽突　肿瘤病变内可含有埋伏牙,位于病区内的牙常发生牙根截断样或锯齿样吸收。肿瘤常可突入相邻牙之间造成牙槽突破坏,致使牙根移位。其中多房型病变多见牙根吸收,蜂窝性病变多见牙根移位。

7. 颌骨周围软组织　肿瘤增大常使颌骨膨隆、软组织肿胀、面部左右不对称。肿瘤发生恶变时,可见软组织包块。

8. 发生于上颌骨者　发生于上颌骨的成釉细胞瘤可侵及上颌窦、鼻底等,压迫或突入腔内,造成骨质吸收、变薄或者不连续,但一般不造成骨质破坏。肿瘤发生恶变时,窦腔正常轮廓消失,伴有骨壁破坏。

9. 发生于下颌骨者　发生于下颌骨的成釉细胞瘤常可推挤下颌神经管移位、变形。肿瘤发生恶变时,可侵蚀下颌神经管管壁,使其显示不清,临床上常伴有下唇麻木感。

【鉴别诊断】

1. 颌骨囊肿　应与单房型病变相鉴别,后者常表现出颌骨膨隆、牙槽突破坏、牙根吸收等征象。

2. 牙源性角化囊性瘤(KCOT)　单房型角化囊性瘤常与单房型成釉细胞瘤鉴别,多房型角化囊性瘤需与多房型成釉细胞瘤相鉴别,前者 CBCT 表现详见第三节。

3. 牙源性黏液瘤　应与多房型病变相鉴别,一般认为其骨质浸润程度较成釉细胞瘤高,CBCT 表现特征详见第七节。

4. 骨化纤维瘤　应与蜂窝型病变相鉴别。在 X 线平片上,两者表现相似,常呈阻射与透射混杂密度影。经 CBCT 检查,两者差别较大,骨化纤维瘤 CBCT 特征详见第十二节。

第五节　牙源性腺样瘤

【概述】　牙源性腺样瘤(adenomatoid odontogenic tumor,AOT)是一种较为少见的牙源性良性肿瘤,2005 年 WHO 定义为"一种由形态结构多样的牙源性上皮及成熟的结缔组织间质构成的生长缓慢的良性肿瘤"。牙源性腺样瘤多来源于牙板或牙板剩余,有研究指出其发生与牙源性囊肿有关,其中极少数可发生于含牙囊肿。

【临床表现】　牙源性腺样瘤发病年龄一般在 10～20 岁左右,女性较男性多见,男女之比约为 1:2。多见于上颌骨,尤其是尖牙区,上、下颌骨之比约为 2.1:1。临床上多数表现为局部无痛性包块或膨隆,生长缓慢,扪诊有乒乓感。牙源性腺样瘤生物学行为良性,手术摘除后不易复发。但据文献报道,随着年龄增加,牙源性腺样瘤可能出现恶性程度增加的情况。

巨检见牙源性腺样瘤包膜完整,切面呈实性或囊性,囊内可含牙。镜下肿瘤上皮形成的玫瑰花瓣样结构是其特征性表现。同时可见环状腺管样、小梁状或筛状以及牙源性钙化上皮瘤样小结节等结构。

【影像学表现】　AOT 常表现为单囊状低密度病损,边界清晰,边缘光滑;囊内常包含未萌出牙,以上颌尖牙最为多见,肿瘤两侧囊壁夹持牙根,呈漏斗状;瘤内可见数量不等粟粒状大小的高密度钙化颗粒,CBCT 横断面上钙化颗粒呈类似芝麻撒在果冻上样改变(图 6-5-1～6-5-4)。

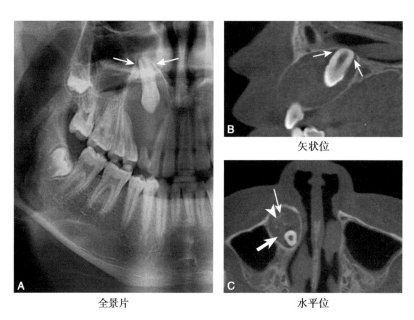

全景片　　　　　　　　　　矢状位

水平位

图 6-5-1　右上颌牙源性腺样瘤

男,13 岁,右上颌无痛性包块;A、B. A3 阻生(白色箭头),乳牙滞留;C. 肿瘤边界清楚,边缘光滑(白色三角),其内含数量不等粟粒状大小的高密度钙化影(白色粗箭头)

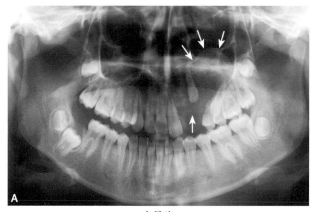

全景片

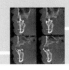

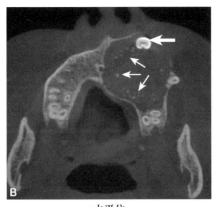
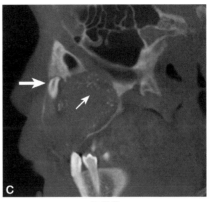

水平位　　　　　　　　　　　　　矢状位

图 6-5-2　左上颌牙源性腺样瘤

女性,15 岁,左上颌包块,轻微压痛;A. 左上颌病变呈漏斗样,B2 包含于囊内,B3 远中移位;
B、C. 病变呈类圆形,其内粟粒状大小的高密度钙化点(白色细箭头)及阻生牙(白色粗箭头)

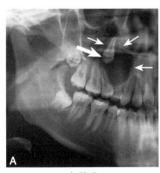

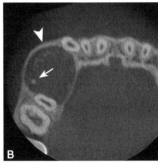
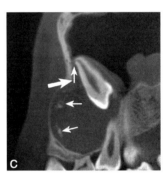

全景片　　　　　　　　　　水平位　　　　　　　　　　矢状位

图 6-5-3　右上颌牙源性腺样瘤

女性,14 岁,右上颌包块。A. 右上颌病变,A4 阻生(白色粗箭头),包含于病变内;B. 病变呈类圆形,边界清楚,边缘光滑(白色三角形),其内含数量不等粟粒状大小的高密度钙化点(白色细箭头);C. 肿瘤内含有钙化点(白色细箭头)及阻生牙(白色粗箭头)

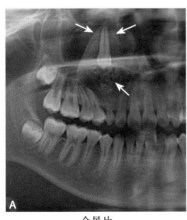
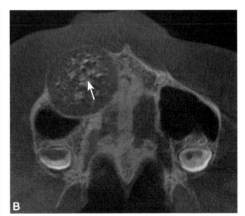

全景片　　　　　　　　　　　　　水平位

图 6-5-4　右上颌牙源性腺样瘤

女性,12 岁,右上颌包块;A. 右上颌病变呈漏斗样,A3 阻生包含于病变内;B. 囊内含数量不等粟粒状大小的高密度钙化颗粒,似芝麻撒在果冻上样改变

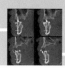

【诊断要点】

1. 多发于第二发育期,病程缓慢,患者常以乳牙滞留或颌面部无痛性肿胀就诊。

2. 病变常发生于上下颌前牙区。

3. 单房低密度病损,边界清晰,边缘光滑。

4. 病变有较厚的囊壁,膨胀可以很明显。发生于上颌的较大病变可见其突入上颌窦内,发生于下颌可见下颌骨膨隆。

5. 病变内常见阻生牙,以尖牙多见,其次为侧切牙及第一前磨牙。

6. 病变包绕牙根,全景片显示为漏斗样改变,CBCT 示肿瘤呈类圆形,病损较大时,形态可不规则。

7. CBCT 示细小、分散的钙化点,类似撒在果冻上的芝麻,这是牙源性腺样瘤的典型特征(图 6-5-5、6-5-6)。随着病程增加,散在钙化点可融合形成小斑片或团块状。

8. 病变邻近牙根可见推挤移位或牙根吸收。

9. 病变一般不会发生骨皮质穿孔。

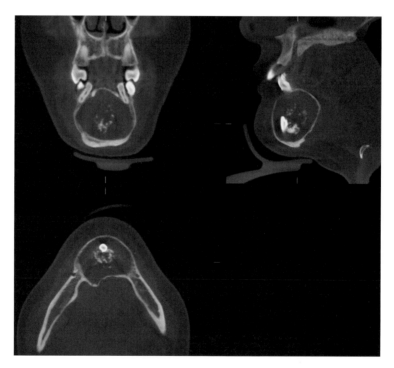

图 6-5-5 下颌骨牙源性腺样瘤
CBCT 示下颌骨内牙源性腺样瘤,膨胀明显,其内含有粟粒状钙化点及阻生牙

【鉴别诊断】 牙源性腺样瘤主要应与牙源性钙化囊性瘤(CCOT)相鉴别。这两种肿瘤均可发生在第二发育期,其 X 线表现均可见到病变区内含牙及高密度钙化影像。牙源性钙化囊性瘤内钙化常呈团块或斑片状,形态多变,大小不一,常见位于病损下份;牙源性腺样瘤内常包含未萌出的尖牙,两侧囊壁夹持牙根,在全景片上呈漏斗状改变。病变内钙化点多呈粟粒状,散在分布。CBCT 示钙化呈特征性的改变。

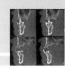

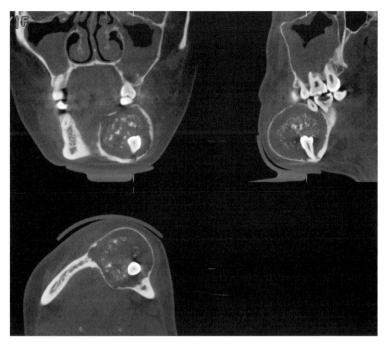

图 6-5-6　下颌骨牙源性腺样瘤

CBCT 示左侧下颌骨内牙源性腺样瘤,膨胀明显,其内散在钙化点及阻生牙

第六节　牙源性钙化囊性瘤

【概述】　牙源性钙化囊性瘤(calcifying cystic odontogenic tumor,CCOT),曾经也被称为牙源性钙化囊肿(calcifying odontogenic cyst,COC)或 Gorlin 囊肿,2005 年 WHO 新分类中定义为"一种囊性的良性牙源性肿瘤,含类似于成釉细胞瘤的上皮成分和影细胞,后者可发生钙化,并且可伴随其他牙源性肿瘤存在"。

【临床表现】　牙源性钙化囊性瘤可发生于颌骨内及颌骨外周,前者多见。发病年龄范围较广,不同性别上、下颌骨发病率基本相等。病变部位多见于切牙-尖牙区。四川大学华西口腔医院研究发现牙源性钙化囊性瘤发病年龄呈明显偏态分布,35 岁以下居多,男性稍多于女性。牙源性钙化囊性瘤镜下可见其囊壁为薄层的成釉细胞瘤样上皮衬里,伴有影细胞形成,常可见到发育不良的牙本质。

【影像学表现】　四川大学华西口腔医院放射科收集的 X 线平片,按照牙源性钙化囊性瘤发生于颌骨内的不同的表现,分为以下几种类型(图 6-6-1 ~ 6-6-6):

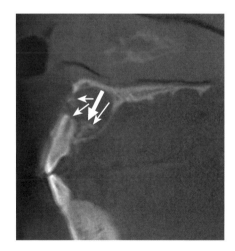

图 6-6-1　牙源性钙化囊性瘤

男,16 岁,左上颌前牙疼痛松动 3 个月余;CBCT 示病变内有大小不等的高密度钙化团块(白色细箭头),受累牙根吸收(白色粗箭头)

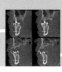

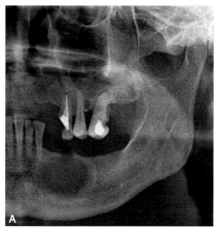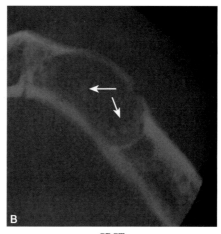

全景片 CBCT

图 6-6-2　牙源性钙化囊性瘤
男,49 岁,左下颌囊性病变 2 个月。A. 左下颌囊性病损,边界清晰,周缘见骨壁线;B. 病变内大小不等的高密度钙化点及钙化团块(白色箭头)

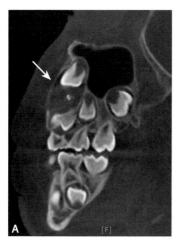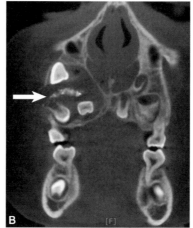

图 6-6-3　右侧上颌牙源性钙化囊性瘤
男,8 岁,尖牙牙胚移位(白色箭头),牙冠下份见明显的条状钙化影(白色粗箭头)

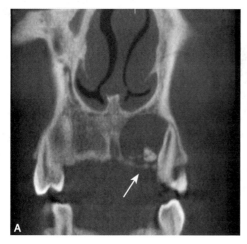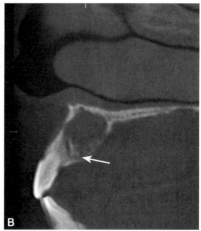

图 6-6-4　左侧上颌牙源性钙化囊性瘤
男,16 岁,病变下份见明显的团状钙化影(白色箭头)

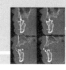

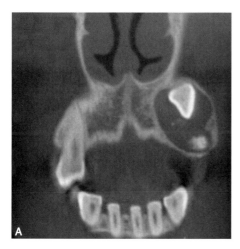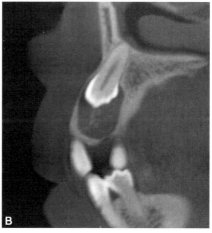

图 6-6-5　左侧上颌牙源性钙化囊性瘤
女,31 岁,尖牙阻生,牙冠方见点状钙化,病变下份有明显的团状钙化影

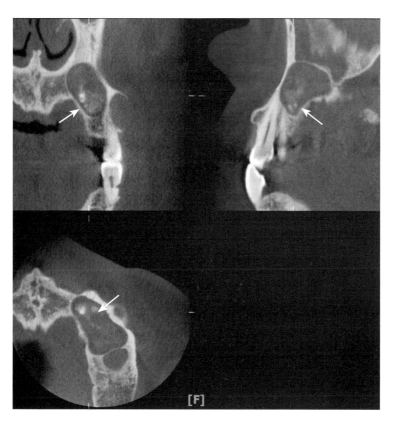

图 6-6-6　左侧上颌牙源性钙化囊性瘤
男,58 岁,病变见点片状钙化影(白色箭头)

1. 单囊型　此型最常见,X 线表现为边界清楚的单囊性病变,病变范围大小不等,有致密的骨壁线,病变区密度不一致。病变内有点状、团块状钙化影,钙化团块边界粗糙、不规则,点状钙化数目多时可呈粟粒状。少数病例未见明显钙化团块。

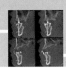

2. 牙瘤生成型(牙瘤相关型) 多发生于尖牙区,常伴有尖牙阻生,阻生尖牙可位于囊腔内或囊腔外。病变区内钙化团块类似牙瘤改变,其边缘光滑,但数目不等,大小不一。

3. 牙槽骨型 病变位于根尖方的牙槽骨,牙槽骨被破坏,病变边界尚清晰,边缘不规则,且无骨壁线。病变区可出现形状不规则的钙化点或团块。

4. 复合型 骨质边缘性溶解,中间残留骨质呈蜂窝型改变,有多数粗细不均、走行方向不一的骨隔,伴有牙缺失、移位或牙阻生。

5. 恶变型 病变范围大,边界不清,边缘不规则,有明显的骨质破坏,牙移位明显或缺失,或伴阻生牙。病变区内有不规则钙化团块。发生于上颌骨的病变可累及上颌窦,造成窦壁骨质破坏,类似上颌窦恶性肿瘤征象。

另外,发生在颌骨外的牙源性钙化囊性瘤可见颌骨表面浅碟状吸收,可有邻牙移位,X线检查不能对其作出诊断,需靠病理检查诊断。

【诊断要点】

1. 病变常可发生于第二发育期。

2. 多发生于前牙区,可以含阻生的尖牙。

3. 病变内见钙化。钙化多呈团片状,多位于病变下份。

4. 牙根可有吸收。

【鉴别诊断】 牙源性钙化囊性瘤需与多数牙源性囊肿及肿瘤相鉴别。

牙源性钙化囊性瘤应与牙源性腺样瘤相鉴别。两者病变内钙化的形态、大小、分布不同,是鉴别要点。

单囊型牙源性钙化囊性瘤中若无钙化团块,易误诊为囊肿。根尖囊肿病变区的密度均匀,有病源牙;含牙囊肿牙冠朝向囊腔内,且囊壁附于牙颈部。

牙源性角化囊性瘤沿颌骨长轴发展,并且可为多发性病变。而牙源性钙化囊性瘤较大时,病变膨隆明显,发生于上颌可突入上颌窦内,常可伴尖牙阻生、牙移位及牙根吸收。

第七节 牙源性黏液瘤

【概述】 牙源性黏液瘤(odontogenic myxoma,OM)是一种少见的来源于牙源性间叶组织的临界性肿瘤,有局部侵袭性。其病理特征为瘤细胞呈梭形或星形,细胞间有大量淡蓝色黏液基质。肿瘤内纤维成分多者,则称为黏液纤维瘤(myxofibroma)。由于黏液和纤维的含量不同以及细胞分化程度不同,其影像表现呈现多样化。该肿瘤多发于 20 ~ 40 岁的青壮年人,10 岁以下和 50 岁以上者较少见,无明显性别差异,也有报道认为女性略多发。60% 发生在下颌骨,下颌前磨牙区和磨牙区多见,但发生于上颌骨的牙源性黏液瘤因邻近解剖复杂,重叠结构较多,常引起误诊。较小的病损在临床上通常无任何症状,肿瘤生长缓慢,较大的肿瘤可导致颌骨无痛性肿胀,甚至面部畸形。由于此肿瘤呈局部浸润生长,手术切除后易复发,一般不发生转移。

【影像学表现】 颌骨牙源性黏液瘤在影像学上一般表现为密度减低区,以多房多见。病变与正常骨有边界,但有时不清晰,肿瘤可穿破皮质骨突入软组织(图 6-7-1),并可见邻牙的移位和牙根吸收(图 6-7-2)。平片显示多房型黏液瘤的房隔细而不规则,房室形态各异,可呈

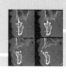

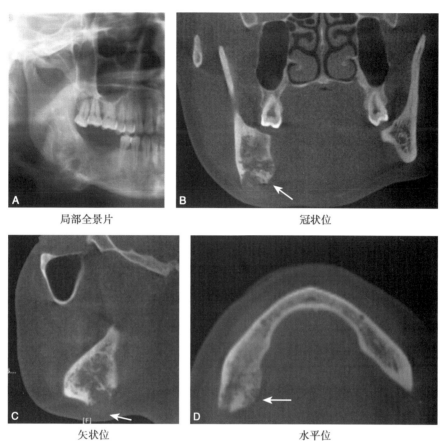

局部全景片 冠状位

矢状位 水平位

图 6-7-1 右下颌骨黏液瘤

女,31 岁。A. 右下颌 C6~8 区域一不规则病损,边界不清晰,骨纹理紊乱,下颌下缘骨皮质不连续;B、C、D. 病变区下颌骨局部骨质破坏,病损突入软组织内,下颌骨膨隆,局部骨质不连续,病变区颌骨向颊舌侧膨隆

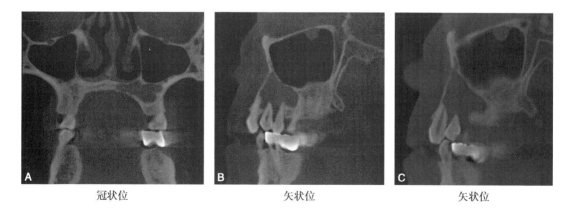

冠状位 矢状位 矢状位

图 6-7-2 左上颌骨黏液瘤

男,37 岁。A. 病损边缘不规则,B3 牙根吸收;B、C. 病变呈单房型,与正常骨边界清楚,边缘较光滑,牙槽骨质破坏

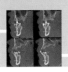

"网球拍样""火焰状"或"蛛网状"改变。CBCT可以准确进行解剖学定位,并清楚地显示出牙源性黏液瘤的纤细骨隔,有研究认为分隔多发生在病损边缘,在重叠的二维影像上不易显示。CBCT显示病变内侧壁多不规则,呈"齿状梳样"(图6-7-3～6-7-5)。CBCT还可明确颌骨膨隆及颊(唇)舌侧骨皮质的破坏情况,尤其是对发生在上颌骨的牙源性黏液瘤更具有诊断意义。

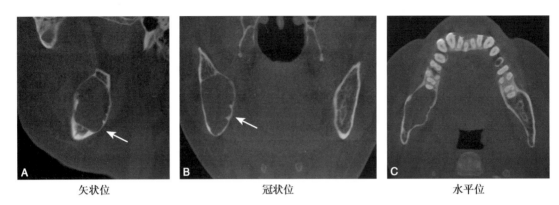

矢状位　　　　　　　　冠状位　　　　　　　　水平位

图6-7-3　右侧下颌骨单房型黏液瘤

女,59岁,CBCT示病损呈单房型,边界较清,边缘有细、直、短的"齿状梳样"分隔(白色箭头),中心密度较均匀,骨皮质连续,颌骨颊舌侧膨隆,骨皮质变薄

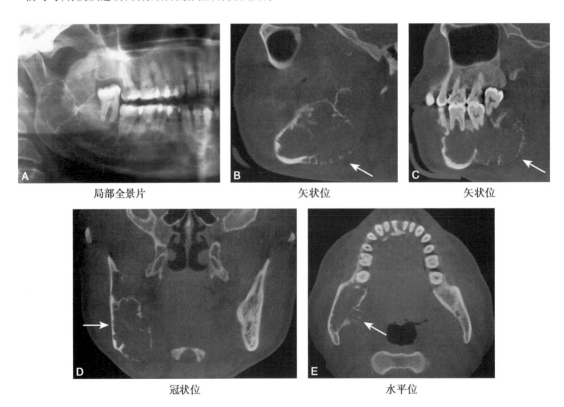

局部全景片　　　　　　　　矢状位　　　　　　　　矢状位

冠状位　　　　　　　　水平位

图6-7-4　右下颌多房型牙源性黏液瘤

女,45岁。A. 右下颌C4至升支乙状切迹区一不规则密度减低区,与正常骨有边界,病损呈多房型,其内见纤细骨隔,似"蛛网样"改变,C8移位;B～E. 病损边缘呈"齿状梳样",内部有不规则纤细骨隔,颌骨膨隆

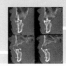

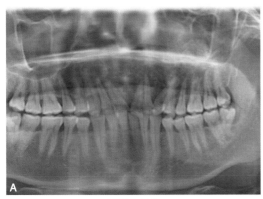

局部全景片

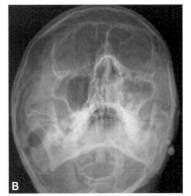

华特位

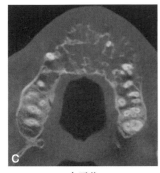

水平位

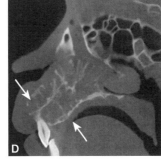

矢状位

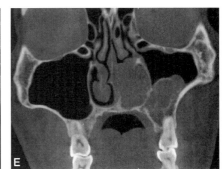

冠状位

图 6-7-5　上颌骨牙源性黏液瘤

男,41 岁,上颌骨包块 10 余年。A. 上颌骨 A2~B6 区占位病变,与正常骨边界不清,中心骨纹理紊乱,邻牙被推挤移位;B. 双侧上颌窦形态不对称,左侧上颌窦腔下份昏暗;C. 病损边界约 A5~B6,颌骨唇侧膨隆明显;D. 病损边缘呈"齿状梳样",中心分隔长直、纤细,前牙牙根向唇侧移位;E. 病变累及左侧鼻腔和上颌窦,病变向上推挤上颌窦底壁

【诊断要点】

1. 平片示发生于上、下颌骨的多房低密度区内可见纤细、不规则的分隔,排列成"网球拍样"、"火焰状"或"蛛网状"等,病变边界不清,形态不规则,可见牙齿移位及软组织包块。

2. CBCT 可见病变区与周围正常骨质有边界,边缘可见特征性的"齿状梳样"改变。

【鉴别诊断】　牙源性黏液瘤因纤维和黏液的含量不同,细胞分化程度不同,其影像学表现呈现多样化,有时需与骨肉瘤和颌骨中心性血管瘤等相鉴别:牙源性黏液瘤的直线状纤细骨隔应注意与骨肉瘤瘤骨形成的放射状骨针相鉴别;有时多房型牙源性黏液瘤的影像表现易与内部骨隔排列成网状的多房型颌骨中心性血管瘤混淆。CBCT 显示牙源性黏液瘤病变边缘特征性的"齿状梳样"改变可以作为重要的鉴别点,除了影像学表现外还应结合临床表现及病史、体征等综合因素考虑鉴别。

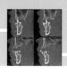
第八节　成釉细胞纤维牙瘤

【概述】　成釉细胞纤维牙瘤(ameloblastoma fibro-odontoma, AFO)是一类牙源性上皮性肿瘤,含牙源性外胚间充质成分,伴有牙硬组织形成。该肿瘤属于良性肿瘤,与成釉细胞纤维瘤类似,但由于上皮-间叶组织的诱导作用,在病变中可见牙本质及牙釉质形成。临床上,该肿瘤极为少见,常发生于年轻的患者,约 62% 的患者小于 10 岁,平均发病年龄为 8.1 岁,无明显男女性别差异。

【影像学表现】　成釉细胞纤维牙瘤的 X 线平片及 CBCT 表现基本一致,均表现为界限清楚的透光区内含有数量不等的阻射影(图 6-8-1 ~ 6-8-3)。该影像学特征与囊性牙瘤类似。CBCT 在显示病变的范围、内部结构及颌骨改变等方面均明显优于全景片。成釉细胞纤维牙瘤的影像学特点有:

1. 与周围正常骨界限清楚。

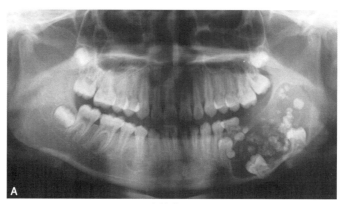

全景片

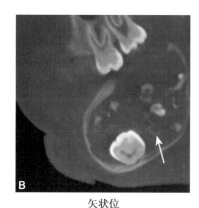

矢状位　　　　　　　　　　冠状位

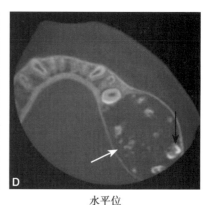

水平位

图 6-8-1　左下颌成釉细胞纤维牙瘤
全景片示左下颌磨牙区至升支中份一囊性病损,边界清晰,病变内含有数量不等高密度影;CBCT 示病变内高密度影形态各异、密度不均匀,部分类似牙胚形态(黑色箭头),部分形态不规则,呈牙本质或牙釉质等密度影(白色箭头);病区颌骨颊舌向膨隆明显

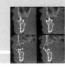

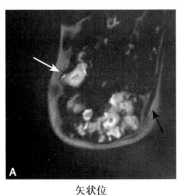
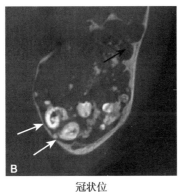
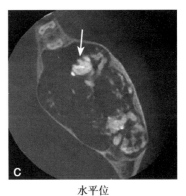

矢状位　　　　　　　　　　冠状位　　　　　　　　　　水平位

图 6-8-2　左下颌骨成釉细胞纤维牙瘤

CBCT 示左下颌骨磨牙区及升支一较大囊性病变,边界清晰,病变内含数量不等的高密度影,形态不规则,部分类似牙胚(白色箭头),其中,矢状位示下颌神经管推挤移位、变形(黑色箭头);冠状位示病变边缘内侧可见舌形嵴(黑色箭头);水平位示病区颌骨颊舌向膨隆明显,骨皮质变薄

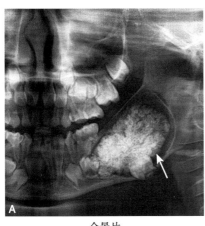
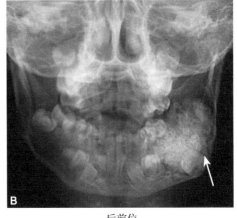

全景片　　　　　　　　　　　　　后前位

图 6-8-3　左下颌骨成釉细胞纤维牙瘤

全景及后前位片示左下颌乳磨牙区至升支中份一囊性病损,边界清晰,病变内含有团状不均匀高密度阻射影(白色箭头),病区颌骨颊舌向膨隆,病变内见未萌牙胚

2. 病变边缘呈低密度囊腔影。

3. 病变内含有不均匀高密度影,类似于牙瘤结构。

4. 病区颌骨多呈颊舌向膨隆,骨皮质变薄。

5. 病变内可见骨性分隔,或边缘内侧见舌形嵴,此特征与成釉细胞瘤类似,也可以与牙瘤相鉴别。

6. 常造成邻近组织移位、变形及邻牙阻生。

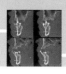

第九节　成牙骨质细胞瘤

【概述】　成牙骨质细胞瘤(cementoblastoma)又名良性成牙骨质细胞瘤和真性牙骨质瘤,是一种少见的、来源于牙源性间充质的良性肿瘤。该肿瘤的特征为形成与受累牙(一个或多个)的牙根紧密相连的牙骨质样病变组织。本病平均发病年龄约为 20 岁,将近 3/4 病例发病年龄小于 30 岁。本病无明显性别差异。成牙骨质细胞瘤多为单发病变,好发于下颌骨前磨牙及磨牙区,最常见的发病部位为下颌第一磨牙,病变累及乳牙及埋伏阻生牙者罕见。

大体病理上,成牙骨质细胞瘤为一包绕于受累牙(一个或多个)牙根的类圆形或结节状致密硬组织团块,其周围有灰色或褐色的软组织包膜包绕。镜下见,成牙骨质细胞瘤由致密的无细胞牙骨质样组织和富于血管的疏松纤维结缔组织间质构成。

临床上,成牙骨质细胞瘤生长缓慢,病变早期常无自觉症状,肿瘤增大时可引起病变区颌骨膨隆,甚至造成患者面型不对称。无其他牙体疾病的受累牙活力正常但可伴有疼痛症状,部分牙痛患者服用抗炎药物后疼痛可稍缓解。Netto 等作者指出成牙骨质细胞瘤尤其是发生于儿童者有持续且快速生长的局部侵袭性行为,该肿瘤易造成其受累牙牙根吸收,持续增大可造成颌骨骨皮质变薄甚至局部吸收。发生于下颌的成牙骨质细胞瘤偶见下唇麻木及病理性骨折,发生于上颌的成牙骨质细胞瘤可推挤鼻腔及上颌窦。对成牙骨质细胞瘤的治疗多以连同受累牙拔除的手术摘除为主,手术不彻底者易复发,曾有文献报道其术后复发率高达 37%。

【影像学表现】　成牙骨质细胞瘤有特征性的影像学表现,在 X 线平片及 CBCT 上均表现为与受累牙牙根融合的团块状影像,周围有低密度线状影包绕,与周围骨质分界清晰。团块影内部从混杂密度到高密度不等。受累牙牙周膜间隙消失,牙根轮廓模糊完全融入瘤体中。

CBCT 还可以显示出病变内团块影密度均匀一致或呈混杂密度,有时其间可见腔隙样改变或呈轮辐样改变(图 6-9-1、6-9-2)。成牙骨质细胞瘤增大可引起病变区的颌骨膨隆,在 CBCT 水平位及冠状位可以观察到肿瘤向唇颊侧膨隆,骨皮质变薄,甚至出现局部不连续(图 6-9-3)。发生于下颌骨的肿瘤病变增大到一定程度可向下压迫下颌神经管,导致下颌神经管推挤移位;发生于上颌骨的病变可向上推挤鼻腔及上颌窦(图 6-9-4)。成牙骨质细胞瘤伴发感染时,可在 CBCT 上观察到病变周围骨小梁纹理紊乱,骨质密度增高。

【CBCT 诊断要点】

1. 部位　多发生于下颌前磨牙及磨牙根尖区域,最好发于下颌第一磨牙根尖区。

2. 形态和边缘　与受累牙牙根相融合的均匀或不均匀高密度团块影,周围有清晰的低密度带状包膜影包绕,与周围骨质分界清晰。

3. 内部结构　可为混杂密度或均质高密度,病变与受累牙牙根融合,牙周膜影像消失,牙根轮廓模糊,可有吸收。

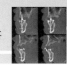

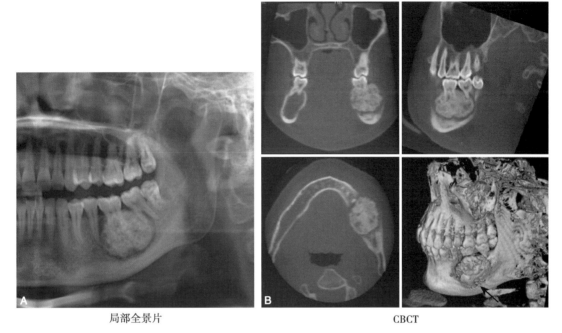

局部全景片　　　　　　　　　　　CBCT

图 6-9-1　左下颌骨成牙骨质细胞瘤

女,21 岁,左下颌骨病变呈类圆形高密度影,中心可见腔隙状低密度影,周围有清晰的低密度带状包膜影包绕,与周围骨质分界清晰。病变与左下颌第一磨牙牙根关系密切

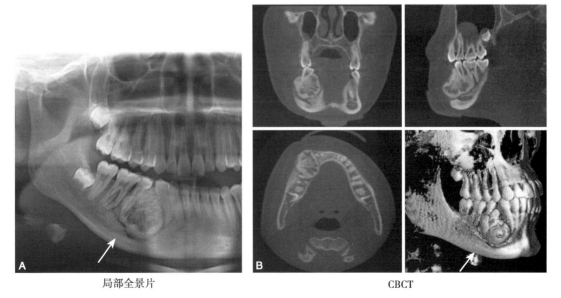

局部全景片　　　　　　　　　　　CBCT

图 6-9-2　右下颌骨成牙骨质细胞瘤

女,14 岁,右下颌不规则高密度影,密度不均匀呈轮辐状,3D 重建图像表面呈结节状

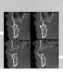

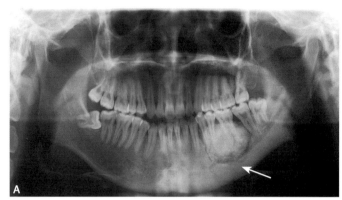

全景片

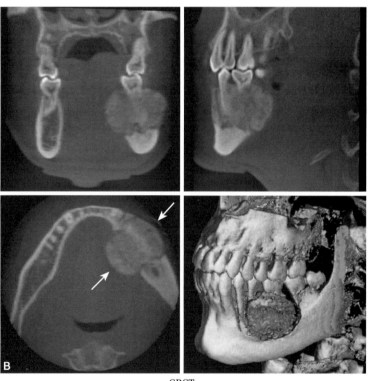

CBCT

图 6-9-3　左下颌骨成牙骨质细胞瘤

男,21 岁,全景片和 CBCT 示左下颌骨类圆形高密度影,病变密度较均匀,边界清晰,病变与 C4～C6 牙根关系密切。CBCT 冠状位及水平位可见颌骨向颊舌向膨隆,骨皮质变薄(白色箭头)

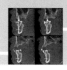

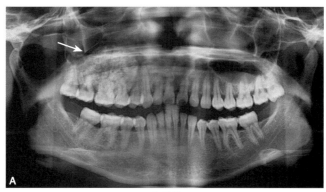

全景片

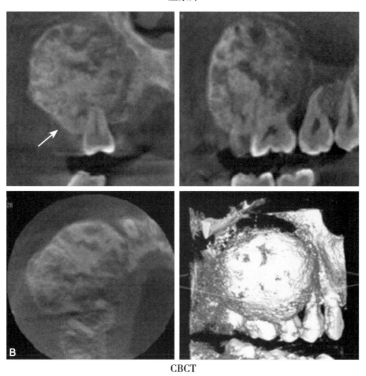

CBCT

图 6-9-4　右上颌骨成牙骨质细胞瘤

女,28 岁,全景片及 CBCT 示右上颌类圆形高密度病变区,边界清晰;全景片示
病变与右上颌 15～17 牙根关系密切,CBCT 示病变向颊侧膨隆明显,向上推挤
上颌窦

4. 邻近结构改变　病变较大时可导致颌骨向颊舌侧膨隆,骨皮质变薄,甚至破坏吸收
而导致其连续性中断;发生于下颌骨的病变增大时向下推挤下颌神经管,发生于上颌骨的病
变增大时向上推挤鼻腔及上颌窦。

【鉴别诊断】

1. 骨结构不良　骨结构不良常发生于中年女性,一般为多发病变,且其高密度病变常
不与牙根融合,其周围低密度条带影粗细不均匀。

2. 骨岛　需要与成牙骨质细胞瘤相鉴别的骨岛主要为根尖型骨岛,即集中位于根尖区

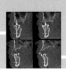

的骨岛。在 CBCT 上,根尖型骨岛无低密度带状影包绕,与周围骨质分界清晰,具有特征性的毛刷样边缘,且其发生区域的牙根牙周膜影像连续、完整,不导致颌骨的膨隆(图 6-9-5)。

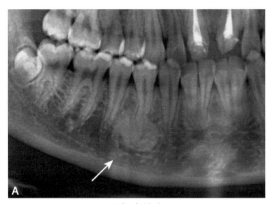

局部全景片

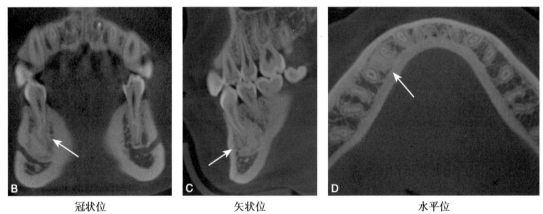

冠状位   矢状位   水平位

图 6-9-5 右下颌骨根尖型骨岛

A. 右下颌 C4 根尖区可见一类圆形高密度影;B、C、D. C4 根尖区可见一高密度影,与周围骨质分界清晰,C4 牙周膜影像连续、完整,下颌骨未见膨隆

第十节 牙 瘤

【概述】 牙瘤(odontoma)是成牙组织发育异常或畸形而形成的错构瘤或发育畸形,而非真性肿瘤。多有包膜,预后良好。根据病变内所含有的组织排列结构不同,可分为组合性牙瘤和混合性牙瘤。牙瘤在全景片及 CBCT 上表现相似,全景片为常规的影像诊断方法,但随着 CBCT 在口腔临床中的广泛运用,越来越多的医师倾向于使用 CBCT 进行观察诊断。CBCT 在对病变的定位、范围及与邻近牙体组织、骨组织的关系显示方面均明显优于全景片。

【临床表现】 牙瘤多发于儿童和青年,上、下颌骨均可发生。混合性牙瘤多发于前磨牙区和磨牙区,组合性牙瘤多见于上颌前牙区。牙瘤生长可引起颌骨膨大、周围牙齿先天缺失、移位、发育异常、萌出受阻等。(图 6-10-1 ~ 6-10-9)。

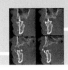

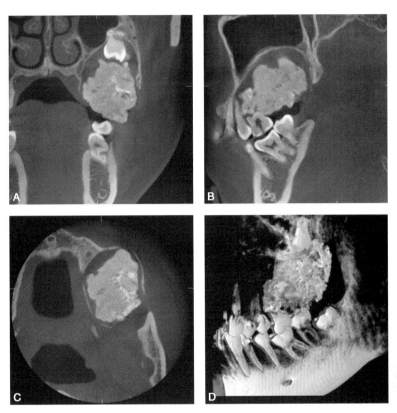

图 6-10-1　左上颌骨牙瘤
CBCT 冠状位、矢状位、水平位及 3D 重建图示左上颌骨体内团块状 X 线阻射区，包膜明显，左上第二磨牙移位阻生

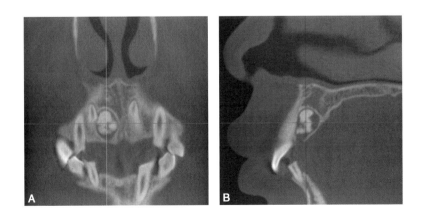

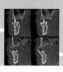

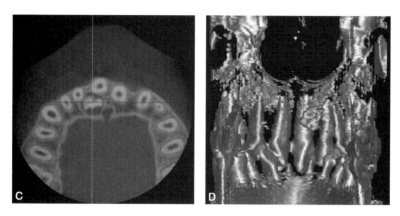

图 6-10-2　右上颌牙瘤
CBCT 冠状位、矢状位、水平位及 3D 重建图示右上颌牙瘤,位于 A1、A2 舌侧,见完整包膜

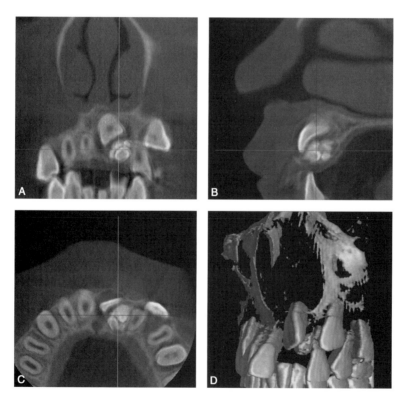

图 6-10-3　左上颌牙瘤
CBCT 冠状位、矢状位、水平位及 3D 重建图示左上颌牙瘤伴左侧中切牙阻生

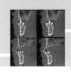
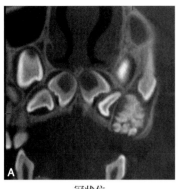
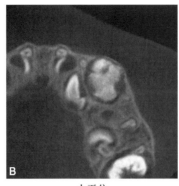
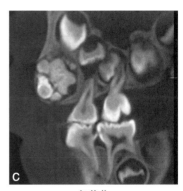

冠状位　　　　　　　　　　水平位　　　　　　　　　　矢状位

图 6-10-4　左上颌牙瘤

CBCT 示牙瘤,病变含大小不等、形态各异的类牙形结构,可见包膜

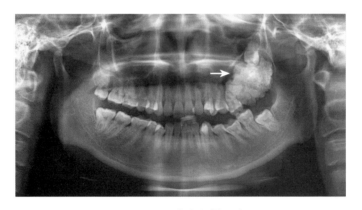

图 6-10-5　左上颌骨牙瘤

全景片示图 6-10-1 同一患者左上颌骨体内团块状 X 线阻射区(白色箭头),周围见包膜,阻碍左上第二磨牙正常萌出

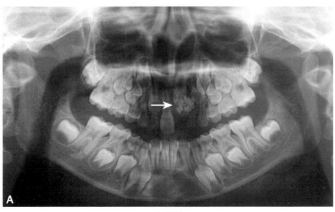

全景片

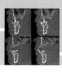
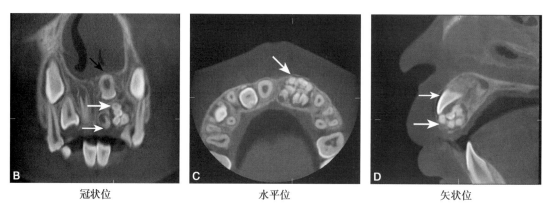

图 6-10-6　左上颌骨组合性牙瘤
A. 左上颌牙瘤(白色箭头);B、C、D. 左上颌牙瘤,病变含大小不等、形态各异的类牙形结构(白色粗箭头),边界清楚,有包膜,见阻生牙(白色细箭头)

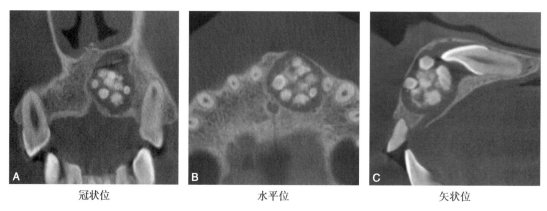

图 6-10-7　左上颌牙瘤
CBCT 示病变含大小不等、形态各异的类牙形结构,可见包膜,伴有尖牙阻生

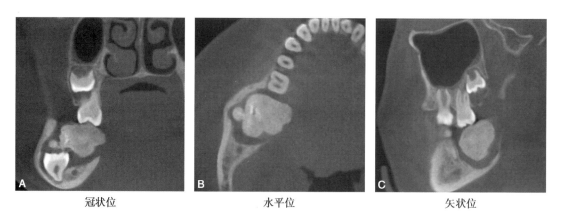

图 6-10-8　右下颌牙瘤
CBCT 示牙瘤,高密度且密度不均的团块,可见包膜,伴有下颌第二磨牙阻生

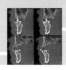

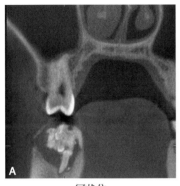
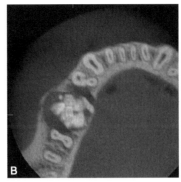
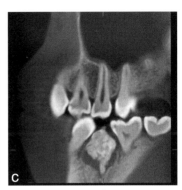

| 冠状位 | 水平位 | 矢状位 |

图 6-10-9　右下颌牙瘤
CBCT 示牙瘤,高密度且密度不均的团块,可见包膜,伴有下颌第二前磨牙阻生

【影像学表现及诊断要点】

1. 牙瘤可发生在上、下颌骨的任何部位。

2. 大多数都有包膜存在,周围常可见边界清晰的透射带。

3. 体积大小不一。

4. 密度不完全一致。组合性牙瘤表现为由数目不等、大小不一、排列杂乱的类牙样结构构成的高密度团块影;混合性牙瘤表现为颌骨内一团密度较高但不均的团块。

5. 可以造成邻近组织的变形、移位,常见邻牙阻生。

第十一节　巨　颌　症

【概述】　巨颌症(cherubism)又称家族性颌骨纤维异常增殖症,是一种少见的良性、自限性颌骨多囊性疾病。以颌骨无痛性、对称性膨大为主要特征,本病一般发病于 2~5 岁,多发生于下颌,也可上下颌同时发生,进入青春期后病变发展放缓或者停止,40 岁左右面容恢复基本正常。该病有家族性遗传倾向,目前认为是常染色体显性遗传病。

【影像学表现】　颌骨可见大小不等的多囊样低密度影像,边界清晰,可有不规则的弧形或者直线形的较薄的房隔,发生于下颌骨时可见下颌骨皮质变薄,颌骨对称性膨胀明显,可伴牙根吸收、牙阻生、牙缺失及畸形牙等(图 6-11-1~6-11-5)。

【诊断要点】

1. 发病年龄小,主要是 2~5 岁。

2. 双侧上、下颌骨对称性膨隆明显。

3. 病变区内呈多囊样低密度改变。

【鉴别诊断】

1. 巨细胞肉芽肿　与巨颌症发病年龄主要是 2~5 岁相比,巨细胞肉芽肿其发病年龄多为 20~30 岁,以女性前牙区多见。巨细胞肉芽肿可单侧发生,也可双侧发生。是较常见的良性骨质病变,传统的观念认为巨细胞肉芽肿是发生于颌骨内的对颌骨内出血或者损伤的修复性反应。其主要表现为单独的骨质吸收破坏,颌骨膨隆明显但不穿破密质骨,病情发展缓慢。

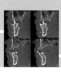
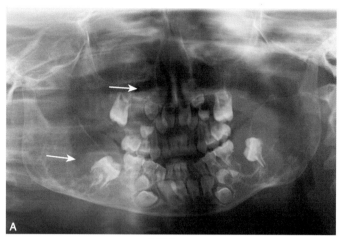

全景片

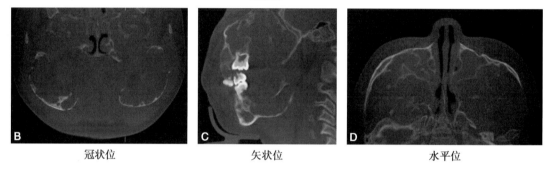

冠状位　　　　　　　　　矢状位　　　　　　　　　水平位

图 6-11-1　巨颌症

男,5 岁。A. 上下颌骨呈对称性膨胀,可见多个低密度囊腔,均有不规则分隔影;B、C. 上、下颌骨膨隆明显,呈对称性,病变区呈多囊性低密度影;D. 分隔形态不规则,局部不连续

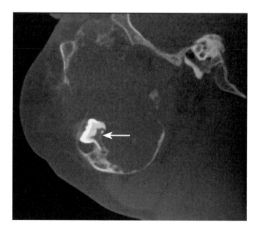

图 6-11-2　巨颌症

CBCT 矢状位示左下颌第一恒磨牙牙根吸收(箭头)

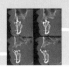

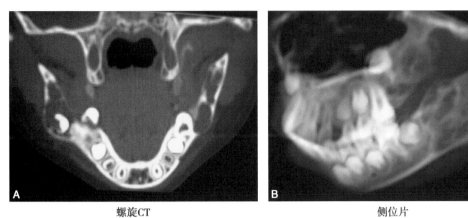

螺旋CT　　　　　　　　　　　　　　　侧位片

图 6-11-3　巨颌症

螺旋 CT,男,9 岁。A. 显示下颌骨膨隆明显,呈对称性,病变区呈多囊性低密度影;B. 分隔形态不规则

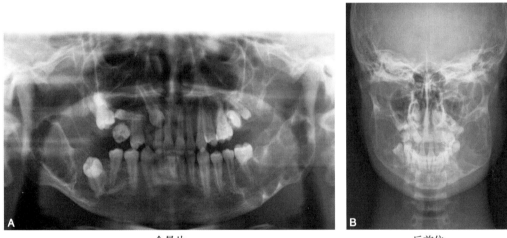

全景片　　　　　　　　　　　　　　　后前位

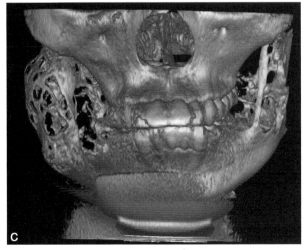

CBCT三维重建

图 6-11-4　巨颌症

男,14 岁。A、B. 上下颌骨膨隆明显,呈对称性,病变区呈多囊性低密度影,上下颌见牙齿阻生、移位及缺失;C. 骨质呈网状改变

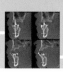

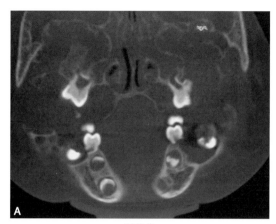

冠状位

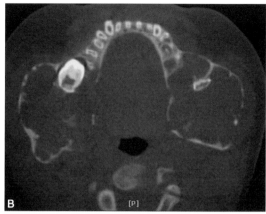

水平位

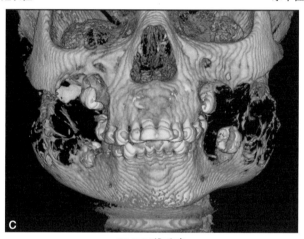

CBCT三维重建

图 6-11-5 巨颌症

男,5 岁。A. 上下颌骨呈多囊性低密度改变,对称性膨隆;
B. 双侧下颌骨膨胀明显;C. CBCT 三维重建图

2. 成釉细胞瘤 巨颌症与多房型成釉细胞瘤都可呈多囊性低密度影像,都可见光滑的骨嵴。多囊性成釉细胞瘤多发于成年人,其囊腔大小不等,病变区牙根可呈锯齿状或者截断状吸收,颌骨多向唇颊侧膨隆。

第十二节 骨化纤维瘤

【**概述**】 骨化纤维瘤(ossifying fibroma)又名牙骨质-骨化纤维瘤、牙骨质化纤维瘤,是颌骨内的良性肿瘤。骨化纤维瘤多为实性,内部由细胞丰富的纤维组织构成,其中可包含形态大小不规则、排列紊乱的矿化团块,该钙化团块主要由异常骨组织及类似牙骨质的沉积物构成。

骨化纤维瘤可见于任何年龄段,但多发于中青年,女性居多。常为单骨发生,以下颌骨前磨牙及磨牙区多发。肿瘤多呈颌骨中心性向外生长,可造成颌骨无痛性缓慢膨大,病变范围较大时可引起颌面部畸形,累及多数牙时可发生咬合功能紊乱。骨化纤维瘤的主要治疗方式是手术,完全切除后不易复发。

【CBCT 表现】

1. 骨化纤维瘤一般呈圆形、类圆形或形态不规则,病变致颌骨局限性膨隆,肿瘤病变区内正常骨纹理消失,肿瘤与周围组织边界清楚有包膜。

2. 骨化纤维瘤病变区内纤维成分和矿化成分的含量直接影响其 CBCT 影像的表现,骨化纤维瘤内含纤维成分与矿化成分分别与低密度透射影及高密度阻射影相对应。通过肿瘤在 CBCT 影像学表现,可以将其分为三个类型:

(1) 低密度型:该型骨化纤维瘤内所含纤维成分较多,病变区呈低密度影(图 6-12-1 ~ 6-12-3)。

(2) 高密度型:该型骨化纤维瘤内所含矿化成分较多,病变表现以高密度为主(图 6-12-4)。

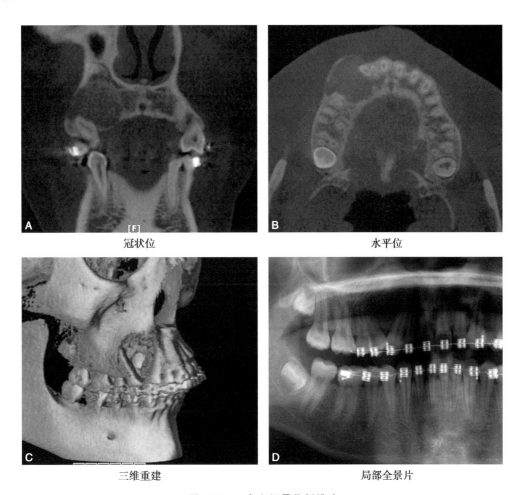

冠状位　　　　　　　　　　　　水平位

三维重建　　　　　　　　　　　局部全景片

图 6-12-1　右上颌骨化纤维瘤

女,16 岁。A. 左侧上颌类圆形中等密度影,与周围组织边界清晰;B. 病变向颊侧膨隆;C、D. 示病变区 A3、A4 推挤移位

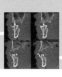
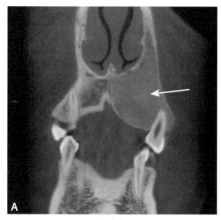

冠状位

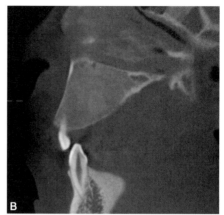

矢状位

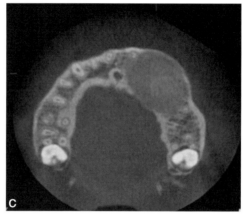

水平位

图 6-12-2　左上颌骨化纤维瘤
女,18 岁。A、B. 左侧上颌骨呈中等密度骨质改变,病变未
越过中线,向腭侧膨隆,受累牙硬骨板消失;C. 病变稍向颊
侧膨隆,与周围组织边界较清

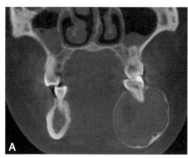

冠状位

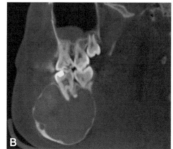

矢状位

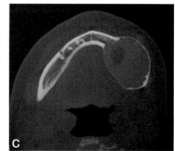

水平位

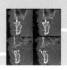

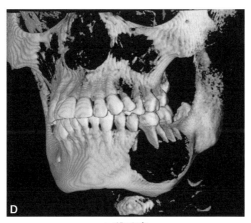

三维重建

图 6-12-3　左下颌骨化纤维瘤

女,25 岁。A、C. 左侧下颌体部病变呈中等密度影,
病变向颊舌侧膨隆明显,下颌神经管向下推挤移位;
B. 病变区 D6 硬骨板消失,牙根吸收不明显;D. 病变
区骨质改变情况,D6 稍向远中移位

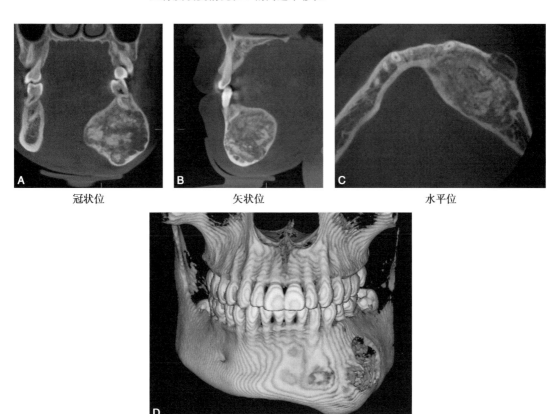

冠状位	矢状位	水平位

三维重建

图 6-12-4　左下颌骨化纤维瘤

男,19 岁。A、B. 左侧下颌骨颊舌向膨隆明显,病变区以高密度影为主;C. 病变区与周围
有明显边界;D. 下颌骨膨隆变形

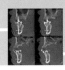
（3）混合密度型：该骨化纤维瘤内部同时含有不等量的纤维成分及矿化成分,病变区表现为混合密度影像(图 6-12-5 ~ 6-12-8),这一类型最为常见。

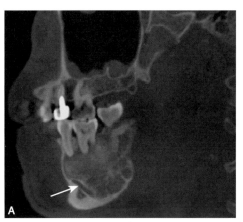

矢状位

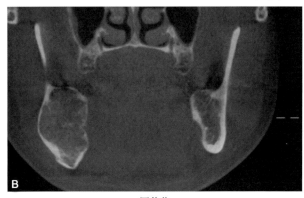

冠状位

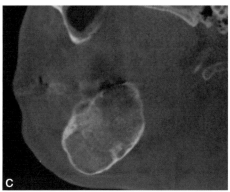

矢状位

图 6-12-5　右下颌骨化纤维瘤

女,42 岁。A. 累及下颌神经管,下颌神经管向下推挤移位(白色箭头),病变区牙根可见轻度吸收;B、C. 下颌骨病变区内混合密度影,下颌骨膨隆明显

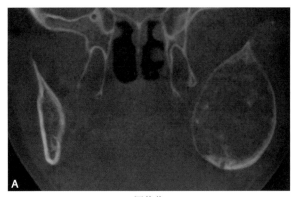

冠状位

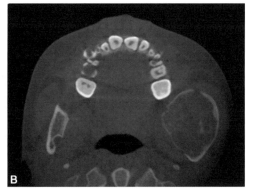

水平位

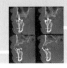

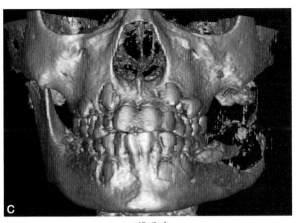

三维重建

图 6-12-6　左下颌骨化纤维瘤
男,10 岁。A、B. 病变呈混合密度影,下颌升支膨隆明显,下颌神经管向下推挤移位;C. 病变区内大小不等的高密度团块影

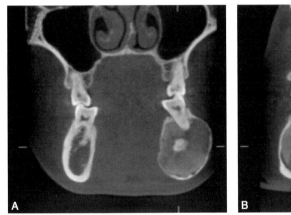

冠状位

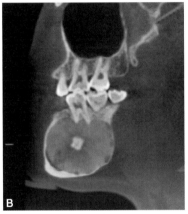

矢状位

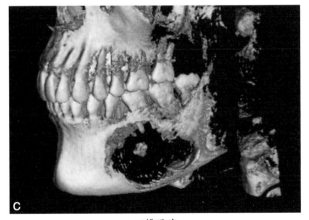

三维重建

图 6-12-7　左下颌骨化纤维瘤
女,25 岁。A. 左侧下颌骨体部混合密度影像,下颌骨膨隆明显,病变区中心见一形态不规则的高密度影,下颌神经管受累;B. 36 牙根吸收不明显;C. 左侧下颌骨质破坏区,其中可见高密度团块影

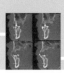
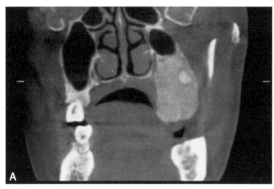

冠状位

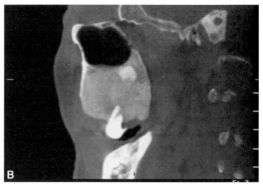

矢状位

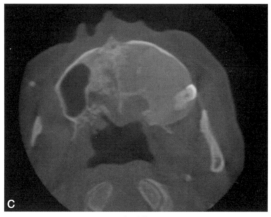

水平位

图 6-12-8　左上颌骨化纤维瘤

男,63 岁。A、B. 左侧上颌的病变呈混合密度影,左侧上颌
骨膨隆,左侧上颌窦腔变小;C. 28 推挤移位

　　3. 当骨化纤维瘤累及下颌神经管时常将其向下推挤移位(见图 6-12-3,6-12-5 ~ 6-12-7),病变区牙也可发生移位(见图 6-12-1、6-12-3、6-12-8),受累牙硬骨板可消失(图 6-12-2、6-12-3),偶可见牙根吸收(见图 6-12-5)。发生在上颌的骨化纤维瘤向上生长常使窦腔变小甚至消失(见图 6-12-8)。

　　随着 CBCT 的广泛运用,其在肿瘤诊断方面作用越发重要,在骨化纤维瘤的诊断中,我们可以通过 CBCT 来观察肿瘤与正常组织的边界和病变区内部结构(图 6-12-9)。

　　【CBCT 诊断要点】

　　1. 发病部位　骨化性纤维瘤主要发生于颌骨承牙区,最常发生于下颌骨后部。

　　2. 形态和边缘　病变呈圆形、卵圆形或不规则形态,边界清晰,可见完整包膜影。

　　3. 病变区密度　根据病变内部纤维成分及矿化物成分的含量,可表现为低密度、高密度及混合密度影。

　　4. 邻近结构改变　病变区牙常推挤移位,受累牙硬骨板消失;下颌神经管移位;鼻腔、上颌窦可被推挤。

　　【鉴别诊断】

　　骨纤维异常增殖症　骨纤维异常增殖症属于发育畸形,其发病年龄较小,单发于下颌骨

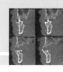

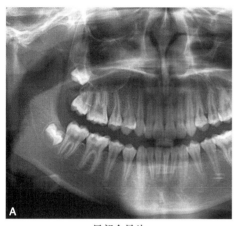

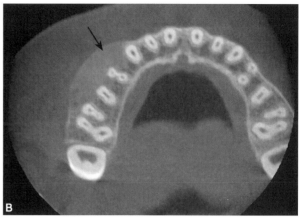

| 局部全景片 | 水平位 |

图 6-12-9　右上颌骨化纤维瘤

女,13 岁,A. 右侧上颌双尖牙牙区骨纹理较清晰,颌骨骨质未见明显异常;B. 右上颌骨双尖牙区骨质颊侧膨隆,病变区呈低密度影,与正常骨组织边界清晰

者少见,其病变颌骨弥漫性密度增高,呈典型的毛玻璃样改变,发展具有沿着颌骨长轴方向生长的特点。骨纤维异常增殖症与骨化纤维瘤具有明显的区别,前者病变区与正常骨质大多没有明显边界。由于在病理上骨化纤维瘤和骨纤维异常增殖症很难区别开,因此在鉴别这两种疾病时应着重考虑影像资料再结合病理结果及临床信息加以区别。

第十三节　骨纤维异常增殖症

【概述】　骨纤维异常增殖症(fibrous dysplasia)又叫骨纤维结构不良,是一种病因不明的发育性疾病,其主要特征是正常骨组织被纤维组织和不成熟的编织骨替代。该病变可发生于单骨或多骨,发生于单骨称做单骨性骨纤维异常增殖症,累及多骨称做多骨性骨纤维异常增殖症,也有病变累及相邻多个颅颌面骨的骨纤维异常增殖症,称为颅颌面骨纤维异常增殖症(图 6-13-1)。本病变单骨性较多骨性多见,在多骨性骨纤维异常增殖症中,上颌骨受累多于颧骨、下颌骨、蝶骨等颅颌面骨。发生于多骨的骨纤维异常增殖症当伴发有皮肤咖啡样色素沉着和单个或者多个内分泌腺体功能亢进(如女性性早熟)时,称为 Albright 综合征。

　　骨纤维异常增殖症主要发生于青少年,病程缓慢,部分病例在青春期发育完成后停止生长。临床上,该病变主要变现为颌面部无痛性膨大,导致面部不对称或者颌面畸形,骨纤维异常增殖症可导致牙松动、移位甚至咬合紊乱,当合并感染时,患者可有发热、疼痛等症状。

　　【CBCT 表现】　骨纤维异常增殖症 CBCT 影像学表现如下:

　　1. 病变常沿着颌骨外形轮廓膨大,与周围骨组织没有明显的边界。

　　2. 根据病变区内部密度的不同,将骨纤维异常增殖症分为:

　　(1) 低密度透射型:病变区呈类圆形或者不规则形态的密度降低影,呈磨砂玻璃样改变,病变与周围组织边界不清(图 6-13-2、6-13-3)。

　　(2) 高密度阻射型:病变区主要是高密度影,呈毛玻璃样、絮状或均匀致密影像(图 6-13-4)。

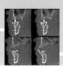

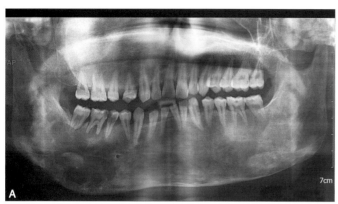

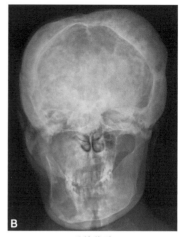

全景片　　　　　　　　　　　　　　　　　　后前位片

图 6-13-1　颅颌面骨纤维异常增殖症

男,24 岁。A. 双侧下颌骨形态不对称,上下颌骨骨纹理紊乱,下颌牙列移位,C6 牙根轻度吸收;B. 颅颌面骨均受累,病变区可见高、低密度影像,病变沿骨外形轮廓膨大

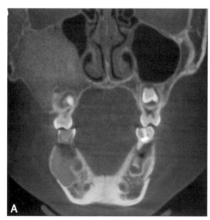

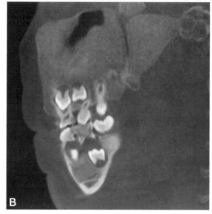

冠状位　　　　　　　　　　　　　　　　　矢状位

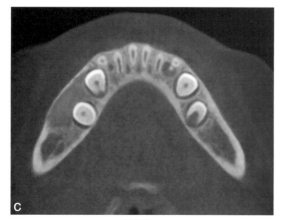

图 6-13-2　骨纤维异常增殖症

女,7 岁。A. 左侧上颌骨、颧骨及左侧下颌骨正常骨结构消失,呈磨砂玻璃样改变,受累骨均见膨大;B. 左侧上颌窦腔变小;C. 左侧下颌骨可见低密度磨砂玻璃样改变,C4、C5 颊侧牙周膜变窄

水平位

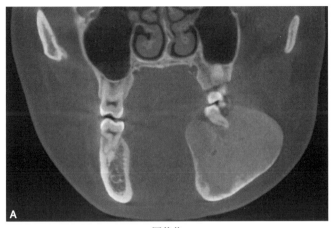

冠状位

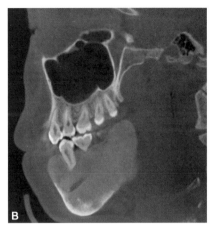

矢状位

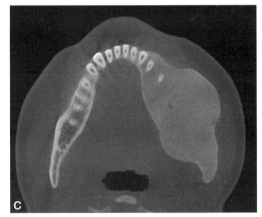

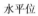

水平位

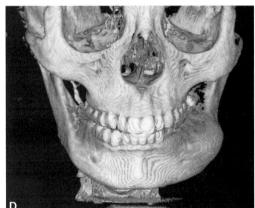

三维重建

图 6-13-3　左侧下颌骨骨纤维异常增殖症

女,24 岁。A. 左侧下颌骨明显膨大,正常骨质结构消失,呈磨砂玻璃样改变;B. 左侧下颌神经管向上移位;C. 病变区与周围组织边界不清,受累牙牙周膜消失,硬骨板吸收;D. 双侧下颌骨不对称,左侧明显膨隆

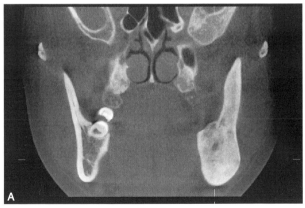

冠状位

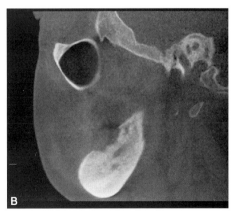

矢状位

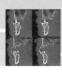

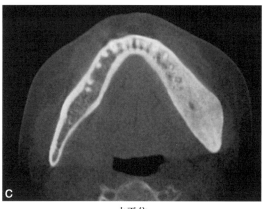

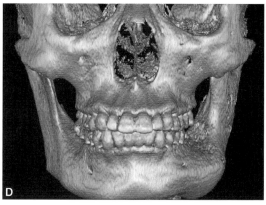

水平位　　　　　　　　　　　　　三维重建

图 6-13-4　左颌面骨纤维异常增殖症

女,24 岁。A、B、C. 左侧下颌骨、蝶骨及颞骨正常骨纹理消失,病变区呈毛玻璃样改变,下颌神经管向上移位,受累骨均沿骨轮廓膨大,病变区与周围边界不清;D. 双侧下颌骨形态不对称,左侧下颌骨向颊侧膨隆

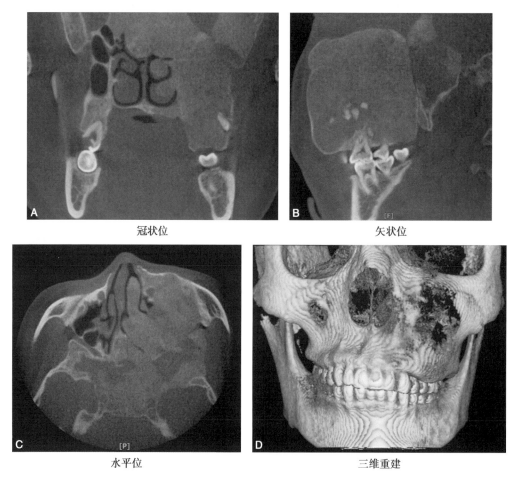

冠状位　　　　　　　　　　　　　矢状位

水平位　　　　　　　　　　　　　三维重建

图 6-13-5　骨纤维异常增殖症

女,22 岁。A、C. 左侧上颌骨、蝶骨、颞骨正常骨纹理消失,为高低密度混合影,病变区与周围组织边界不清;B. 左侧上颌窦消失,病变区可见高密度结节影;D. 双侧面部不对称

（3）混合密度型：病变区内可同时存在低密度影和高密度影,该型是临床最常见的类型（图 6-13-5 ~ 6-13-7）。

3. 骨纤维异常增殖症具有一定的自限性,不会向软组织侵犯。下颌神经受累时,可被推挤移位（见图 6-13-3、6-13-4）,受累牙牙周膜间隙变窄甚至消失（见图 6-13-2）,硬骨板受累（见图 6-13-3、6-13-7）,当病变累及上颌窦时,窦腔可变小甚至完全消失（见图 6-13-2、6-13-5、6-13-6）。

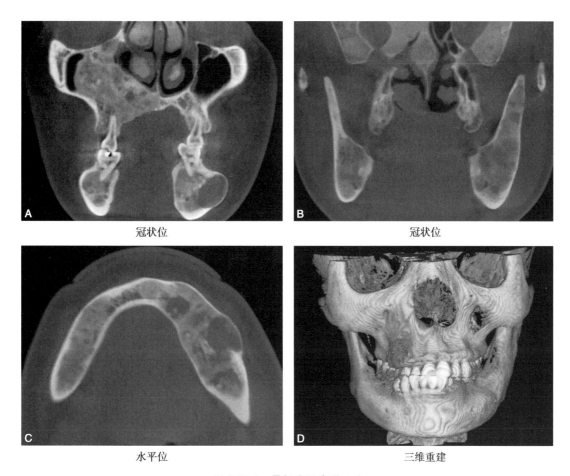

图 6-13-6　骨纤维异常增殖症

女,27 岁。A、B、C. 双侧下颌骨、右侧上颌骨、双侧蝶骨外形明显增大和增厚,病变区正常骨质结构消失,由不均匀的高低混合密度区代替,与周围组织边界不清,左侧上颌窦腔缩小;D. 颌面形态不对称,上下颌咬合关系紊乱

【CBCT 诊断要点】

1. 部位　颌骨骨纤维异常增殖症上颌较下颌多发,一般单侧颌骨受累,病变沿骨外形轮廓膨隆。

2. 形态和边缘　病变呈类圆形或不规则形态,边界不清晰。

3. 病变区密度　病变区正常骨结构消失,内部可表现为低密度透射影、高密度阻射影及混合密度影。

4. 邻近结构改变　病变区受累牙硬骨板消失;下颌神经管被推挤移位,上颌窦腔可

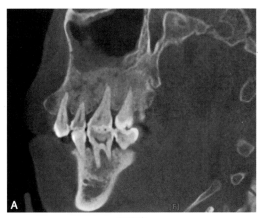

A 矢状位

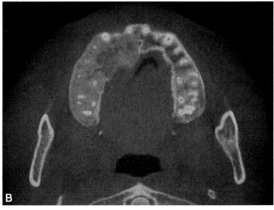

B 水平位

图 6-13-7 右侧上颌骨纤维异常增殖症

女,32 岁。A. 右侧上颌骨正常骨纹理消失,为不均匀的混合密度影取代,病变区受累牙牙周膜及硬骨板消失;B. 右侧上颌骨病变区与周围组织边界不清,上颌骨稍膨隆

缩小。

【鉴别诊断】 骨化纤维瘤:详情见本章第十二节。

第十四节 骨 肉 瘤

【概述】 骨肉瘤(osteosarcoma)是起源于骨间质的最常见原发性恶性骨肿瘤,肿瘤细胞能够直接产生骨和类骨组织;2002 年 WHO 骨肿瘤分类中把骨肉瘤分为八型,其中常规型骨肉瘤最为常见。常规型骨肉瘤即传统型骨肉瘤,又可分为成软骨细胞瘤、成纤维细胞型和成骨细胞型。

【临床表现】 颌骨骨肉瘤好发年龄为 10～30 岁,上下颌骨均可发生,但下颌多见,男性多于女性。骨肉瘤生长迅速,一般病程较短,可造成颌骨正常组织的广泛破坏。早期临床表现可有病变区间歇性疼痛,面部肿胀,随病程发展,肿瘤进一步长大,疼痛加剧且呈持续性,常常伴有牙松动移位,面部软组织的肿胀,局部溃疡、出血,颌面部功能障碍等。当肿瘤侵及神经时,可出现相应区域的麻木。

【影像表现】

1. 骨结构改变 骨肉瘤骨结构改变有成骨型(图 6-14-1)、溶骨型(图 6-14-2)以及混合型(图 6-14-3),所以其影像表现较复杂,可见高密度的 X 线阻射区,低密度的 X 线投射区,或高密度、低密度混合(图 6-14-4、6-14-5)。当骨肉瘤发生在牙槽突时,病变早期在影像学上可仅仅表现为牙周膜间隙可增宽,但是临床检查发现牙周正常、牙体完整,患者的牙痛症状不能通过牙髓及牙周治疗好转,此时应引起临床医师重视;当牙槽骨破坏较严重时,则可出现"牙根悬浮"征象(图 6-14-6),牙齿被推挤移位,牙根可发生脱靴样吸收。

2. 瘤骨形成 瘤骨形成是骨肉瘤的一个重要表现,在 X 线片上可呈斑片状、日光放射状(图 6-14-1A)、针刺状、毛刷状等高密度影,位于肿瘤中心或其周围软组织内,瘤骨多由肿瘤为中心向外延伸,粗细长短不一(图 6-14-7、6-14-8)。

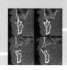

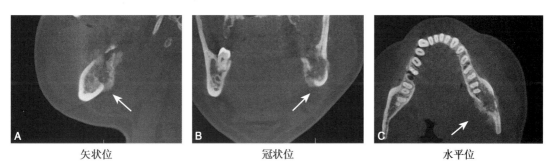

图 6-14-1 左下颌成骨型骨肉瘤
CBCT 三维图示左侧下颌角区骨小梁排列紊乱,周围有成骨反应,呈斑片状,排列不规则

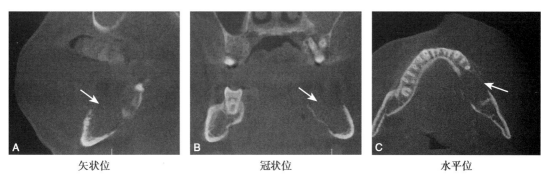

图 6-14-2 左下颌溶骨型骨肉瘤
CBCT 三维图示左侧下颌角区域骨质吸收破坏,正常骨结构消失,未见成骨反应及瘤骨

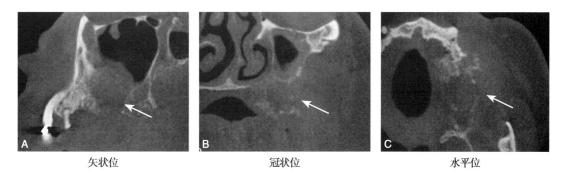

图 6-14-3 左上颌后牙区混合型骨肉瘤
CBCT 显示骨质溶解破坏与成骨反应并存,同时有瘤骨生成

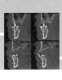

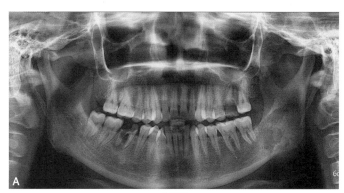

全景片

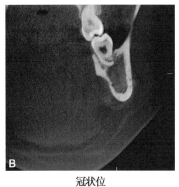

冠状位

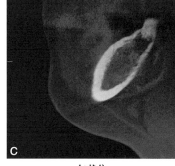

矢状位

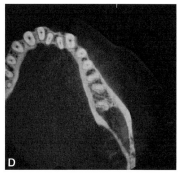

水平位

图 6-14-4　左下颌骨肉瘤

女,45 岁,因"左下唇麻木 1 年,左下后牙松动拔除后拔牙创新生物 4 个月"入院。图为发生于左下颌的成骨型骨肉瘤,可以看到骨质溶解吸收较少,骨小梁的排列紊乱,但周围有成骨反应,新生成的瘤骨呈斑片状,排列不规则

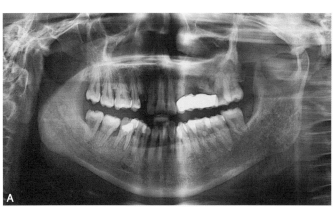

全景片

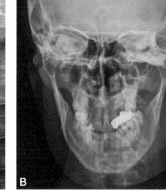

后前位

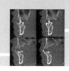

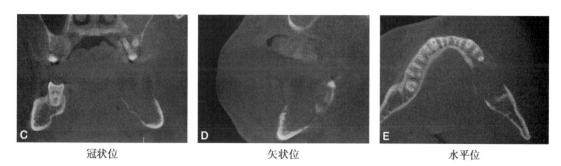

冠状位	矢状位	水平位
C	D	E

图 6-14-5　骨肉瘤

女,37 岁,因"左下颌骨膨胀 6 个月,左下唇麻木 4 个月"入院,在 CBCT(图 C)影像上可见明显的骨质吸收破坏影像,为溶骨性表现,但是瘤骨影像并不清晰,而在全景片和后前位上可见清晰的日光放射状瘤骨,但是骨质破坏未能清晰地显示,仅可见病变区域骨质密度较低,骨小梁排列紊乱

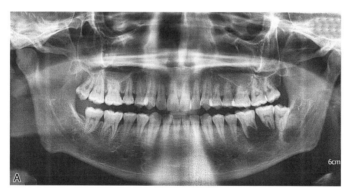

全景片

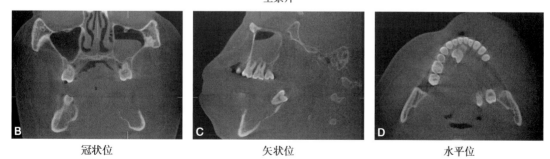

冠状位	矢状位	水平位
B	C	D

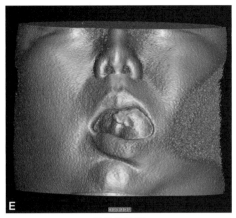

软组织重建

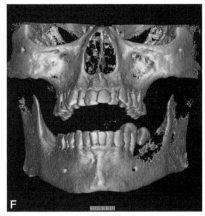

骨组织重建

图 6-14-6　左侧下颌骨骨肉瘤

男,25 岁,因"左下颌包块 20 天,加速生长伴出血 10 天"入院,全景片拍摄早于 CBCT 图像 20 天,全景片显示左下后牙区见骨质改变,D6、D7 牙根脱靴样吸收,但移位不明显,而在 CBCT 显示左下颌骨骨质破坏严重,呈溶骨性改变,左下后牙被肿瘤组织推挤移位明显,甚至移位到下前牙舌侧,说明病程进展非常迅速。软组织重建图显示口内软组织肿胀明显,凸向口腔外

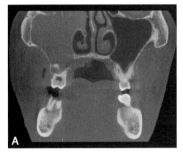

冠状位

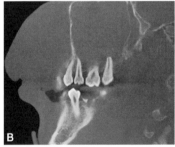

矢状位

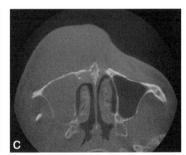

水平位

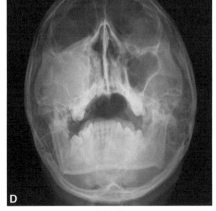

华特位

图 6-14-7　右上颌骨肉瘤

男,24 岁,因"右上颌包块 1 个月,加速生长 3 周"入院,病程较短,伴有牙痛的症状。华特位片上仅见右侧上颌边界不清的密度增高区域,边界不清,通过 CBCT 检查,可见右上颌后牙区明显的骨质破坏,上颌窦各壁骨质均变薄

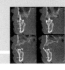

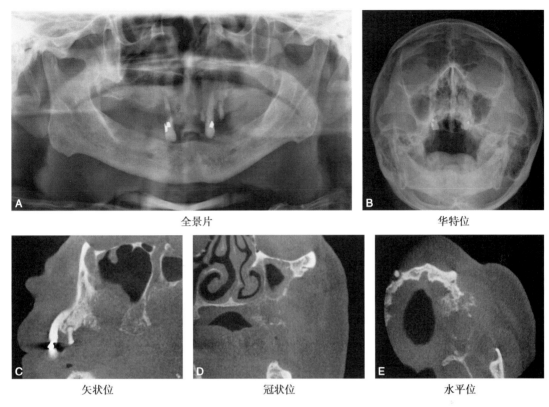

图 6-14-8　左上颌骨肉瘤

男,79 岁,因"左上颌牙龈包块 6 个月"入院,在全景可见左上颌后牙区骨质改变,上颌窦底连续性破坏,在华特位上见左上颌边界不清的密度增高区域,但是在 CBCT 上可见骨质溶解破坏与成骨反应并存,同时有瘤骨生成

3. 骨膜反应　骨肉瘤还可导致骨膜反应(图 6-14-1),可呈层状或袖口状。颌骨骨肉瘤袖口状的骨膜反应并不多见,可能是因为颌骨是扁骨或者不规则骨的原因。

4. 软组织肿胀明显　当发生于颌骨的骨肉瘤侵入周围软组织时,一般都有软组织肿块形成(图 6-14-1 ～ 6-14-3),后前位平片可以清楚显示(图 6-14-5B),但 CBCT 软组织检查效果较差,仅能显示肿胀范围,内部细节不能清晰显示(图 6-14-5C)。

第十五节　中央性颌骨癌

【概述】　中央性颌骨癌,亦称中央性上皮癌,1972 年由 Pindbury 命名,WHO 亦采用这一名称。由于颌骨内含有造牙上皮组织,所以它是全身骨骼系统中唯一可以发生原发癌的骨骼,可发生于骨组织较少见的上皮性恶性肿瘤。

【影像学表现】　病变表现为低密度溶骨状破坏,边界不清,边缘呈不规则虫蚀状破坏(图 6-15-1)。肿瘤自骨髓内向骨皮质浸润,穿破骨皮质突入软组织,可引起相应软组织肿胀。肿瘤侵犯牙槽突则出现多数牙松动、脱落。肿瘤也可沿下颌神经管扩散,甚至超越中线至对侧;或自下颌神经孔穿出侵犯翼下颌间隙,颌骨破坏严重者可发生病理性骨折(图 6-15-2)。

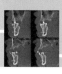

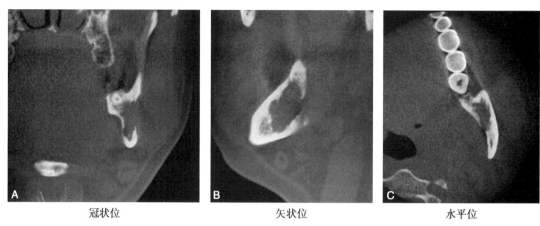

冠状位   矢状位   水平位

图 6-15-1　左下颌中央性颌骨癌

男,45 岁,左下颌角区域骨质吸收破坏,边界不清,边缘不光滑,呈不规则虫蚀状破坏,下颌神经管形态不清,颊舌侧骨皮质变薄且不连续

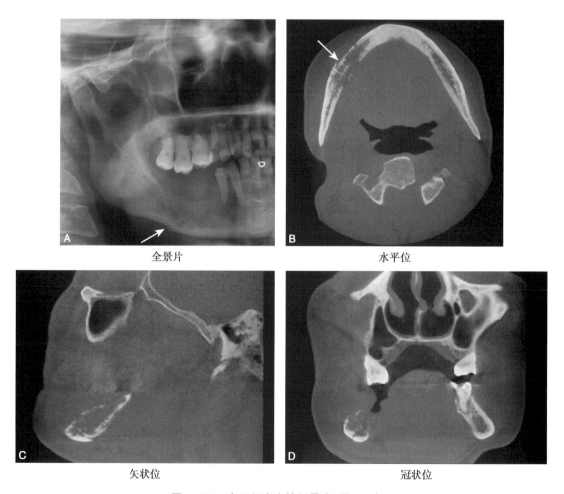

全景片   水平位

矢状位   冠状位

图 6-15-2　右下颌中央性颌骨癌(男,70 岁)

A. C5～C7 缺失,右下颌骨磨牙区骨质溶骨性破坏,边界模糊,局部骨皮质变薄不连续(箭头);B、C、D. 右下颌骨磨牙区骨质吸收破坏呈不规则低密度病损,边缘不光滑呈虫蚀状改变,右侧下颌下缘骨质不连续,断端不连续(箭头),下颌神经管影像不清

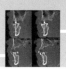

【诊断要点】

1. 低密度溶骨状改变,病变边缘呈虫蚀状破坏。

2. 侵犯破坏牙槽突可伴"浮牙征"。

3. 病变一般无新骨反应性增生或死骨形成。

4. 牙根吸收少见,如有则为脱靴状改变。

【鉴别诊断】

1. 骨肉瘤　骨肉瘤多发于青壮年,成骨性骨肉瘤有明显的骨增生反应,边缘有日光状或针状瘤骨形成,瘤骨与骨皮质垂直。

2. 中央性颌骨骨髓炎　中央性颌骨骨髓炎多以病源牙为中心;病变边缘可见不同程度的高密度骨增生表现;病变内部可有高密度游离死骨形成。

3. 恶性纤维组织细胞瘤　恶性纤维组织细胞瘤是一少见的恶性肿瘤,多发于四肢和躯干,头颈部较少见。四川大学华西口腔医院曾报道 11 例原发于颌面部的恶性纤维组织细胞瘤。X 线表现为颌骨中央性、侵蚀性、溶解性骨质破坏。病变范围广泛,边界极不整齐,与正常骨分界不清,破坏区内无碎骨片或死骨块。骨质破坏发展迅速,短期可观察到骨质溶解破坏范围不断扩大,破坏区周缘骨无硬化征象。

4. 恶性神经鞘膜瘤　恶性神经鞘膜瘤来源于外周神经、神经鞘膜或神经纤维瘤。它多发于四肢和躯干,头颈部较少见,颌骨内尤为罕见。四川大学华西口腔医院曾报道 1 例下颌骨恶性神经鞘膜瘤患者。X 线表现常为受累双侧下前牙区牙槽突、根尖周及相邻骨质吸收破坏,病变与正常骨分界不清。

第十六节　继发性颌骨癌

【概述】　原发性颌骨癌极为少见,临床常见的颌骨恶性肿瘤多继发于颌骨周围组织原发性肿瘤。其可直接侵袭邻近的颌骨,如舌癌、颊黏膜癌、牙龈癌、腭癌、上颌窦癌等。

【影像学表现】　X 线平片显示病变区域骨质溶解破坏,呈凹型骨质缺损。CBCT 上显示骨质吸收破坏,边界不清,边缘呈鼠蚀状吸收破坏,颊舌侧骨皮质常不连续(图 6-16-1)。

【诊断要点】

1. 原发肿瘤病史　继发性颌骨癌常见有舌癌、颊黏膜癌、牙龈癌、腭癌、上颌窦癌等(图 6-16-2 ~ 6-16-5)。

2. 病变由颌骨外向颌骨深部呈溶骨性破坏。

3. 可见凹型骨质溶解破坏区,边缘呈鼠蚀状。

【鉴别诊断】　边缘性颌骨骨髓炎:边缘性颌骨骨髓炎多由于间隙感染累及颌骨所致,炎症首先发生于骨膜,因此骨膜反应是其重要的表现。边缘性骨髓炎很少出现大范围的骨松质破坏区。

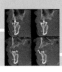
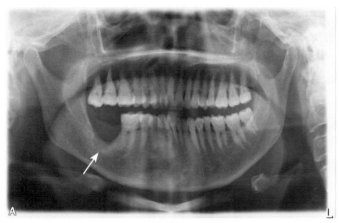

全景片

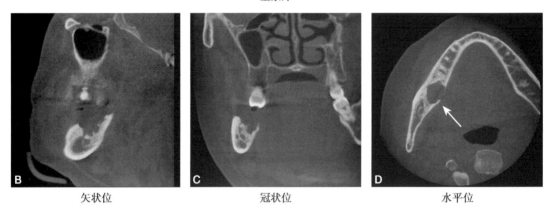

矢状位   冠状位   水平位

图 6-16-1　右下颌牙龈癌继发颌骨癌

女,48 岁,右下颌牙龈癌。A. 右下颌 C7、C8 缺失,此区域骨质吸收破坏,成凹型骨质缺损(箭头);B、C、D. 右下颌 C6 至下颌角骨质吸收破坏,边界不清,呈鼠蚀状吸收破坏,舌侧骨皮质不连续(箭头)

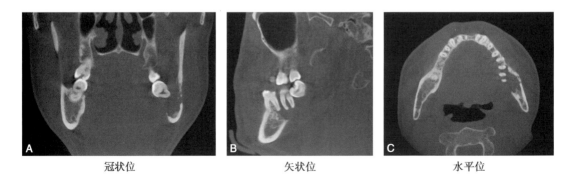

冠状位   矢状位   水平位

图 6-16-2　左侧牙龈癌继发颌骨癌

男,78 岁,左侧牙龈癌。CBCT 示左侧下颌骨磨牙区及部分升支部骨质呈溶解破坏,与正常骨边界不清,颊舌侧骨质连续性中断,D7、D8 悬浮于病变区

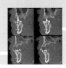

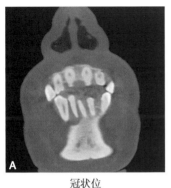
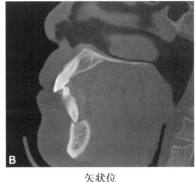
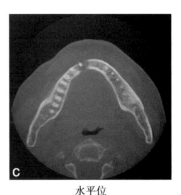

冠状位　　　　　　　　　矢状位　　　　　　　　　水平位

图 6-16-3　口底鳞癌继发颌骨癌
男,61 岁,口底鳞癌,CBCT 示右下前牙区骨质溶解破坏

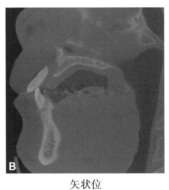
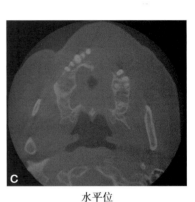

冠状位　　　　　　　　　矢状位　　　　　　　　　水平位

图 6-16-4　牙龈癌继发颌骨癌
男,80 岁,牙龈癌,CBCT 示左侧上颌前牙及前磨牙区骨质溶解破坏,与正常骨边界不清,病变累及硬腭、
鼻腔;病变区见软组织包块

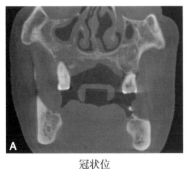
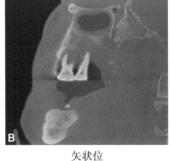
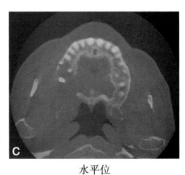

冠状位　　　　　　　　　矢状位　　　　　　　　　水平位

图 6-16-5　右腭部鳞癌继发颌骨癌
男,69 岁,右腭部鳞癌,CBCT 示右上颌磨牙区及上颌结节骨质溶解破坏,边界不清,边缘呈鼠蚀样,相应
软组织肿胀。病变波及右上颌窦底、右侧鼻腔壁,右侧翼板亦受累,局部骨质破坏

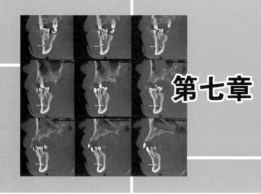

第七章 常见颌骨骨髓炎的CBCT诊断

【概述】 颌骨骨髓炎(osteomyelitis of jaws)是一种由微生物、物理或化学因素所引起颌骨炎症过程,其中由细菌感染导致的颌骨炎症在临床上最为常见。颌骨炎症并不局限于骨髓腔内,常常累及骨松质、骨皮质及骨膜等全部骨组织。由于其病理本质是炎症反应,与发生在其他骨骼的炎症基本一致,因此其影像表现有一定的共通性。

【临床表现】 颌骨骨髓炎的感染来源一般有牙源性、损伤性、血源性及腺源性,其中牙源性感染最为常见,同时也是颌骨骨髓炎与一般的骨髓炎区别的重要之处。牙源性颌骨骨髓炎患者最开始可有牙痛发生,随着疾病迁延,可出现局限性颌骨疼痛。急性骨髓炎者可出现颌骨疼痛、发热、局部淋巴结肿大及面部肿胀等,若感染的渗出物穿破密质骨进入软组织间隙内,则可伴发间隙感染,此时患者可出现张口受限,若伴发口底蜂窝织炎,可以导致呼吸困难甚至危及生命。慢性颌骨骨髓炎症状较轻,仅表现为局部的长期隐痛不适。而Garré骨髓炎由于有明显骨膜反应,患者往往因颌骨包块而非疼痛来就医。

发生在下颌骨的骨髓炎,病变范围多弥散且范围较大,而发生上颌骨者,病变通常较局限。由于上颌骨血供丰富,骨皮质较薄而骨髓组织相对缺乏,致使炎症易于扩散至周围软组织及鼻窦内,而下颌骨血运相对较上颌骨差,而骨皮质较厚,炎症渗出不易引流,因而发生在下颌骨的骨髓炎多见,且往往病情较重。

【一般X线表现】 颌骨骨髓炎X线平片主要表现为:骨松质溶解破坏,死骨形成,骨皮质变薄、粗糙,骨膜成骨,骨骼变形等。病变区内往往存在病灶牙,病灶牙周围骨质破坏明显,远离病灶牙的区域可见骨质增生硬化。一般的颌骨骨髓炎通过X线表现,结合病史及临床检查就能作出诊断。常用的X线平片有曲面体层片、后前位片及华特位片。

【CBCT表现】 颌骨骨髓炎的CBCT表现与X线平片表现基本类似,由于其能显示三维方向的改变,对颌骨颊(唇)舌(腭)侧骨皮质的破坏显示更清晰,对细微病变及病变范围的诊断更为敏感、明确,且CBCT能较平片更早地发现骨质改变,较好地显示骨膜成骨的形态和厚度、死骨大小和数目以及骨皮质受累情况等。

第一节 中央性颌骨骨髓炎

中央性颌骨骨髓炎(central osteomyelitis of jaw),常由根尖周炎发展而来,多为急性化脓

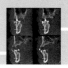

性炎症,下颌骨多见。根尖周炎未得到及时的治疗,炎症可以由颌骨内向周围扩散,若炎症比较局限,称为局限性骨髓炎,弥散者则称为弥散性骨髓炎。随着抗生素的早期应用,弥散性骨髓炎已少见。

中央性颌骨骨髓炎以骨质破坏为主,破坏区与正常骨质可有边界,但边缘不光滑、不规则,病变区域骨小梁结构消失,骨密度降低,病变中心骨密度最低。随着病程的发展,病变周围骨质往往出现硬化征象,骨密度增高,骨小梁增粗,排列紊乱,骨髓腔缩窄(图 7-1-1)。同时,骨质破坏中心区域有时看见团块状、细条状或不规则致密的骨样游离物,密度接近或稍高于正常骨质,团块内可见硬化增粗的骨小梁样结构,此种结构为死骨,是中央性骨髓炎的典型征象(图 7-1-2)。当炎症波及骨皮质,可表现为骨皮质变薄、粗糙,甚至局部不连续,病变与周围软组织相通,骨皮质内侧的破坏程度大于外侧。骨膜反应相对少见,若出现骨膜反应,多为薄层状或细线状骨膜反应,且多位于骨皮质破坏明显区域。

上颌骨中央性颌骨骨髓炎与下颌骨骨髓炎的 CBCT 表现类似,可出现骨质破坏和死骨,但很少出现骨膜反应(图 7-1-3)。由于有上颌窦的存在,上颌骨骨髓炎往往累及上颌窦,造成上颌窦炎症、积液甚至积脓。

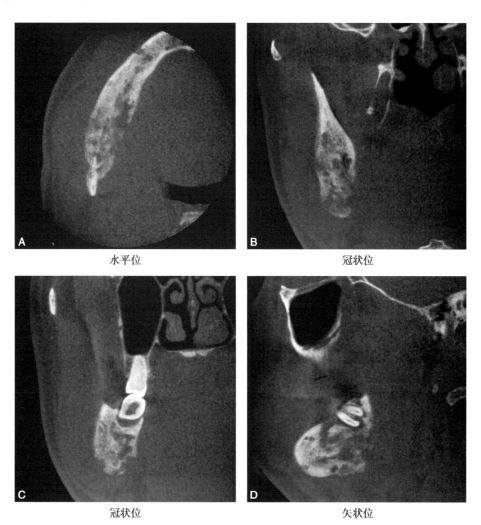

A　水平位　　B　冠状位

C　冠状位　　D　矢状位

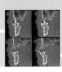

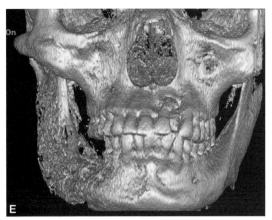
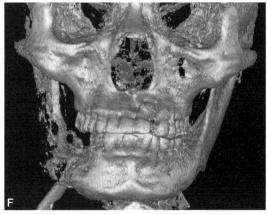

三维重建(1)　　　　　　　　　　　　　　　　三维重建(2)

图 7-1-1　右下颌骨中央性颌骨骨髓炎

CBCT 显示右侧下颌骨广泛性骨质溶解破坏,其内可见散在小片状死骨,骨质吸收区周围可见骨质修复区,骨纹理增粗、紊乱、密度增高。颌骨体颊舌侧及升支外缘骨皮质变薄,不连续,升支外缘亦可见骨膜反应。图 E 见牙齿下颌骨骨质密度减少,形状尚完整,图 F 显示骨质进一步破坏,有引流管影像

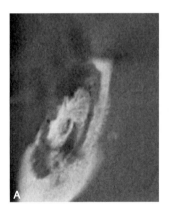
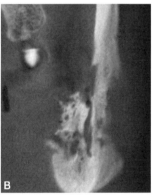
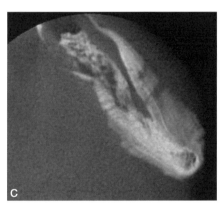

矢状位　　　　　　　　　　冠状位　　　　　　　　　　水平位

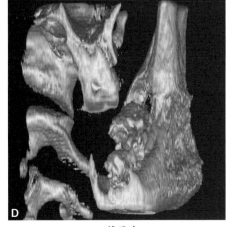

三维重建

图 7-1-2　左下颌骨中央性颌骨骨髓炎

A、B、C. 左下颌骨骨质溶解破坏,中心为一高密度骨样结构游离(死骨),吸收破坏区周围骨质增生硬化,颊舌侧骨皮质均变薄,舌侧骨皮质不连续,颊舌侧外缘均可见葱皮样骨膜反应;D. 内侧骨质的破坏情况

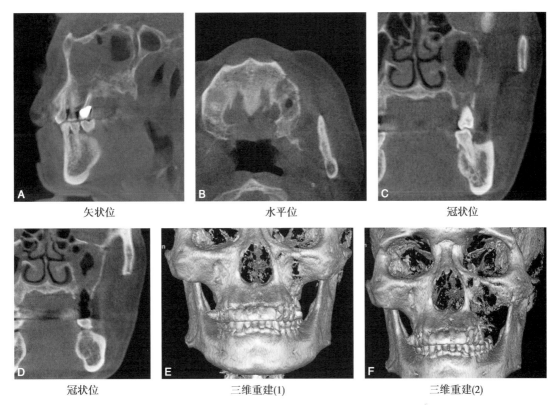

| 矢状位 | 水平位 | 冠状位 |

| 冠状位 | 三维重建(1) | 三维重建(2) |

图 7-1-3 左上颌骨中央性颌骨骨髓炎

CBCT 显示左上颌骨磨牙区骨质溶解吸收,边界不清,上颌窦内昏暗,积液。左上颌窦底骨质粗糙,不连续,与牙槽窝相通。B7 缺失,牙槽窝空虚。病变区颌骨骨皮质外未见骨膜反应。图 E、F 显示不同阶段的三维重建骨质破坏情况

第二节　边缘性颌骨骨髓炎

　　边缘性颌骨骨髓炎(peripheral osteomyelitis of jaw)好发于下颌升支区,其病因也多源于牙源性感染,但其病理过程及临床表现并不同于中央性颌骨骨髓炎。边缘性颌骨骨髓炎首先由病源牙引起间隙感染,进而波及颌骨所致,炎症先侵犯颌骨骨膜,骨膜由于受到炎症的刺激而增生,在骨皮质外层形成较厚的骨膜反应(图 7-2-1)。相应的骨皮质外缘粗糙或变薄,但骨皮质内缘较少受到波及,而骨松质结构多完整,骨小梁清晰,排列规则。若炎症完全突破骨皮质,那么其相应内侧的骨松质就会受到破坏,骨质溶解,但范围往往比较局限。若边缘性骨髓炎是由于冠周炎所引起的间隙感染所致,其病灶牙牙冠周围骨质疏松,边缘不光滑,波及范围一般比较局限,但其颊舌侧骨皮质可有微小的不连续,炎症从骨质缺损区蔓延至软组织间隙内(图 7-2-2 ~ 7-2-4)。

　　边缘性颌骨骨髓炎很少出现死骨和大范围的骨松质破坏区。它与中央性颌骨骨髓炎最大的区别在于病变中心不同,中央性颌骨骨髓炎病变中心主要在骨髓腔内,而边缘性颌骨骨髓炎病变中心在软组织内,受影响最大的是骨膜及骨皮质。

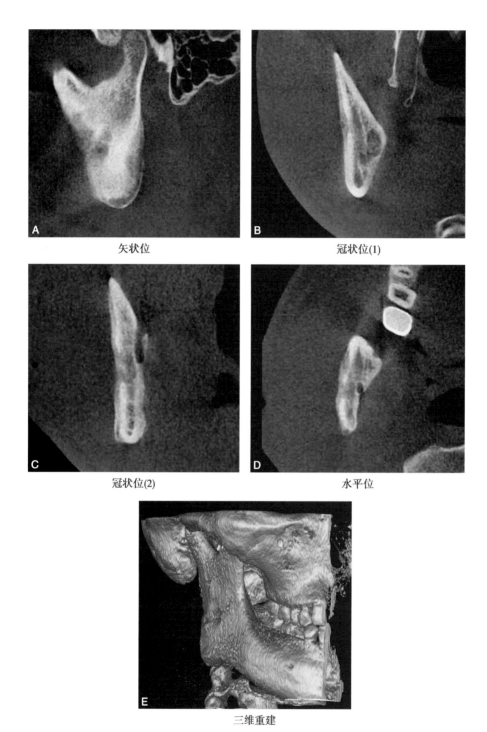

A 矢状位	B 冠状位(1)
C 冠状位(2)	D 水平位

E 三维重建

图 7-2-1　右下颌升支边缘性颌骨骨髓炎
CBCT 显示右下颌角下缘及升支外缘可见骨膜反应,升支中
份骨皮质不连续,相应内侧骨松质密度降低

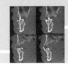

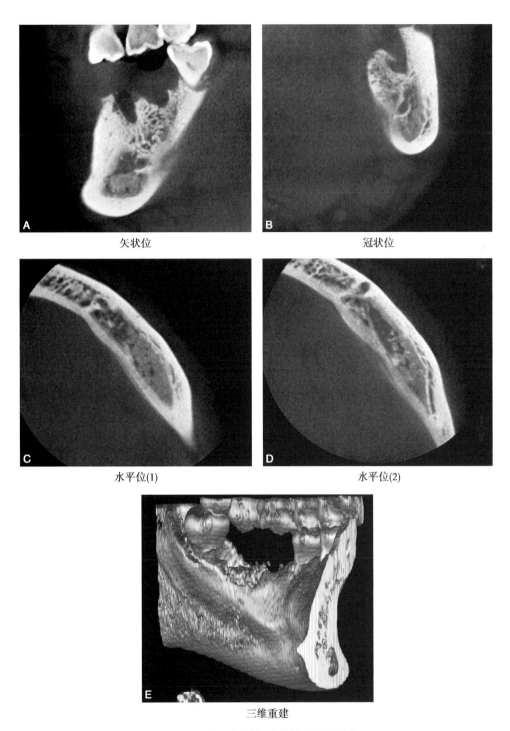

图 7-2-2　左下颌骨体边缘性颌骨骨髓炎

CBCT 显示左下颌病灶牙已经拔出，拔牙窝形态清晰，其下方及舌侧骨纹理紊乱，可见软组织样结构（炎性肉芽），舌侧骨皮质外侧变薄，粗糙，可见骨膜反应，颊侧骨皮质光滑，无增厚或变薄

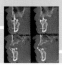
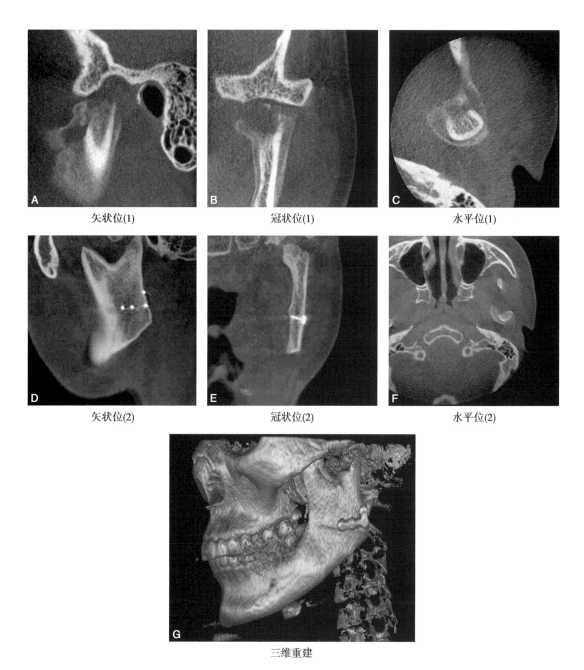

图 7-2-3　左下颌升支区骨髓炎

A、B、C. 左髁突头骨质吸收,髁突正常结构被破坏,升支及髁突区骨质周围可见骨膜反应;D、E、F. 患者术后 1.5 年复查,髁突区骨膜反应消失,有新生骨质形成;G. 三维重建图

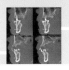

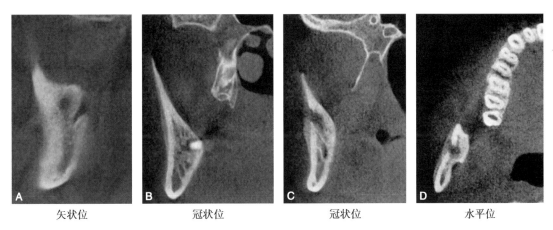

| 矢状位 | 冠状位 | 冠状位 | 水平位 |

图 7-2-4 右下颌升支区边缘性颌骨骨髓炎
CBCT 显示右升支外缘可见薄层骨膜反应,升支中份骨皮质不连续,其内侧骨质溶解吸收,但病变局限

第三节 Garré 骨髓炎

　　Garré 骨髓炎(Garré osteomyelitis)曾又被称为骨化性骨膜炎、Garré 硬化性骨髓炎、Garré 增生性骨膜炎、慢性骨髓炎合并增生性骨膜炎,是一种少见的、非化脓性的,多发生于儿童期的低毒性骨髓炎,以骨皮质外骨膜增生为主,患者往往以颌骨包块为主诉前来就医。由于早期使用抗生素,细菌的数量及毒力往往较低,同时儿童处于生长发育期,机体代谢程度高,修复能力强,因此 Garré 骨髓炎主要以机体防御修复反应为主。

　　Garré 骨髓炎的特点为:骨髓腔内病变表现为骨质硬化,骨小梁增粗、密度增高,病变范围边界不清,有时还可见散在小片状局限性骨质溶解破坏区;骨皮质变薄、粗糙,局部可有不连续;骨皮质外缘有较厚的骨膜反应,增生的骨膜密度不均匀,散在低密度区,这些低密度区往往与骨皮质破坏最严重之处相邻;相邻软组织可有轻度肿胀(图 7-3-1)。

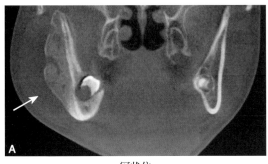

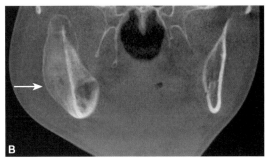

| 冠状位 | 冠状位 |

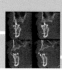

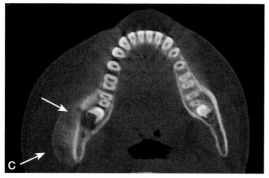
水平位

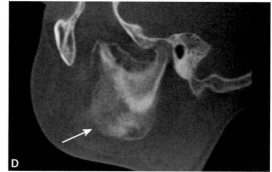
水平位

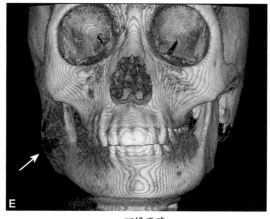
三维重建

图 7-3-1　右下颌骨 Garré 骨髓炎
CBCT 显示右下颌磨牙区及升支颊侧外缘可见广泛骨膜成骨,相邻
颌骨骨小梁增粗,髓腔缩窄,密度增高,骨皮质变薄,不光滑,患侧
软组织较健侧增厚

第四节　硬化性颌骨骨髓炎

　　硬化性颌骨骨髓炎(sclerosing osteomyelitis of jaw),可分为局限性和弥漫性两种。其中局限性硬化性颌骨骨髓炎即为致密性骨炎,而弥漫性硬化性颌骨骨髓炎多由于急性感染控制后炎症迁延不愈,或者局限性病灶长期存在导致。此时,致病菌数量较少或毒力较低,而机体抵抗力较强,表现为骨髓腔内纤维成分增生、骨化,影像学上表现为病灶牙根尖区骨质疏松,周围大范围的骨密度增高,骨髓腔缩窄,骨小梁增粗,排列紊乱,与正常骨质边界不清(图 7-4-1)。骨皮质增厚或无改变,一般无骨膜反应。颌骨形态轻度膨隆或无改变。

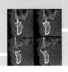

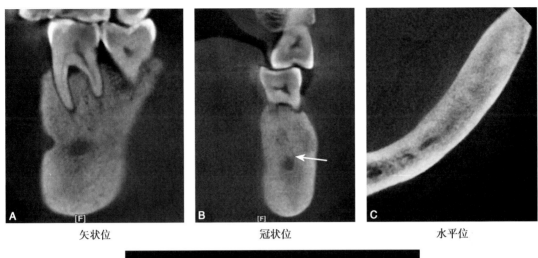

矢状位　　　　　　　　　冠状位　　　　　　　　　水平位

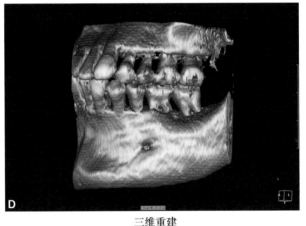

三维重建

图7-4-1　左下颌骨弥漫硬化性颌骨骨髓炎
CBCT左下颌骨磨牙区密度增高,边界不清,骨小梁增粗、排列紊乱,骨髓腔缩窄,骨皮质与骨松质边界不清,未见骨膜反应,骨皮质外侧光滑

第五节　颌骨放射性骨坏死

颌骨放射性骨坏死(osteoradio-necrosis of jaw)是指患者接受头面部放射治疗之后,颌骨出现广泛性散在骨质破坏。放射线能对恶性肿瘤细胞的分裂起到抑制作用,也能对正常组织产生损害作用。恶性肿瘤放射治疗术后,会导致术区周围骨组织受损,同时会引起血管形态和功能变化,使骨再生能力降低,更易受创伤和感染。放射性骨坏死的发生与照射剂量、分次照射方案、射线种类、个体耐受性、照射方式、局部防护等均有一定关系,一般认为照射剂量越大,放射性骨坏死的发生率越高。放射性骨坏死可在放射线照射后数月至数年甚至十余年后发病。而在放射性骨坏死基础上,如果口腔卫生条件不佳、存在牙源性感染以及损伤或施行手术等,可导致继发感染。

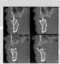

颌骨放射性骨坏死常常发生于下颌骨后部,但也可发生于上颌骨后部,或者上、下颌骨同时发生,主要症状是疼痛和骨暴露。其影像表现特点为:病变边界不清,骨质呈弥散性疏松,可见散在斑点状或虫蚀样骨质破坏区,破坏区之间有时可见正常骨小梁结构。病变区内有时可见死骨及骨皮质破坏。当病变范围较大时,颌骨可出现病理性骨折,且多发生于下颌骨(图7-5-1)。正常骨组织受到射线照射后,其修复能力下降,甚至消失,因此骨质增生硬化少见,而骨膜对射线极其敏感,放疗后,骨膜活力消失,放射性骨坏死也很少出现骨膜反应(图7-5-2)。

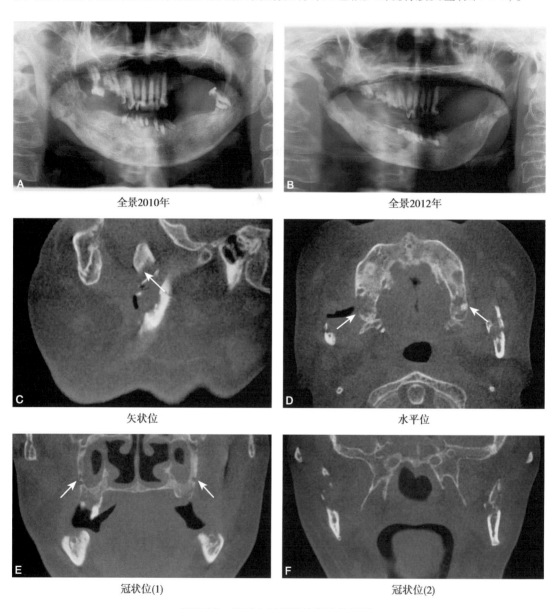

A 全景2010年

B 全景2012年

C 矢状位

D 水平位

E 冠状位(1)

F 冠状位(2)

图7-5-1　双侧上下颌骨放射性骨坏死

患者,女性,鼻咽癌放疗术后6年,出现颌面部广泛性疼痛,张口受限。A、B. 患者2010年及2012年全景片,对比发现,随着时间的推移,颌骨破坏范围增大,且左下颌骨出现病理性骨折;C、D、E、F. 患者2012年CBCT片,双侧上下颌骨后牙区骨质溶解破坏,边界不清,骨皮质不连续,未见骨质增生硬化及骨膜反应,箭头所指为骨质破坏区

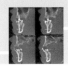

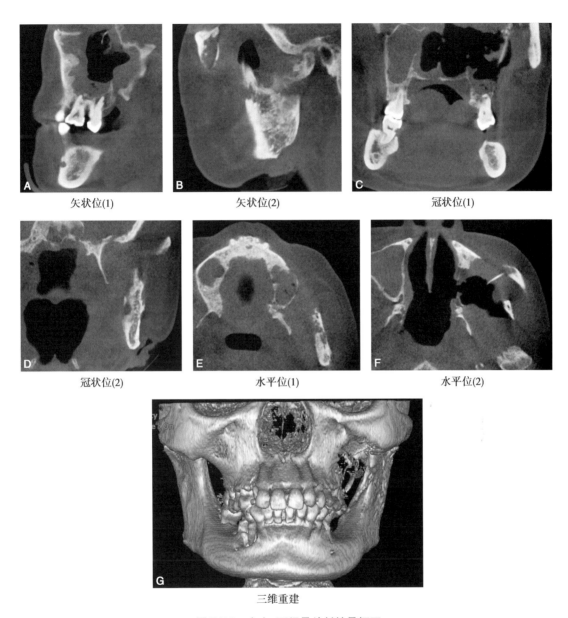

矢状位(1)   矢状位(2)   冠状位(1)

冠状位(2)   水平位(1)   水平位(2)

三维重建

图 7-5-2　左上、下颌骨放射性骨坏死
患者,男性,48 岁,鼻咽癌放疗术后 3 年,CBCT 显示左侧上
颌骨及下颌升支纹理紊乱,可见散在不规则骨质溶解破坏
区,蝶骨体及右侧硬腭亦有所累及,左上颌窦壁不连续,外
后壁缺损

　　需要注意的是,在诊断放射性骨坏死时,应注意与肿瘤转移或肿瘤复发相鉴别,后者病
情发展迅速,症状较重,可出现神经麻木等症状,并且很少出现死骨,很少双侧颌骨或者上下
颌骨同时发生的现象。

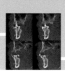

第六节　颌骨骨髓炎的 CBCT 诊断要点

一、诊断的关键点

1. 骨松质破坏,正常骨小梁结构消失或排列紊乱。

2. 病变中心密度最低,有时可见死骨形成,早期的死骨内可见骨小梁结构,晚期的死骨密度增高,无小梁结构。

3. 骨质破坏区周围多可见骨质增生硬化带。

4. 骨皮质粗糙、变薄,甚至不连续,但在骨髓炎后期可出现骨皮质增厚。

5. 很少出现骨膜反应,如果出现可以呈帽状或层状,覆盖在骨皮质外层,厚度不一,密度也可不均匀。

二、鉴　别　诊　断

(一) 中央性骨髓炎与颌骨肿瘤性破坏相鉴别

对于中央性颌骨骨髓炎与中央性颌骨恶性肿瘤的影像鉴别非常重要,同时也有一定的难度,一般可通过五个诊断要点来分析,再结合病史和临床检查,基本可以作出正确的判断,现将鉴别要点归纳如下:

	中央性颌骨骨髓炎	恶性肿瘤
骨质破坏	正常骨小梁结构消失,或排列紊乱,边界不清,病变多有局限性;急性严重性骨髓炎病变可无局限性,但其临床感染症状明显	骨质溶解破坏,正常骨小梁结构消失,边界不清,边缘呈蔓延、侵蚀性改变
死骨	可有死骨形成,死骨形态多样,可呈孤立团块状,散在多发性细条状等,早期的死骨内可见骨小梁结构,晚期的死骨密度增高,无小梁结构	病变区内可残存未被肿瘤侵蚀的孤立骨块,骨块内多有正常骨小梁结构,密度正常或降低,晚期,残余骨质多被侵蚀,不会出现密度增高骨块游离;有的肿瘤病变内可出现增生的散在瘤骨
骨质增生硬化带	在病变周围可有骨质增生硬化带,急性期骨质增生硬化带不明显	骨质被肿瘤破坏,一般不出现修复情况,除非继发感染时,才会出现骨质增生硬化带,且多不明显
骨皮质改变	骨皮质粗糙、变薄,甚至不连续,但在骨髓炎后期可出现骨皮质增厚	骨皮质被破坏变薄,不连续
骨膜反应	骨膜反应呈帽状或层状,覆盖在骨皮质外层,厚度不一,密度也可不均匀	骨膜反应形式多样,可呈毛刷状、针刺样、日光放射状,一般不出现层状或帽状骨膜反应;颌骨癌多无骨膜反应,若有,骨膜反应较薄,骨肉瘤骨膜反应较厚;骨膜反应密度比较均匀一致

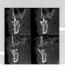

有时,急性期中央性颌骨骨髓炎和中央性颌骨癌的影像很难鉴别,可在患者抗生素治疗后,复查 CBCT 后进行对比(图 7-6-1、7-6-2)。

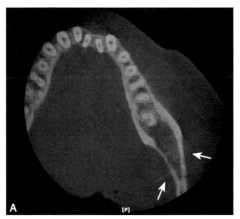

水平位

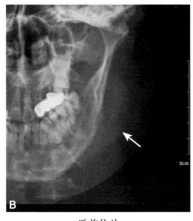

后前位片

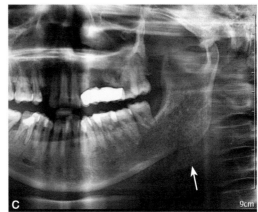

全景片

图 7-6-1 骨肉瘤骨膜反应
CBCT 显示骨肉瘤骨膜反应为毛刷状或日光反射状。全景及后前位片清楚显示骨肉瘤骨膜反应

(二) 硬化性骨髓炎与骨纤维病变相鉴别

硬化性骨髓炎以骨质增生修复为主,骨髓腔缩窄,骨小梁增粗,但骨小梁结构仍可分辨,颌骨可膨隆,但膨隆程度一般较轻,骨皮质清晰,正常或增厚;骨纤维病变发病年龄较小,病变主要集中在骨松质区域,可呈低密度、混杂密度或磨砂玻璃样改变,骨皮质与骨松质分界不清,颌骨进行性膨隆。

(三) Garré 骨髓炎与骨纤维病变相鉴别

Garré 骨髓炎中的骨膜成骨,其光镜下病理表现与骨纤维病变类似,因此病理确诊很困难,多需要结合影像学检查结果。这两种疾病在影像学表现上区别较大,一般不易混淆。Garré 骨髓炎病变集中在骨皮质外的骨膜反应,骨松质可有局限破坏或增生硬化,颌骨局部膨隆。而骨纤维病变主要是骨松质的结构不良,呈低密度、混杂密度或磨砂玻璃样改变,颌骨进行性膨隆,但颌骨形态有一定的保持。

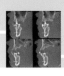

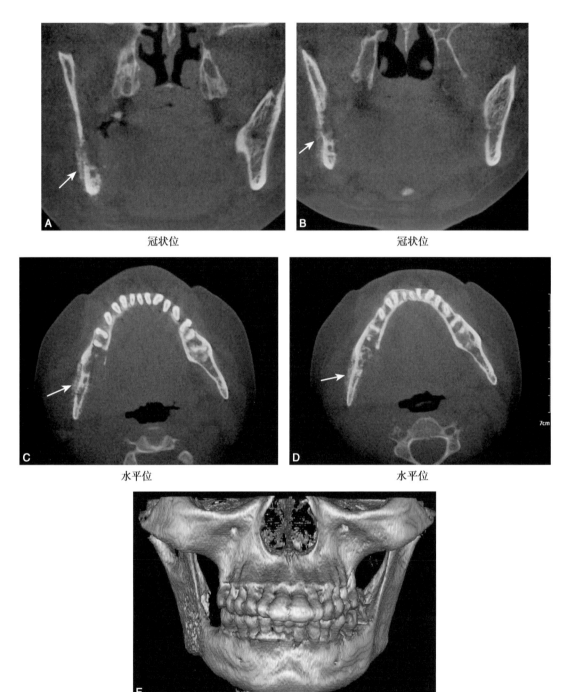

冠状位　　　　　　　　　　　　　　　　　冠状位

水平位　　　　　　　　　　　　　　　　　水平位

三维重建

图 7-6-2　颌骨鳞癌骨膜反应

A、B、C、D. 右下颌骨鳞癌,其骨膜反应不均匀,呈团片状颗粒堆积样。骨膜反应边缘粗糙;E. 同一患者的三维重建图,牙齿升支部骨质破坏

第八章　CBCT在牙种植中的应用

　　CBCT近年来在种植中的应用越来越体现出独特的价值,由于可以显示三维空间的结构,正好符合种植植入的三维空间结构的判断,所以CBCT的出现和临床的应用极大地促进了种植的发展,以前单靠全景片来指导种植的时代已经一去不复返。

第一节　前牙区种植影像学评价

　　在正常情况下,每个人的牙槽骨厚度也是不一致的,但形态和功能的一致性决定了自身的牙齿可以和相应的牙槽骨有良好的匹配,再加上牙周膜的存在,即便是很薄的牙槽骨也能容纳牙根而行使相应的功能。前牙缺失后,牙槽骨的吸收会因为缺牙时间的长短、病变的程度、缺牙的原因以及人体本身的解剖状况等变得十分复杂,仅仅通过口腔检查或者二维图片检查很难了解前牙区牙槽骨的真实情况,比如有的患者在临床检查时缺牙牙槽突区域的骨量尚可进行种植,但通过CBCT进一步检查发现其牙槽骨中部仅仅只有1~2mm的骨量,对于牙种植就显得非常困难。所以前牙区种植前应该做好足够和必要的检查,做好准确的术前评估,确定选择合适的种植方案,以达到最佳的治疗效果。前牙区种植可分为骨量足够和骨量不足两种,当骨量足以容纳拟植入的种植体空间时,种植过程中可按常规操作进行,且几乎没有任何困难和风险存在。相反,当骨量不足甚至确实严重时,种植手术的难度也会随之加大,往往需要GBR或者移植骨才能完成。

一、前牙区CBCT的形态判断

　　1. 细长形(图8-1-1)

　　2. 弯曲形(图8-1-2)

　　3. 短小形(图8-1-3)

　　4. 低平形(图8-1-4)

　　5. 直线形　往往在前牙呈现反颌时,牙槽骨可以表现为直线形,及牙槽骨的长轴线与腭部水平板成大约90°(图8-1-5)。

　　6. 三角形　牙槽骨吸收明显,类似三角形的形状(图8-1-6)。

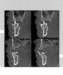
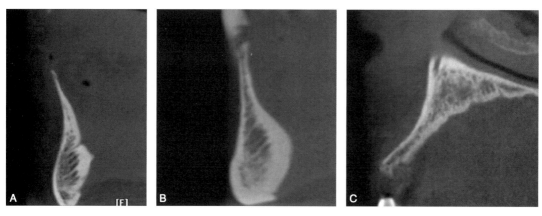

图 8-1-1　细长形
矢状位显示上、下颌前牙区的牙槽骨形状细小

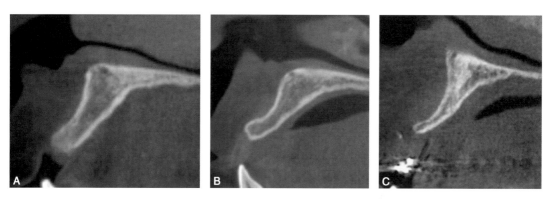

图 8-1-2　弯曲形
矢状位显示不同患者上颌前牙区的牙槽骨形状不同程度弯曲

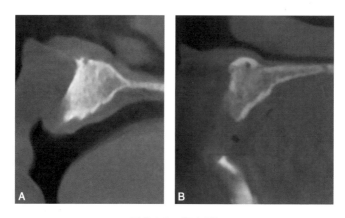

图 8-1-3　短小形

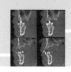

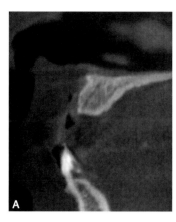 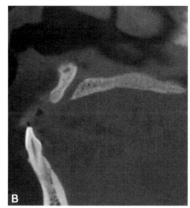 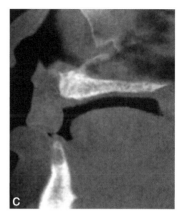

图 8-1-4　低平形
A. 短而粗；B. 短而细；C. 牙槽骨基本消失

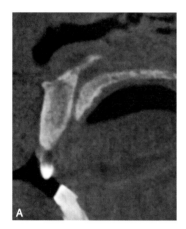 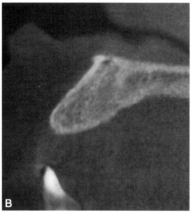

图 8-1-5　直线形
上颌牙槽骨几乎呈直线形

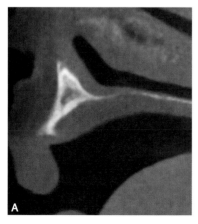 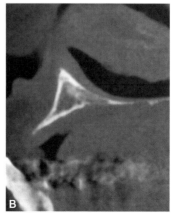

图 8-1-6　三角形
不同程度的上、下前牙牙槽骨吸收，呈三角形改变

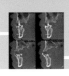

7. 骨质缺损形　包括拔牙后牙槽窝的未愈合、牙槽骨的唇(舌)侧骨质缺损、凹陷形缺损等(图 8-1-7、8-1-8)。

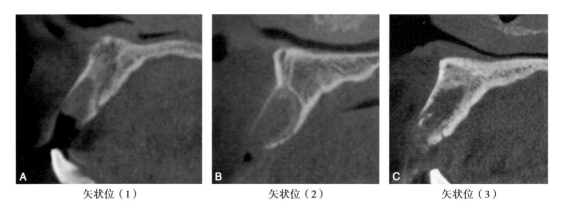

矢状位(1)　　　　矢状位(2)　　　　矢状位(3)

图 8-1-7　骨质缺损形
A. 牙槽窝未完全恢复;B. 骨质缺损牙槽骨密度低,正在愈合中,但宽度及高度均足够;C. 牙槽骨缺损,牙槽窝见点状高密度影,腭侧牙槽骨骨折征象

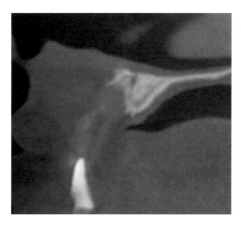

图 8-1-8　术前 CBCT 片
CBCT 矢状位示唇侧牙槽骨骨质缺损明显

二、前牙区 CBCT 骨量判断

(一) 牙槽骨的密度

1. 高密度形　类似在骨分类中的 1 类骨,以骨皮质密度为主,在前牙区出现高密度的改变多数由于炎症的刺激骨质反应性增生所致。

2. 中密度形　类似在骨分类中的 2 类骨,以骨皮质和骨松质混合为主。

3. 低密度形　类似在骨分类中的 3 类骨,以骨松质为主,骨皮质变薄。

4. 骨质疏松形　类似在骨分类中的 4 类骨,以骨皮质和骨松质组成,但密度均低。

(二) 前牙区有足够骨量

在进行临床检查时,可以观察到缺牙区的宽度和厚度,用手指扪诊时前庭沟骨质没有明显的凹陷,这种情况可以拍摄牙片了解牙槽骨状况及与鼻腔的距离。但由于牙片显示

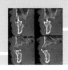

的范围有限,最好能够拍摄全景片了解邻近结构的情况,比如邻牙的情况、鼻腔底的距离、切牙孔的大小与位置等,但由于全景 X 线机设计的原因,前牙区必然会受到颈椎、咽腔重叠的影响,显示的影像常不清楚,而且前牙区的水平失真率变化较大,有时候可以看见种植体形状发生改变,或者根尖有低密度改变,或者种植体与切牙管重叠无法判断是否影响切牙管,所以必要时应该拍摄 CBCT,以了解骨质的状况,有利于植入角度的判断;或者了解种植体植入后的状况。由于 CBCT 的图像基本上是 1∶1 的,所以可以直接在 PACS 系统里直接测量(图 8-1-9),也可以利用刻录的光盘数据进行重建及测量等相关的图像处理,以获得最佳的结果。

在前牙区有时候可以肉眼见到有足够的骨量,但是其牙槽骨还处于愈合期,甚至有些是牙根的残留,牙槽骨不能正常地恢复,只有通过 CBCT 才能够清楚地显示(图 8-1-10 ~ 8-1-12)。

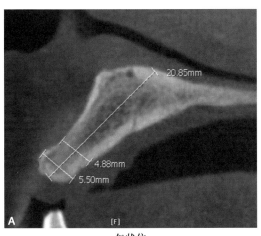

矢状位　　　　　　　　　　　　　　水平位

图 8-1-9　种植术前 CBCT 测量片
直接在 PACS 系统中利用测量工具测量牙槽骨的长、宽、高度

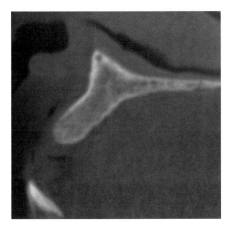

图 8-1-10　术前 CBCT 片
矢状位示牙槽骨密度及高度长度均好

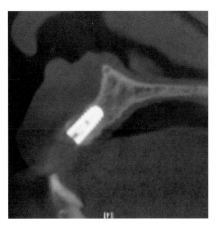

图 8-1-11　术后 CBCT 片
矢状位示种植体植入后的位置及高度良好

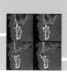

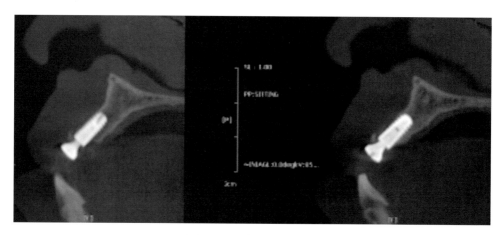

图 8-1-12　术后 CBCT 片
矢状位显示种植体植入 5 个月后 2 期修复前的状况

（三）前牙区骨量不够

在临床上常常发现前牙区存在骨量不足,部分病例中牙槽突高度尚可但唇舌向仅剩薄薄的皮质骨而显得极其锐利,或者唇侧倒凹极其明显,这些都说明了前牙区剩余牙槽骨的唇舌向宽度多不足,仅靠根尖片或者全景片的二维图像是无法作出直观准确的判断的。在种植体植入的过程中很容易造成唇侧骨壁穿通,导致种植失败。

同一个患者前牙区的牙槽骨在不同的位置层面其牙槽骨形状也不一致。在缺牙时间较长的前牙区牙槽骨的高度也会呈现不足。对于高度的判断是十分重要的,如果发生误差,就可能出现种植体植入鼻腔的情况。同时还有一个重要的结构就是切牙孔,其内有神经和血管穿过,切牙孔的形状与大小不尽相同,种植手术时还是应该尽量避免造成切牙孔的损伤或者鼻底穿孔。

对于骨量明显不足者行术前 CBCT 检查,通过 CBCT 了解缺损骨质的多少以及缺损的部位后,就可以选择不同的手术方法来获得足够的适合种植体生长的骨量。

如何兼顾美观与功能,选择正确的种植方法,修复缺失牙并重建良好的牙龈外形,提高种植远期成功率,是前牙种植手术实施前必须认真思考的问题。本章节着重从形态学角度分析了牙槽骨形态多样性,以期对临床种植医师进行术前指导。

1. 高度不足（图 8-1-13）

2. 厚度不足　CBCT 不仅可以清楚显示牙槽骨的高度,也可以在矢状位上清楚地显示牙槽骨的厚度,为手术的设计提供了重要的依据,帮助术者决定采用骨挤压术还是劈开术或者 onlay 植骨术等（图 8-1-14、8-1-15）。

在牙槽骨骨量明显不足时,可以先行植骨术,等植入骨与牙槽骨生长愈合完成,再行 2 期手术进行种植体的植入（图 8-1-16~8-1-23）。

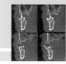

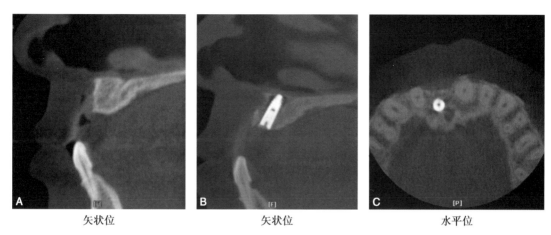

矢状位　　　　　矢状位　　　　　水平位

图8-1-13　术前术后CBCT片
A. 在上颌前牙区的牙槽骨高度明显不足；B. 植入后种植体的状况；C. 种植体腭侧位置

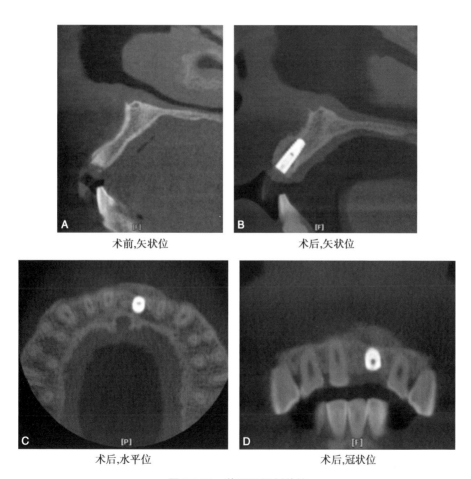

术前,矢状位　　　　　术后,矢状位

术后,水平位　　　　　术后,冠状位

图8-1-14　前牙区即刻种植
A. 前牙区种植术前唇侧骨量明显不足,还有一个残根影像；B、C、D. 同一患者拔除残根唇侧植骨及种植术后,矢状位、冠状位及水平位可以清楚看见植入骨情况

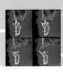
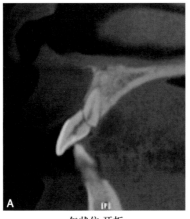

矢状位,牙折 　　　　　矢状位,种植术后

图 8-1-15　前牙区牙折后,即刻拔除牙后植入种植体,唇侧植入骨粉

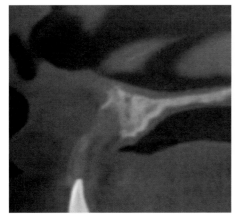

图 8-1-16　术前 CBCT 片
矢状位显示在上颌前牙区的牙槽骨高度明显
不足

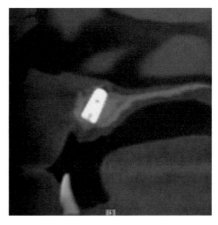

图 8-1-17　术后 CBCT 片
矢状位显示植骨后种植体植入,唇侧有明显植入
骨影像

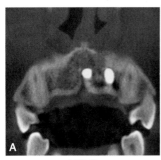
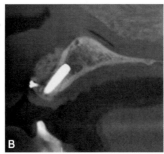
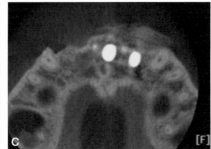

冠状位 　　　　　矢状位 　　　　　水平位

图 8-1-18　上前牙区种植及植骨术后

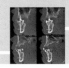

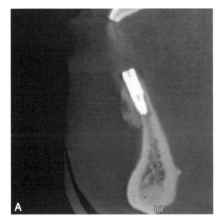

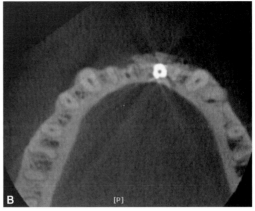

图 8-1-19
下颌前牙唇侧植骨及种植术后

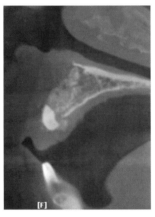

图 8-1-20　植骨术后 CBCT 矢状位
矢状位显示在上颌前牙区的牙槽骨植骨术
后的一个层面

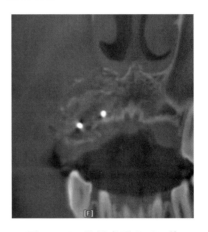

图 8-1-21　植骨术后 CBCT 片
冠状位显示在上颌前牙区牙槽骨植骨术后,高密
度影为固定骨块的螺钉

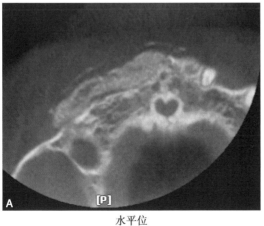

水平位

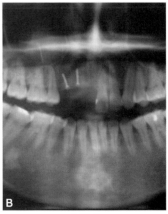
全景片

图 8-1-22　植骨术后 CBCT 片及局部全景片
A. 在上颌前牙区的牙槽骨植骨术后的一个层面;B. 在上颌前牙区的牙槽骨植骨术后螺钉固定情况

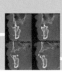

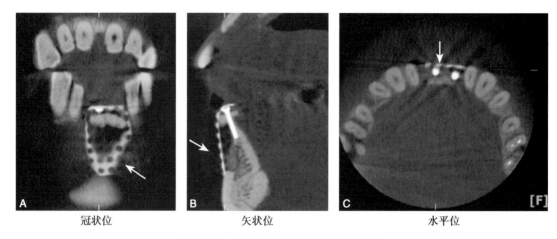

冠状位　　　　　　　　矢状位　　　　　　　　水平位

图 8-1-23　下颌骨前牙区植骨及钛网固定

三、前牙区的神经与血管

　　一般认为前牙区没有明显的神经和血管,往往被认为是种植的安全区域。但是在临床中我们也会发现,种植备洞过程中可能会发生比较大的出血情况,出现在上颌前牙区时我们常常考虑是鼻腭管(切牙管)的问题,而发生在下颌时医师会感到困惑或者不知所措。

　　鼻腭管是位于上中切牙后方,几乎呈垂直方向,所以在牙片上只能显示隐约的卵圆形的稍低密度影,但往往不能清楚地辨认;同样在全景片上也无法清楚地显示鼻腭管的结构。但对于前牙区的种植来说,鼻腭管是一个不得不考虑的重要结构。CBCT 可以清楚地显示鼻腭管的形状、大小与位置,水平位常常显示为类心形结构(图 8-1-24),鼻腭管是一个不规则的管道样结构,有的较细,有的则很粗大(图 8-1-25),也可以见到 2 个鼻腭管或者有分支改变(图 8-1-26)。由于鼻腭管是发育性结构,也可以发生鼻腭管囊肿(图 8-1-27)。在种植时要考虑到该结构的变异。

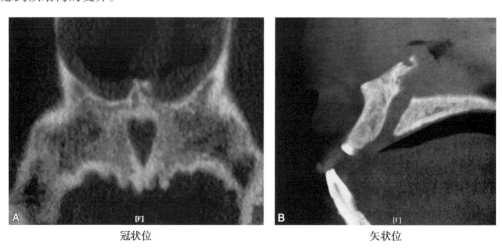

冠状位　　　　　　　　　　　矢状位

图 8-1-24　鼻腭管
A. 鼻腭管呈类似心形;B. 鼻腭管呈稍前倾较均匀的管状

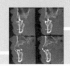

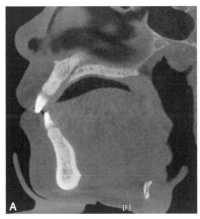

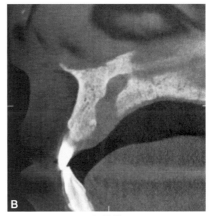

矢状位　　　　　　　　　　　　　　　　矢状位

图 8-1-25　鼻腭管

A. 鼻腭管较细；B. 鼻腭管不规则形状

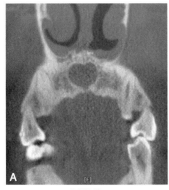

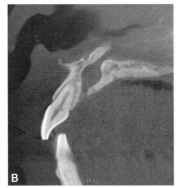

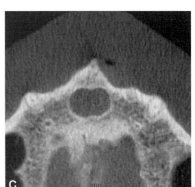

冠状位　　　　　　　　　　　矢状位　　　　　　　　　　　水平位

图 8-1-26　鼻腭管

膨大的鼻腭管，患者没有自觉症状

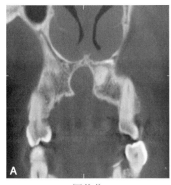

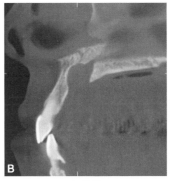

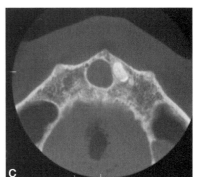

冠状位　　　　　　　　　　　矢状位　　　　　　　　　　　水平位

图 8-1-27　鼻腭管囊肿

术后病理结果证实为鼻腭管囊肿

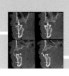
下前牙区域实际上是一个非常复杂的血管网系统,以前我们的认识是前牙区没有大的血管和神经,所以都会认为前牙区是一个安全的种植部位。CBCT 的出现和应用,发现前牙区实际上存在很多的血管和神经,甚至非常粗大(图 8-1-28 ~ 8-1-30)。有些管道会有出口,即现在称为下颌正中管和下颌舌侧管,开口于舌侧,但不止一个,往往有多个开口,其位置高低不一,形状也各不相同(图 8-1-31、8-1-32)。

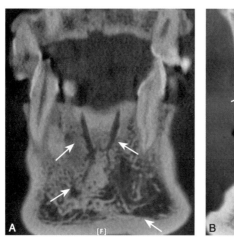
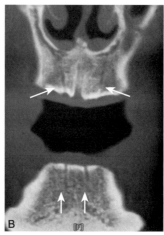

图 8-1-28 CBCT 冠状位
A. 下颌骨前牙区的粗大血管影像;B. 上、下颌骨前牙区的血管影像

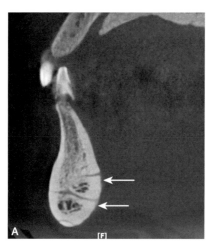
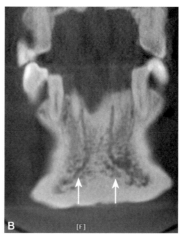

图 8-1-29 CBCT 矢状位及冠状位
A、B. 下颌骨前牙区的粗大的血管及走行方向

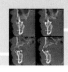

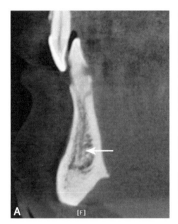
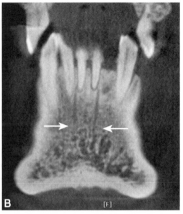

图 8-1-30　CBCT 矢状位及冠状位
A、B. 同一患者矢状位及冠状位清楚显示血管影像

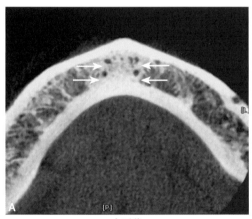
水平位

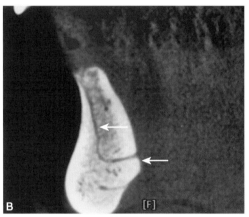
矢状位

图 8-1-31　CBCT 矢状位及冠状位
A. 颏部孔状结构；B. 血管影像

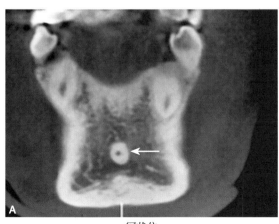
冠状位

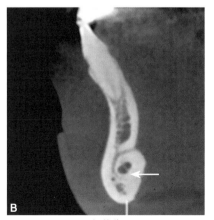
矢状位

图 8-1-32　CBCT 冠状位及矢状位显示颏管

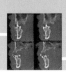
第二节　上颌后牙区种植影像学评价

一、CBCT 上颌窦形态影像

上颌窦是位于上颌骨体内一个形状不规则的锥体形空腔,可分为尖部、基底部和前、后、上、下壁,窦腔大小不等,左、右两侧常不对称或大小不等。

在 CBCT 图像上,可以从冠状面、矢状面、水平面以及三维重建图像上多角度多层面观察和比较上颌窦的形态。上颌窦的下壁与上颌后牙紧邻,通常覆盖了上颌第一前磨牙到第三磨牙区域。在三维重建的图像上,有学者根据上颌窦下壁的形态不同可以将上颌窦分为六种类型。第一类:下壁在上颌前磨牙和磨牙之间平坦;第二类和第三类:下壁比上壁窄,第二类的上颌窦下壁在磨牙区域平坦,第三类的上颌窦下壁倾斜;第四类和第五类:下壁在上颌第二前磨牙和磨牙之间分别表现为较圆滑和较锐的转角;第六类:上颌窦下壁较上壁宽阔。

上颌窦在不同牙位的 CBCT 截面上也表现为不同的形态。冠状面上,上颌窦在前磨牙区域表现为近似的类梯形状(图 8-2-1),在磨牙区则上下壁宽度相差不大,近似不规则的长方形(图 8-2-2)。矢状面上,上颌窦上壁较下壁宽,近似一个倒置的梯形(图 8-2-3)。水平面上,可以观察到上颌窦的前外壁、后外壁以及内侧壁,上颌窦腔近似此三个壁构成的一个不规则三角形(图 8-2-4)。

在 CBCT 的图像上可以通过观察上颌窦形态,确定上颌窦底至牙槽骨嵴的距离、牙槽骨嵴宽度、上颌窦内壁的近远中距离、上颌窦宽度、上颌窦内分隔、骨壁的厚度等,然后分析这些参数对上颌窦进行分类;还可以观察上颌窦底壁、窦壁的血管、上颌窦黏膜病变、相邻牙根尖位置、相邻牙根尖病变等形态特点,根据这些参数做出上颌窦形态的分类,在很大程度上方便了临床医师在上颌窦提升术前对手术方法的选择。

上颌后牙区骨量不足对种植修复应用的限制,主要与牙缺失后牙槽骨吸收和萎缩、上颌窦

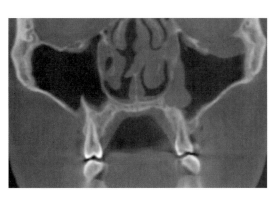

图 8-2-1　上颌窦在前磨牙区的形状(冠状位)

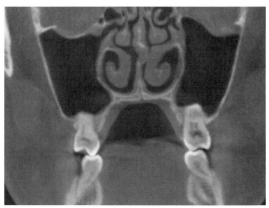

图 8-2-2　上颌窦在前磨牙区的形状(冠状位)

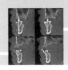

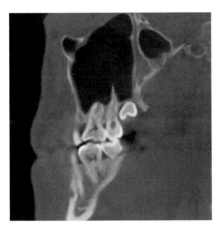

图 8-2-3　上颌窦在磨牙区的形状（矢状位）

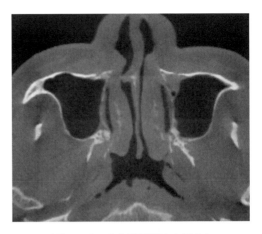

图 8-2-4　上颌窦形状（水平位）

腔进一步气化使窦底位置过低等有关。种植体难以取得初期稳定性，植入时极易穿破上颌窦黏膜进入窦腔，引起感染，导致种植失败。Tatum 在 20 世纪 80 年代中期就提出了用上颌窦提升术来解决上颌后牙区行牙种植时骨量不足的问题。上颌窦提升时常在提升的上颌窦底和上颌窦黏膜之间的空间植入骨移植材料，使得上颌窦底至牙槽嵴顶的垂直骨量增加。通常情况下，当上颌窦底至牙槽骨嵴间的距离小，往往需行上颌窦底提升术后才能植入种植体。

二、与上颌窦相关的影像学分类及其参考评价

目前，在临床上医师比较关心的是牙槽骨的高度、宽度及厚度，但不是种植术前要了解内容的全部，仅仅是非常局限的部分。除此之外，我们还应该关心牙槽骨的密度，牙槽骨内是否存在高密度影像，是否会影响种植体的植入；还要关心上颌窦内的生理性或者病理性的改变，以及对种植可能产生的影响等，只有这样才能完整地评价种植体植入前后的状况，获得比较客观的评价结果。

1. 牙槽骨高度的评价-上颌窦底至牙槽骨嵴的距离（图 8-2-5）　在冠状位上可以根据上颌窦底至牙槽骨嵴的距离进行初步的分类，只是适合于一般的情况，对于经验丰富的医师可以根据自己的经验来决定采取何种手术方式。有学者认为上颌窦底到牙槽骨嵴距离大于5mm，可行上颌窦内提升术或上颌窦外提升术同期植入种植体，3～5mm，应采取外提升并延期植入种植体，2mm 以下属于非适应证。但现在由于技术的发展，种植手术的适应证已经扩大。

2. 牙槽骨嵴宽度（图 8-2-6）　牙槽骨嵴宽度大于 6mm，不需做引导骨组织再生（guided bone regeneration，GBR），可同期植入种植体；3～5mm，需做 GBR 同期植入种植体；2mm 以下，需做 GBR 延期植入种植体。

3. 上颌窦内壁的近远心距离-前后向（图 8-2-7）　上颌窦前后距离的长短是否是会影响到种植手术还有待于探讨。有学者认为上颌窦前后距离过长，仅开一窗难以确认手术视野，黏膜剥离推高也较困难，所以需要做 2～3 处开窗。以上述测量平面测得的平均值 32mm 来决定，大于 32mm 做 2～3 处开窗，小于 32mm 做一处开窗。

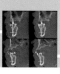

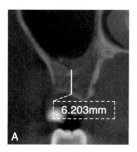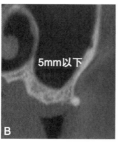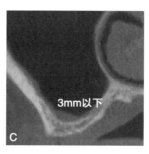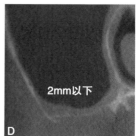

图 8-2-5 上颌窦底至牙槽骨嵴的距离

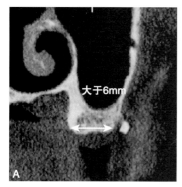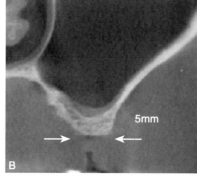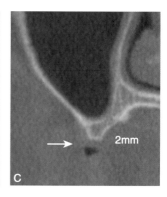

图 8-2-6 牙槽骨嵴宽度

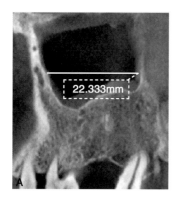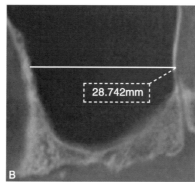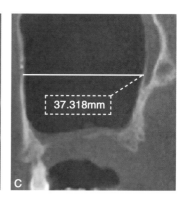

图 8-2-7 矢状位可以了解上颌窦前后距离

4. 上颌窦宽度（图 8-2-8） 有学者认为上颌窦宽度较小时很容易确认鼻腔侧黏膜的剥离，宽度较大加上牙槽骨吸收严重时，开窗部位较靠上方，鼻腔侧的剥离比较困难，以上述上颌窦宽度平均值 21.7mm 来决定难易程度，小于 21.7mm 相对容易，大于 21.7mm 则较难。

5. 上颌窦内分隔（图 8-2-9） 上颌窦内存在分隔可能增加手术的难度和风险，存在较大的分隔时需在分隔两侧分别开窗。

分隔小于 5mm，不易分辨，应留意；大于 8mm，适宜在分隔近远中各开一窗，存在复杂分隔时黏膜剥离困难。

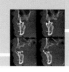

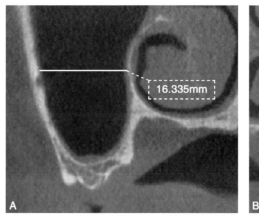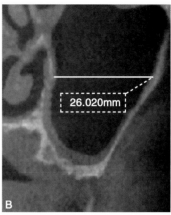

图 8-2-8　冠状位确定上颌窦宽度

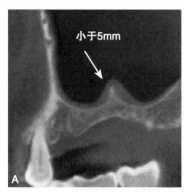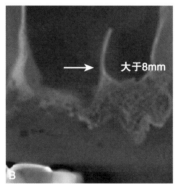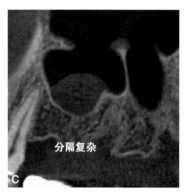

图 8-2-9　上颌窦内分隔

6. 骨壁厚度（图 8-2-10）　开窗骨壁厚度在 1～2.5mm 时，上颌窦黏膜比较不容易穿孔，骨壁厚度小于 1mm 时，放回后不稳定，宜将骨壁一起推高。骨壁厚度大于 2.5mm 时不易分辨窦黏膜，容易造成穿孔。

7. 上颌窦底线（图 8-2-11、8-2-12）　上颌窦底线清晰明显，一般手术处置即可；窦内存在复杂形态钙化物，开窗设计需特别注意；窦黏膜与牙槽黏膜相通则剥离困难。

8. 骨壁的血管　开窗骨壁有上牙槽动脉及分支分布行走时，应确认其行走位置及大小，不适合将骨壁一起提升，适合将骨壁剥离后再将骨壁放回开窗处，开窗时需注意不要伤及血管（图 8-2-13）。

支配上颌窦的动脉有三条：上牙槽后动脉、眶下动脉和鼻后外侧动脉。CBCT 矢状面上可以观察到上颌窦前外壁（图 8-2-14，A）和后外壁的血管影像，上牙槽后动脉从后外壁进入上颌窦内（图 8-2-14，B），眶下动脉分支上牙槽前动脉的血管影像在冠状面上也可以观察到（图 8-2-14，C），在冠状面上则表现为位于骨壁外、骨壁内或贯穿骨壁全层的血管影像，即窦内型（IA）、骨内型（OA）、骨外型（EA）（图 8-2-14，D、E、F）。

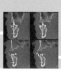

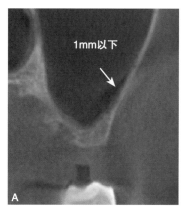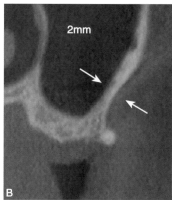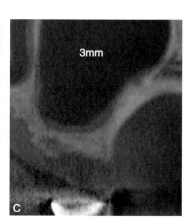

图 8-2-10　上颌窦骨壁的厚度

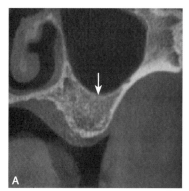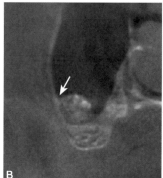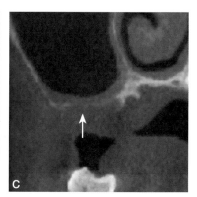

图 8-2-11　上颌窦底线

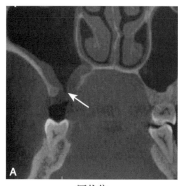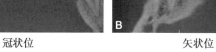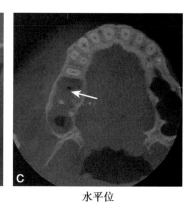

图 8-2-12　CBCT 上颌窦底不连续

相邻牙病变根尖与上颌窦相通（箭头），必须在术前做治疗，若无法保证其完全治愈，在剥离及推高后，易引起急性炎症，应视为禁忌

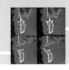

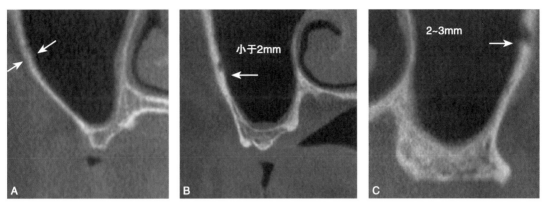

图 8-2-13　冠状位示上颌窦骨壁的血管

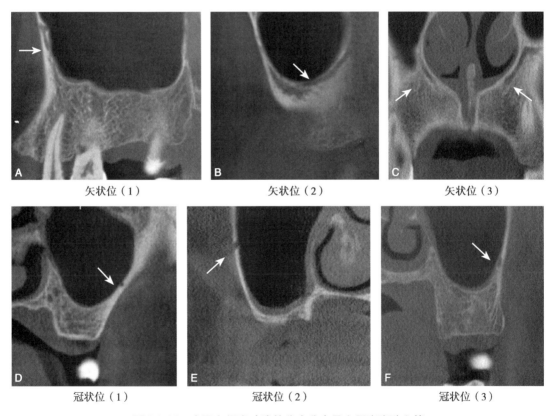

图 8-2-14　支配上颌窦动脉的分支分布及上颌窦窦壁血管
A. 上颌窦前壁血管；B. 上牙槽后动脉从后入上颌窦内；C. 上牙槽前动脉的血管影像；D. 位于骨壁外的血管；E. 贯穿骨壁的血管；F. 位于骨壁内的血管

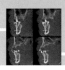

9. 上颌窦黏膜（图 8-2-15） 正常上颌窦黏膜厚度小于 1mm，一般在 CT 扫描中不可见。上颌窦黏膜有增厚肥大时则容易造成术后感染，但并非禁忌证。可能原因是由于过敏、吸烟等引起的炎症反应，也可能是牙源性因素引起的上颌窦黏膜局限性增厚。当上颌窦黏膜无肥大时可行一般手术。黏膜增厚 3～8mm 时剥离困难，黏膜增厚超过 8mm，并且占据窦腔 1/3～1/2，则属于要区别是上颌窦积液还是黏膜增厚。此外，当上颌窦内可以看见息肉形成或囊肿等占位性病变时，最好先行清除病变组织，必要时可请耳鼻喉科医师会诊，通过上颌窦内镜检查并在内镜配合下行病变组织切除手术，根据术后情况再进行下一阶段上颌窦提升手术。上颌窦黏膜有肥大时可能容易造成术后感染。

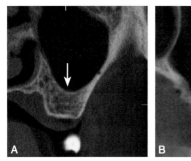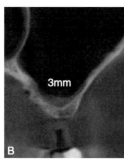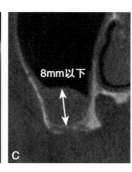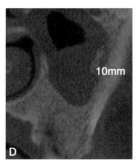

图 8-2-15　冠状位示上颌窦黏膜

10. 相邻牙根尖位置 上颌窦黏膜与牙根尖之间有牙槽骨存在时，窦黏膜剥离是可能的，如果没有牙槽骨存在则很难进行剥离，如果有 1/3 以上突出于上颌窦内，则沿着整个牙根进行剥离是很困难的，此时只能在增高部位进行剥离（图 8-2-16）。

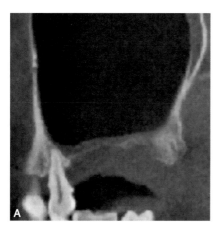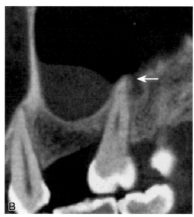

图 8-2-16　相邻牙根尖位置
A. 上颌窦内不见有根尖突出；B. 根尖位于上颌窦内

11. 相邻牙根尖病变（图 8-2-17） 上颌窦增高位置相邻的牙齿若有根尖病变存在，需要判断病变与上颌窦黏膜之间的位置关系，相邻牙齿的根尖病变必须在术前进行治疗，若与上颌窦相交通，又无法完全治愈，则要慎重考虑。

日本学者利用 CBCT 根据上颌窦形态、牙槽骨嵴状况、上颌窦黏膜等进行分类，以此作

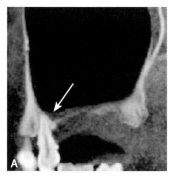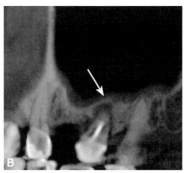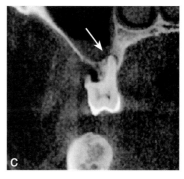

图 8-2-17　相邻牙根尖病变

A. 相邻牙根尖无病变存在；B. 相邻牙根尖病变距离窦底不到 2mm；C. 相邻牙根尖病变与窦内相通引起上颌窦炎症

为选择上颌窦提升术的方式和判断难易程度的依据，分类方法十分详尽，但是我们认为该分类方法过于繁复，涉及内容太多，在临床实践中的实际应用受到限制。我们的分类方法包含了其中一些与上颌窦提升术相关的 11 个解剖特点，并且逐一按照不同情况进行分类，分析手术方法及其难易程度，为临床医师实施上颌窦提升术提供一个参考，此分类方法更容易为临床医师所掌握。

第三节　上颌窦异常状况的种植评价

　　关于上颌窦内的囊肿和黏膜增厚、积液是一直困扰着临床医师的问题，由于以前没有 CBCT，多数的医师都是依靠牙片或者曲面体层片来判断，其准确性受到严重的影响。随着 CBCT 的应用，医师们已经开始重视上颌窦的状况，术前检查或者术后的检查成为了常规手段。术前上颌窦清晰，窦壁完整，术后出现的囊肿和积液是什么性质？需不需要处理？积液能否自行吸收？是黏膜下囊肿还是其他囊肿？如何区别是黏膜增厚还是积液等问题都是在临床上常常遇到的；还有的是术前检查就发现上颌窦内有异常，其性质如何，能否进行种植？术后可不可以正常恢复？这些问题都需要在临床中找到答案。

一、上颌窦黏膜下囊肿

　　在上颌窦里面常常可以看见呈半球样的软组织影像，可以单独发生（图 8-3-1），也可以在一侧上颌窦内发生多个，位置不定，可以在侧方、上方、后方、下方等位置发现，双侧上颌窦也可以同时发生；黏膜下囊肿可大可小，以小的居多，偶尔也可见很大者（图 8-3-2）。或者一侧上颌窦内是积液或者黏膜增厚，另外一侧发生黏膜下囊肿，但与种植相关的多为发生于上颌窦窦内壁下方的黏膜下囊肿（图 8-3-3 ~ 8-3-5）。在上颌窦提升术时可能会有一定的影响。如果不想影响到上颌窦内的黏膜下囊肿，也可以选择短种植体来种植，不一定非要做上颌窦提升术（图 8-3-6、8-3-7）。

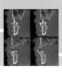

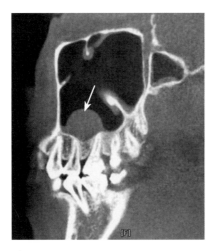

图 8-3-1 黏膜下囊肿

矢状位显示上颌窦内黏膜下囊肿(白色箭头示)

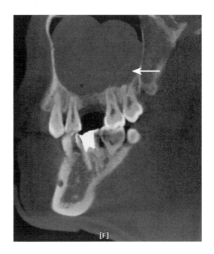

图 8-3-2 黏膜下囊肿

矢状位显示上颌窦内较大的黏膜下囊肿(白色箭头示)

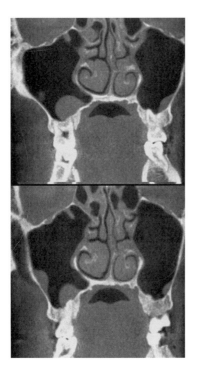

图 8-3-3 黏膜下囊肿

上颌窦多个黏膜下囊肿

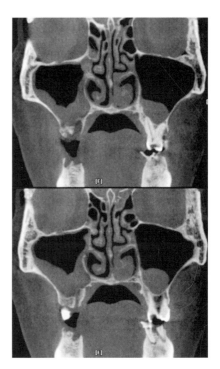

图 8-3-4 黏膜下囊肿

右侧上颌窦积液口腔上颌窦漏

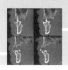

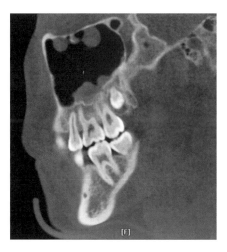

图 8-3-5 上颌窦多个黏膜下囊肿

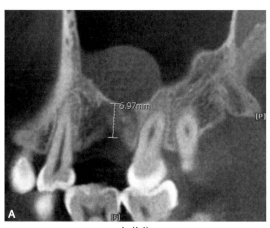
矢状位

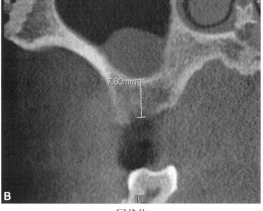
冠状位

图 8-3-6 上颌窦黏膜下囊肿
A、B. 上颌窦内见黏膜下囊肿征象及术前测量,提示高度不足

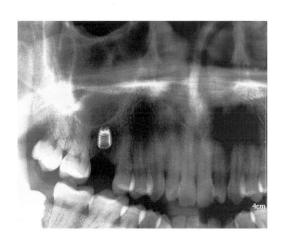

图 8-3-7 全景片局部
短种植体植入术后恰好位于上颌窦底,未影响到上颌窦内的黏液囊肿

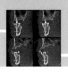

二、上颌窦黏膜增厚

上颌窦黏膜由于炎症等因素的刺激会发生增生而有不同程度的增厚,有学者研究认为黏膜的厚度超过8mm时就不适合种植手术。在临床实践中我们常常可以看见在不同的黏膜增厚下有种植体植入的情况。上颌窦腔体积较大,而黏膜很薄时上颌窦提升术时容易形成穿孔,相反黏膜增厚以后则不容易穿孔。黏膜增厚和上颌窦积液从影像上应该是有区别的,一般来说,黏膜增厚是沿着上颌窦壁形成比较均匀的类似条状的软组织影,但其厚度不一(图8-3-8～8-3-14);而上颌窦积液则是往往可以看见液平面存在,还可以伴随气泡形成,是由于体位的不断改变而形成液气混合的特殊征象。有些情况下,由于牙根区域上颌窦底骨质破坏形成口腔-上颌窦漏,脓液从牙槽骨溢出而形成凹陷状的改变,图像上看起来像黏膜增厚,要注意区分。

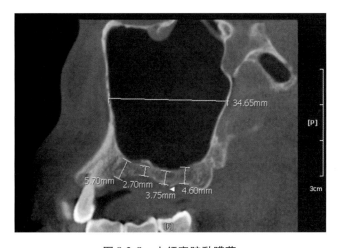

图 8-3-8 上颌窦腔黏膜薄
上颌窦腔较大,窦内黏膜薄,牙槽骨高度明显不足,如果做上颌窦外提升术,容易造成剥离黏膜时的破裂

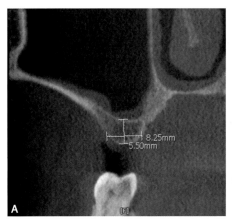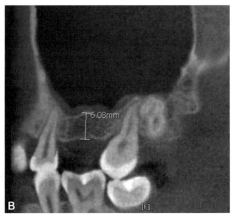

图 8-3-9 黏膜稍厚
上颌窦黏膜稍厚可以直接行上颌窦内提升术

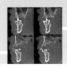

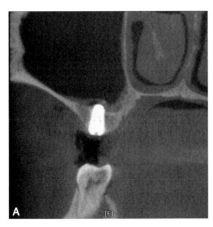
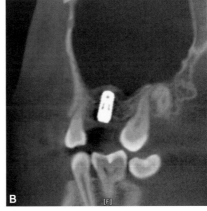

图 8-3-10　同一患者上颌窦内提升术后见黏膜推起的征象

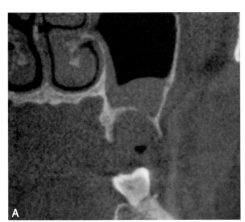
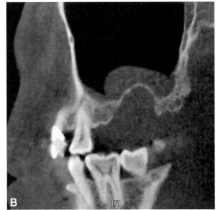

图 8-3-11　上颌窦黏膜增厚
A、B. 上颌窦黏膜增厚明显,牙槽骨明显不足

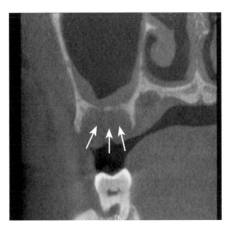

图 8-3-12　上颌窦黏膜增厚
CBCT 冠状位示上颌窦黏膜增厚,牙槽骨明显不足

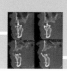

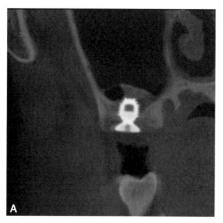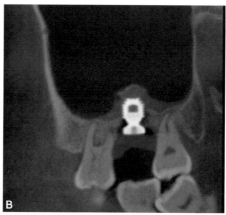

图 8-3-13　上颌窦内提升术后可见黏膜推起的征象

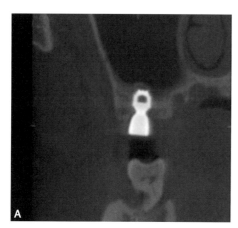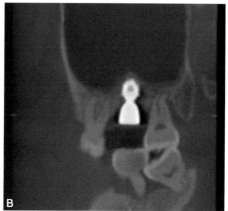

图 8-3-14　术后 6 个月窦腔黏膜正常

三、上颌窦术前发现已经有积液

　　在临床工作中,我们发现通过 CBCT 可以看见术前有些患者的上颌窦昏暗、上颌窦内有液平面存在,这种情况就要求我们临床医师准确判断这种积液的性质,到底是什么东西,脓液还是血液? 可不可以进行种植? 我们认为,若上颌窦有液平面出现时,应当询问患者的过去史,排除肿瘤性疾病的可能,确定是上颌窦炎性积液后建议患者去做相关的手术,待恢复后再进行种植手术(图 8-3-15 ~ 8-3-17)。否则,当植入种植体以后,相当于种植体浸泡于脓液中,也许会存在一定的风险(图 8-3-18、8-3-19)。虽然可考虑使用短种植体,临床中也仍然可见积液内有少量的骨粉浮起征象(图 8-3-20 ~ 8-3-23),增加了感染的可能性。

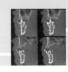

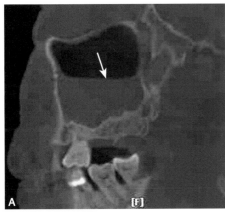

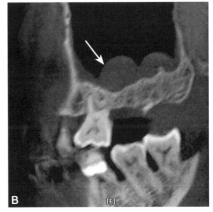

矢状位（1）　　　　　　　　　　　　矢状位（2）

图 8-3-15　上颌窦积液及术后改变

A. 左侧上颌窦积液有液平面存在；B. 同一患者上颌窦术后矢状位显示液平面消失，呈波浪状的黏膜增厚征象

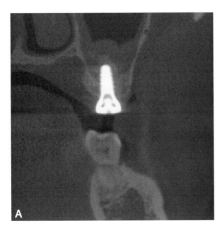

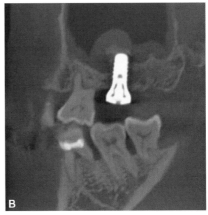

图 8-3-16　上颌窦提升术后黏膜改变

A、B. 同一患者上颌窦提升术后 3 个月

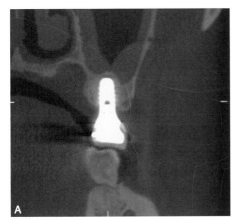

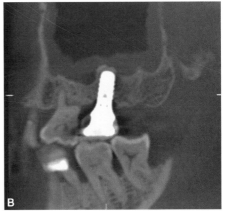

图 8-3-17　同一患者上颌窦提升术后 2 年黏膜改变

A、B. 原来波浪状的黏膜明显变平

233

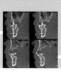
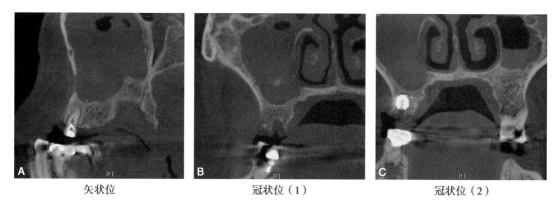

矢状位   冠状位（1）   冠状位（2）

图 8-3-18　上颌窦积液

A、B. 右侧上颌窦积液征象；C. 短种植体植入后

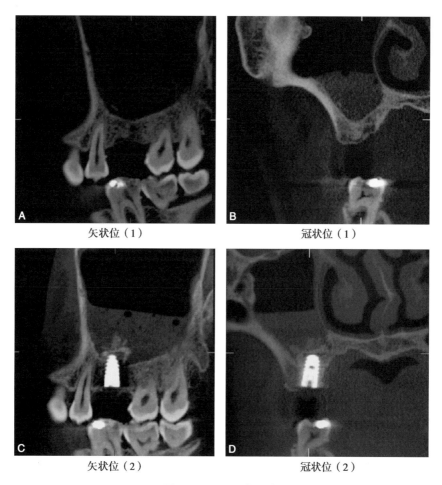

矢状位（1）   冠状位（1）

矢状位（2）   冠状位（2）

图 8-3-19　上颌窦积液

A、B. 右侧上颌窦积液（脓液），液气混合征象；C、D. 上颌窦提升术后种植体植入情况，由于脓液黏稠，骨粉分散程度较小

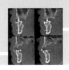

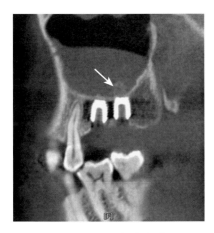

图 8-3-20 上颌窦积液
用短种植体植入,仍然见积液内有少量的骨粉浮起征象(白色箭头示)

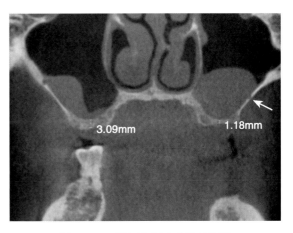

图 8-3-21 双侧上颌窦内黏液囊肿
CBCT 示双侧上颌骨骨量严重不足,左侧上颌窦外侧壁可见血管走行(白色箭头)

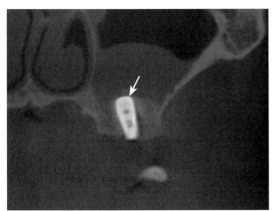

图 8-3-22 术后一周
CBCT 冠状位示积液内有少量的骨粉浮起征象(白色箭头)

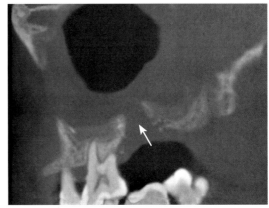

图 8-3-23 术后一个月
上颌窦积液严重,取出种植体(白色箭头)

四、上颌窦术前没有积液征象,术后出现积液征

术前 CBCT 显示上颌窦清晰,没有任何的积液征象,而种植术后在上颌窦发生了明显的积液或气液征象,甚至还出现丝网状的影像,有时可以看见植入的骨粉分散于积液中,这是典型的上颌窦内出血(图 8-3-24 ~ 8-3-28)。一旦发生这种情况,及时防止感染是非常重要的。能够防止或者控制住感染,上颌窦内出血常常可以随着时间的推移逐渐吸收(图 8-3-29 ~ 8-3-31)。

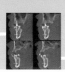

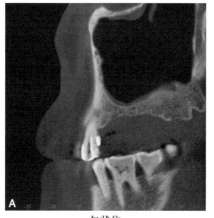 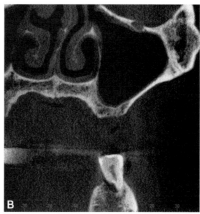

矢状位　　　　　　　　　　　　　　冠状位

图 8-3-24　CBCT 种植术前
A、B. 上颌窦没有积液征象

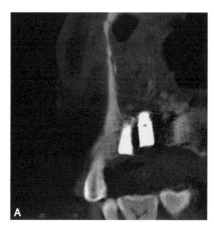 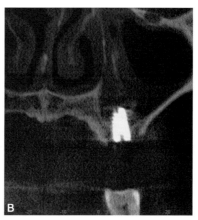

图 8-3-25　同一患者种植术后上颌窦明显积液
A、B. 上颌窦明显积液征象,植入的骨粉分散于液体中

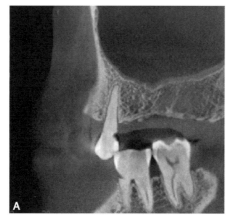 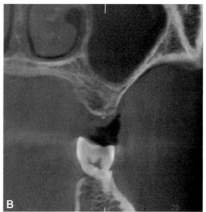

图 8-3-26　上颌窦提升术前上颌窦清晰

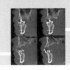

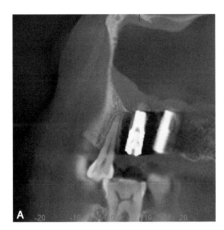
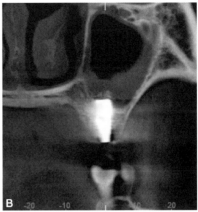

图 8-3-27　同一患者上颌窦提升术后上颌窦积液

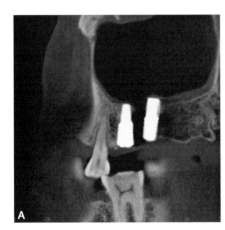
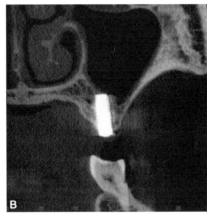

图 8-3-28　同一患者上颌窦提升术后 7 个月上颌窦积液消失

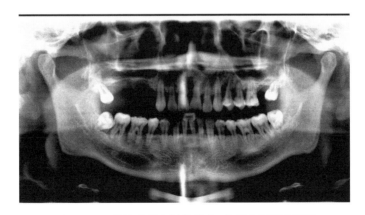

图 8-3-29　种植术前全景片检查,右侧上颌窦底清晰

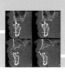

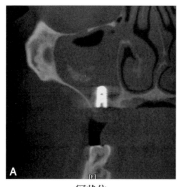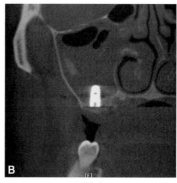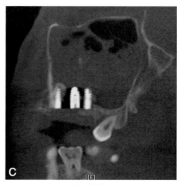

冠状位   冠状位   矢状位

图 8-3-30   同一患者种植术后当天,上颌窦积液明显

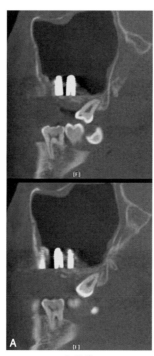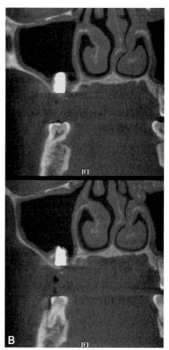

矢状位   冠状位

图 8-3-31   矢状位及冠状位
A、B,同一患者种植术后 8 个月上颌窦积液消失

五、病 例 分 析

病例 1:男,54 岁,B6 缺失,B7 冠根纵裂(图 8-3-32 ~ 8-3-35)。

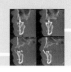

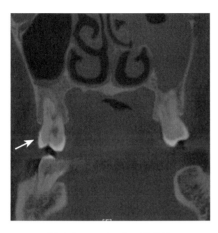

图 8-3-32　CBCT 冠状位
B7 冠根纵裂(白色箭头),考虑微创拔除,即刻种植

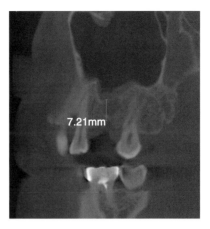

图 8-3-33　CBCT 矢状位
缺牙区骨高度不足 8mm,考虑上颌窦内提升

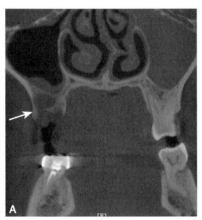

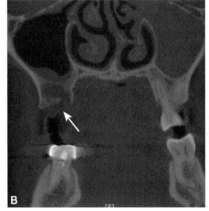

图 8-3-34　CBCT 冠状位
缺牙区颊舌侧骨缺损(箭头),手术考虑植入骨粉

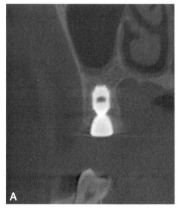

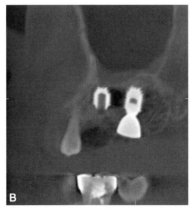

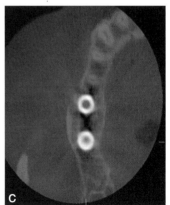

冠状位　　　　　　　　　　矢状位　　　　　　　　　水平位

图 8-3-35　种植术后
B7 微创拔除后,行即刻种植,B6 植入骨粉同期行上颌窦内提升术,植入种植体

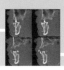

病例 2：男,50 岁,B7 缺失;缺牙部位骨质疏松,行骨挤压上颌窦内提升术(图 8-3-36 ~ 8-3-38)。

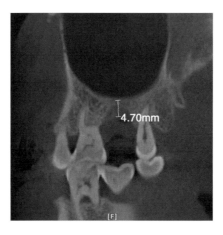

图 8-3-36 术前 CBCT
CBCT 矢状位术前观测剩余骨高度约为 4.7mm,缺牙部位骨质疏松,可考虑行骨挤压上颌窦内提升

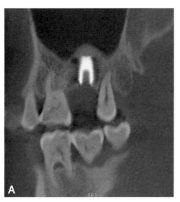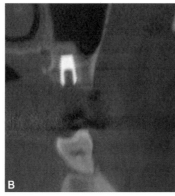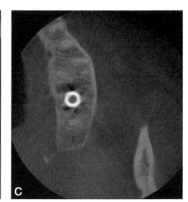

图 8-3-37 术后当日 CBCT
术中植入骨粉,并同期植入种植体

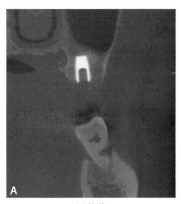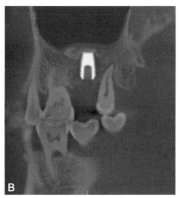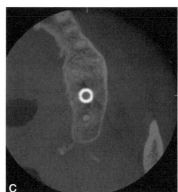

冠状位　　　　　　　矢状位　　　　　　　水平位

图 8-3-38 术后 6 个月
CBCT 显示种植体骨结合良好

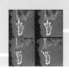

病例3：男,56 岁,左上颌窦后牙区多个牙缺失,骨高度严重不足,上颌窦内提升术后出现积液征象(图 8-3-39 ~ 8-3-44)。

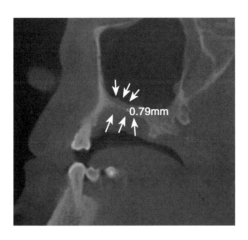

图 8-3-39 术前 CBCT
矢状位示骨高度不足 1mm

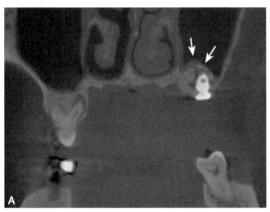

A

冠状位

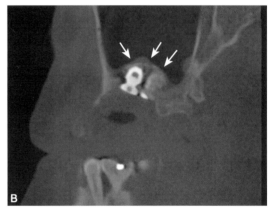

B

矢状位

图 8-3-40 术后当日
应用改良上颌窦内提升,同期植入短种植体

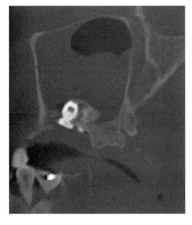

图 8-3-41 术后 6 个月,上颌窦积液征象

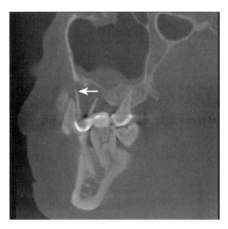

图 8-3-42 根尖炎症致使牙槽骨严重吸收
矢状位示上颌窦内黏膜增厚(白色箭头)

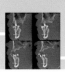
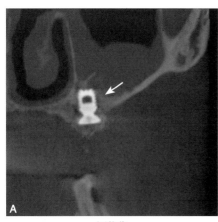
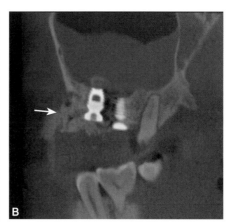

冠状位　　　　　　　　　　　　矢状位

图 8-3-43　术后 CBCT，上颌窦内积液明显
拔出患牙，行上颌窦内提升，植入骨粉并同期植入短种植体

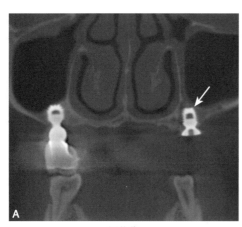
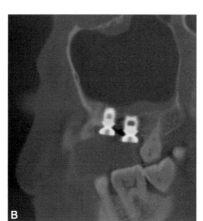

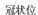冠状位　　　　　　　　　　　　矢状位

图 8-3-44　术后 3 个月
CBCT 显示上颌窦积液消失

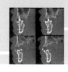

病例4:男,40岁,B56缺失;上颌窦外提升术植骨,二期植入种植体(图8-3-45~8-3-47)。

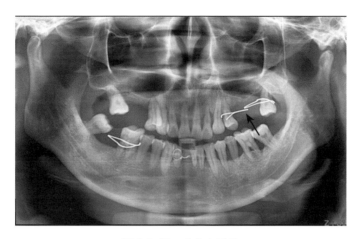

图8-3-45　术前全景片
B5、B6缺失(箭头)

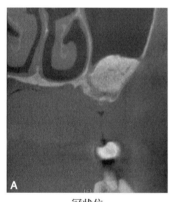 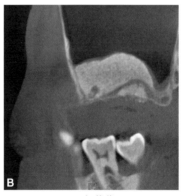 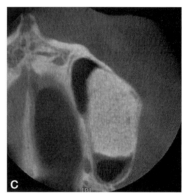

冠状位　　　　　　　　　　矢状位　　　　　　　　　　水平位

图8-3-46　上颌窦开窗植骨术后
上颌窦外提升,术中植入骨粉

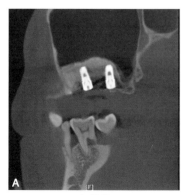 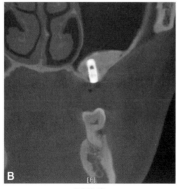 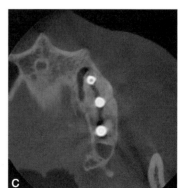

矢状位　　　　　　　　　　冠状位　　　　　　　　　　水平位

图8-3-47　术后5个月
种植体安全植入,骨结合良好

243

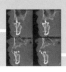

病例5：男,37 岁,A6 缺失,剩余牙槽骨高度不足 3mm;运用超声骨刀行上颌窦外提升术,同期植入种植体(图 8-3-48 ~ 8-3-50)。

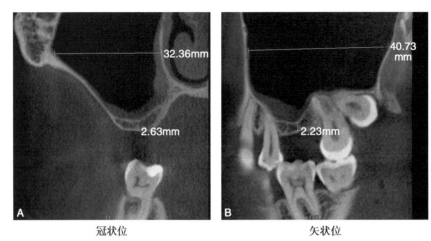

冠状位　　　　　　　　　矢状位

图 8-3-48　术前 CBCT 测量剩余牙槽骨量及窦内壁近远心的距离
A、B. 剩余牙槽骨高度不足 3mm,需要考虑上颌窦外提升;B. 从牙槽嵴往上 25mm 处作为测量基准,预测骨开窗的范围,此处观测窦内壁近远心的距离约为 40mm,仅一处开窗即可暴露上颌窦前外侧壁

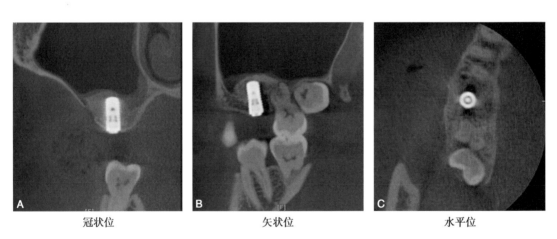

冠状位　　　　　　　矢状位　　　　　　　水平位

图 8-3-49　种植术后当天
术中植入骨粉及生物膜,并同期植入种植体一枚

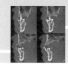

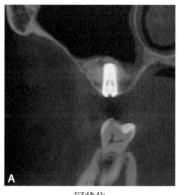
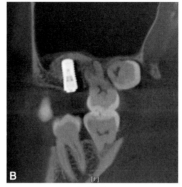
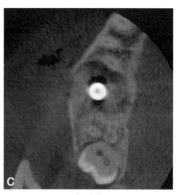

冠状位　　　　　　　　　　　矢状位　　　　　　　　　　　水平位

图 8-3-50　术后 9 个月
CBCT 显示种植体位置及骨结合良好

　　病例 6：男，62 岁，B6 缺失；剩余牙槽骨高度约为 3.5mm，行上颌窦外提升术并同期植入种植体（图 8-3-51、8-3-52）。

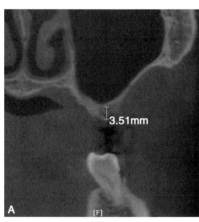

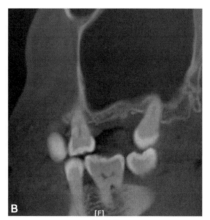

冠状位　　　　　　　　　　　　　　矢状位

图 8-3-51　术前 CBCT
剩余牙槽骨高度约为 3.5mm，可考虑上颌窦外提升

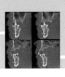

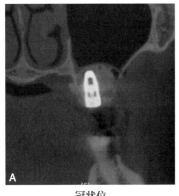
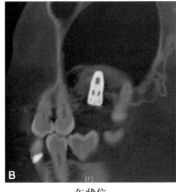
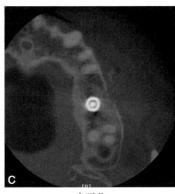

| 冠状位 | 矢状位 | 水平位 |

图 8-3-52　术后当日 CBCT
术中植入骨粉,并同期植入种植体

第四节　下颌骨种植的评价

下颌神经管及血管的位置和走向一直是下颌骨种植的关注重点,但是对于神经管的评价还存在一定的误差或者争议。曲面体层片可以显示下颌神经管的形状及位置和缺牙区的相关关系,但是其放大和失真的效应往往会困扰临床医师,造成影像判断的失误。CBCT 可以弥补对下颌神经管在下颌骨颊舌向的位置的观察,并能够清楚地显示下颌神经管在下颌骨中的实际位置和走行,同时可以较准确测量牙槽骨的骨量与下颌神经管的距离。

一、下颌神经管的位置

一般认为下颌神经管开口位于舌侧的下颌孔,基本上沿着下颌骨的中份前行,终止于颊侧的颏孔,双侧形状基本对称。但是,在临床上我们常常发现,下颌神经管走行各异,假设以牙槽嵴顶到下颌骨骨皮质上缘分成 3 等份的话,我们可以把下颌神经管的位置分成 3 种,一种是位于牙根附近的称为上份,靠近骨皮质的称为下份,位于两者之间的称为中份,也可以称为高、中、低位(图 8-4-1)。

二、下颌神经管的形状

全景片上可以看见规则或者不规则的下颌神经管形状,当下颌神经管的上、下壁的骨质密度比较高时,我们可以清楚地看见神经管的形状,但是下颌神经管的上下壁的骨质密度比较低或者有分支时,我们描记完整的神经管的形状就比较困难,甚至有少数患者很难确定神经管的影像(图 8-4-2),有时甚至 CBCT 也无法确定其形状。故而盲目种植可能会发生神经管损伤(图 8-4-3)。当牙槽骨吸收明显时,神经管影像接近牙槽嵴顶部(图 8-4-4)。

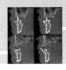

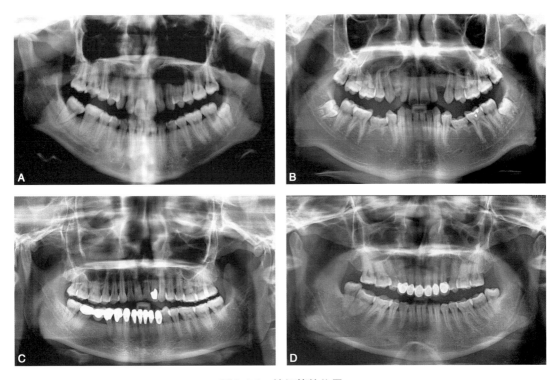

图 8-4-1 神经管的位置

A. 高位神经管-C7 与神经管明显重叠；B. 高位神经管-C8D8 与神经管明显重叠，C67D67 牙根接近神经管；C. 神经管与牙根有一定距离；D. 神经管远离牙根，位于下颌骨皮质上方

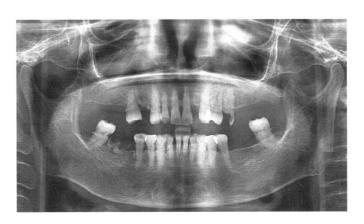

图 8-4-2 神经管欠清晰

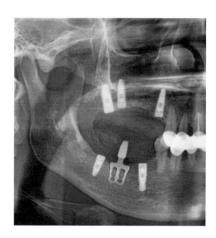

图 8-4-3 种植术后右侧下颌麻木
神经管影像不清晰,种植术后出现麻木,显示 C7 种植体可能波及神经管

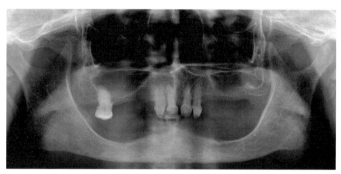

图 8-4-4 牙槽骨明显吸收,下牙槽神经管不清楚
双侧下牙槽神经管接近牙槽骨顶部

三、下颌神经管的分支

下颌神经管的分支是客观存在的,其分支是为了给相应的结构提供必要的神经和血管供应。临床上全景片也可以看见下颌神经管开口于颏孔后,向后延伸达到第一磨牙甚至第二磨牙的根尖区域;另外,下颌神经管并非止于颏孔,而是继续前行至颏部形成血管网,支配和提供颏部的血供。有时候可以在颏部中下方见到一个小管道样结构,可以称为颏管或者下颌切牙管,开口于颏部的舌侧(图 8-4-5～8-4-7)。行下颌磨牙种植时,植入种植体长度应小于下颌管到牙槽突的距离(管嵴距,图 8-4-8、8-4-9),而且常规要求种植体与下颌管及邻牙需要有 3mm 以上的距离。利用 CBCT 测量计算牙槽突距下颌管骨量,如充足,可直接种植,但种植体底部应距下颌管上缘 2mm,以免损伤神经。严重的骨吸收时,下颌管的走行位置也由下颌体中央移至接近上缘。颏孔是下颌种植手术的重要标志。行下颌种植时,种植体应与颏孔有 2～3mm 的间隔,以免伤及颏孔神经。

另外,颏孔在颊侧的开口数目也不一定,一般情况看到的只有一个开口,但也可以看见 2 个或者 3 个甚至更多,其位置也会有不同的变化(图 8-4-10～8-4-12),舌侧也常常见到开口(图 8-4-13)。

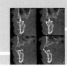

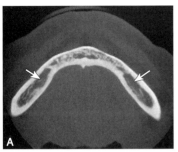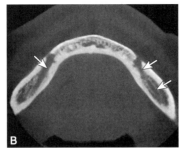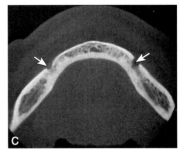

图 8-4-5 CBCT 水平位示下颌神经管的走行及颏孔的位置

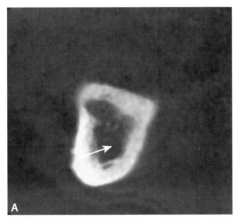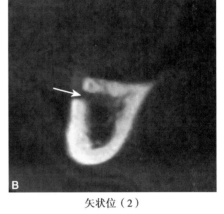

矢状位（1）　　　　　　　　　　　　　　矢状位（2）

图 8-4-6 下颌神经管及颏孔的位置

术者缺牙区下颌骨吸收严重，下颌管表面仅有一层薄薄的骨板覆盖，此类患者行磨牙种植时，可采用解剖神经血管束后再植入种植体

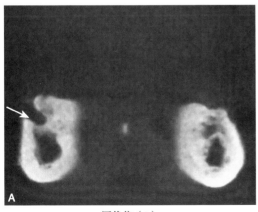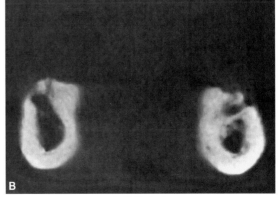

冠状位（1）　　　　　　　　　　　　　　冠状位（2）

图 8-4-7 下颌神经管及颏孔的位置

术者下颌骨严重吸收萎缩，颏孔位于表面，术中应注意保护颏神经

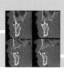
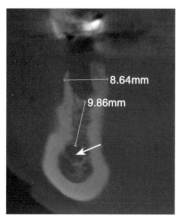

图 8-4-8　下颌 CBCT 矢状位
观测下颌管到牙槽突的距离即管嵴距约为 9.86mm，颊舌侧骨宽度约为 8.64mm，箭头所示部位即为下颌神经管

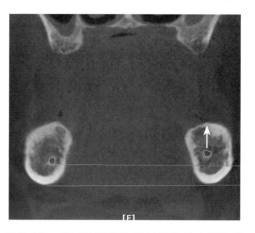

图 8-4-9　CBCT 冠状位示下颌管的走形位置变化
上下颌骨严重吸收，白色箭头示左侧下颌神经管由下颌体中央移至接近上缘

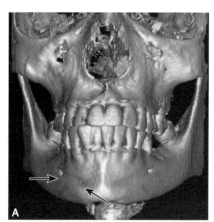
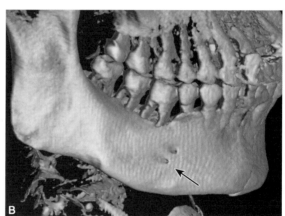

图 8-4-10　2 个颏孔
A. 右侧 2 个颏孔呈前后排列；B. 右侧 2 个颏孔呈上下排列

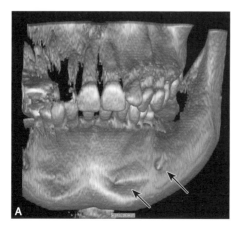
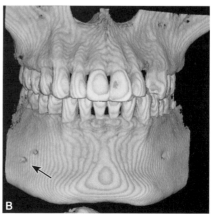

图 8-4-11　2 个颏孔
A. 左侧 2 个颏孔呈前后排列；B. 右侧 2 个颏孔呈上下排列

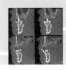

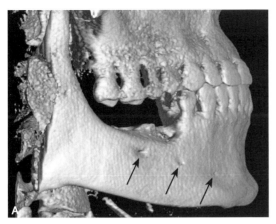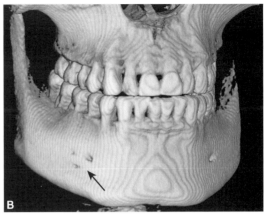

图 8-4-12　3 个颏孔

A. 右侧 3 个颏孔呈前后排列；B. 右侧 3 个颏孔呈三角形排列

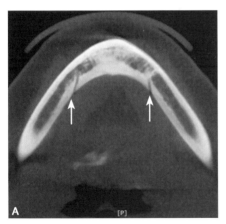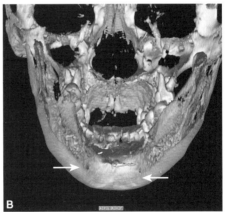

图 8-4-13　舌侧有 2 个开口

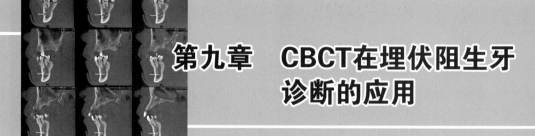

第九章　CBCT在埋伏阻生牙诊断的应用

由于萌出位置不够或周围存在阻力,牙齿不能萌出至正常位置,称为阻生牙。随着人类的进化,咀嚼的食物越来越精细,导致颌骨的退化和牙齿数量的退化,但两者退化进程不完全同步,其结果是颌骨骨量退化相对大于牙量,颌骨缺乏足够的空间完全容纳恒牙,导致牙齿不能正常萌出而出现阻生牙的概念。常见的阻生牙有下颌第三磨牙、上颌第三磨牙以及上颌尖牙、多生牙埋伏阻生等。

影像学检查对阻生牙的诊断和治疗是非常重要的。CBCT较传统的二维成像技术有明显优势。根尖片及全景片等传统的二维成像技术可大致确定阻生牙的近远中、垂直向关系及与邻牙的相对位置,在一定程度上反映阻生牙与其他结构的邻近关系(图9-0-1)。但二维成像技术组织重叠是不可避免的,而且存在一定放大率,影像无法准确反映空间状况,这对临床医师的诊断和手术方案设计都十分不利。CBCT则从三维空间准确反映阻生牙以及邻近组织情况,这对诊断和治疗都是至关重要的(图9-0-2)。

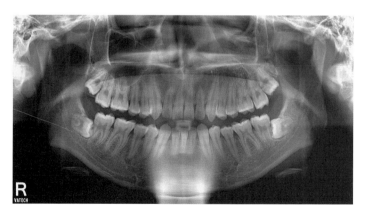

图9-0-1　全景片第三磨牙水平阻生
全景片示下颌第三磨牙水平阻生,与神经管关系密切,但无法判断与神经管确切关系

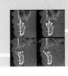

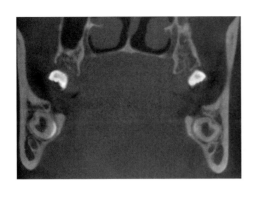

图 9-0-2　双侧下颌第三磨牙阻生
CBCT 冠状位示同一患者双侧下颌第三磨牙阻生,与神经管位置关系显示清晰

第一节　上、下颌第三磨牙阻生

一、下颌第三磨牙阻生

【概述】　下颌第三磨牙简称智齿,是阻生牙中最常见的。临床上常出现冠周炎、龋坏、食物嵌塞等。

【影像学表现】

1. 形态及数目　下颌第三磨牙阻生牙形态变异较多。通常情况下与下颌磨牙相似,体积稍小于下颌第一及第二磨牙,但也可能出现不规则形状的阻生牙。牙根常融合成锥形,也有分叉成多根者,牙根弯曲及变异者多见。牙根分叉大小及长短粗细变异较多(图 9-1-1)。

2. 位置及方向　下颌第三磨牙阻生牙的位置多变,常见低位、中位或高位;部分或完全;软组织内或骨组织内阻生的情况。下颌第三磨牙阻生方向变化较多。常出现前倾、水平、垂直、侧向或颊舌向(图 9-1-2 ~ 9-1-4)。临床上还可见到牙冠朝着殆面相反方向生长的情况(图 9-1-5)。

3. 与邻牙关系　CBCT 可在三维层面清晰显示阻生牙与邻牙的位置关系,与邻牙是否接触。邻牙是否发生龋坏及牙根吸收等病变(图 9-1-6、9-1-7)。

4. 与周围骨组织关系　下颌第三阻生牙由于位置多变,甚至可位于舌侧骨板内。CBCT 可清晰显示其在下颌骨的位置,与骨皮质的关系及距离,帮助临床医师确定合理的手术入路和方法(图 9-1-8、9-1-9)。

5. 与下颌神经管的关系　CBCT 可精确显示阻生牙与下颌神经管的位置关系,阻生牙与下颌神经管之间是否存在骨组织,同时可以测量阻生牙与下颌神经管之间的距离(图 9-1-10 ~ 9-1-12)。完全避免了全景片等二维图像影像重叠的影响。

6. 下颌第三磨牙阻生伴含牙囊肿　含牙囊肿的形成与缩余釉上皮与釉质之间液体异常潴留密切相关。下颌第三磨牙阻生于颌骨内,部分患者可发生萌出囊肿或者含牙囊肿(图 9-1-13 ~ 9-1-16)。CBCT 上,含牙囊肿表现为颌骨内类圆形低密度影,边界清晰,囊腔包绕牙颈部,牙冠朝向囊腔,可以波及下颌神经管,造成其移位。需要注意的是,一些牙源性的肿瘤,如牙源性角化囊性瘤等,也可造成下颌第三磨牙的阻生,需与含牙囊肿鉴别。牙源性角化囊性瘤一般破坏范围较含牙囊肿大,不局限于一颗阻生牙,多沿颌骨长轴发展。

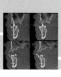
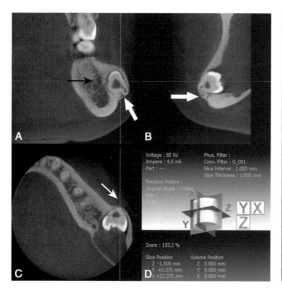

图 9-1-1 左下颌第三磨牙牙根变异

CBCT 示左下颌第三磨牙牙根异常弯曲（白色粗箭头），颊侧生长，突入骨皮质（白色细箭头），与下颌神经管（黑色箭头）邻近

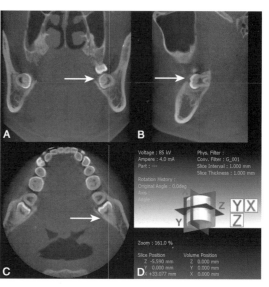

图 9-1-2 下颌第三磨牙近中阻生

CBCT 示左下颌第三磨牙近中水平阻生（白色箭头）

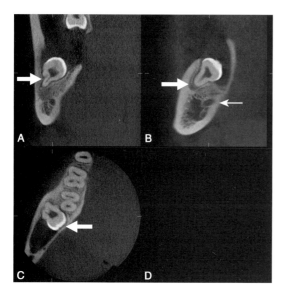

图 9-1-3 右下颌第三磨牙阻生

CBCT 示右下颌第三磨牙颊舌向阻生（白色粗箭头），阻生牙与下颌神经管（白色细箭头）位置关系显示清晰

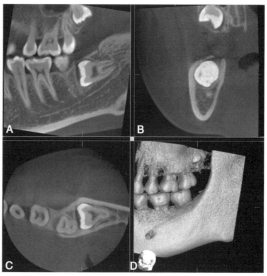

图 9-1-4 下颌第三磨牙水平阻生

CBCT 示阻生牙与下牙槽神经管的密切关系以及阻生牙牙根的形状及位置

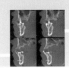

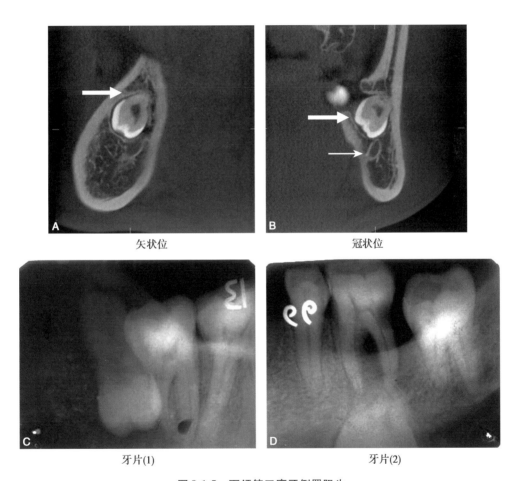

A 矢状位	B 冠状位
C 牙片(1)	D 牙片(2)

图 9-1-5　下颌第三磨牙倒置阻生

A. 左下颌第三磨牙牙冠向下阻生(白色粗箭头);B. 左下颌第三磨牙牙冠(白色箭头),清晰显示与下颌神经管(白色细箭头)位置关系;C. 右下颌第三磨牙倒置阻生;D. 左下颌第一磨牙根尖倒置阻生牙,因为牙片的局限性,不能显示完全

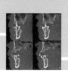

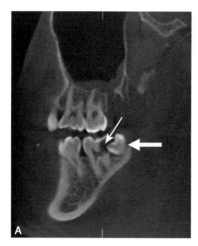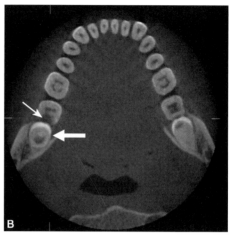

图 9-1-6   下颌第三磨牙近中阻生伴邻牙龋坏
A. 矢状位示右下颌第三磨牙近中阻生(白色粗箭头),邻牙远中龋坏(白色细箭头);B. 水平位示右下颌第三磨牙近中阻生(白色粗箭头),邻牙远中龋坏(白色细箭头)

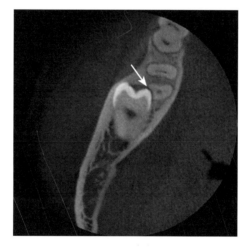

图 9-1-7   下颌第三磨牙阻生伴邻牙牙根吸收
CBCT 水平位示右下颌第三磨牙近中低位阻生,邻牙牙根吸收

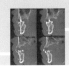

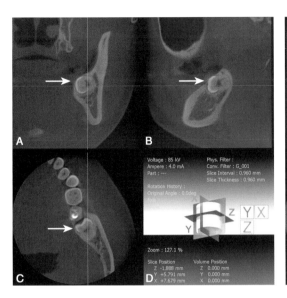

图 9-1-8 左下颌第三磨牙阻生邻近舌侧骨板
CBCT 示左下颌第三磨牙近中阻生,邻近舌侧骨板(白色箭头)

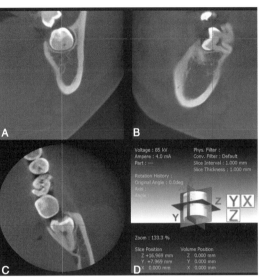

图 9-1-9 左下颌第三磨牙阻生邻近舌侧骨板
CBCT 示左下颌第三磨牙阻生,与颊舌侧骨板关系显示清晰

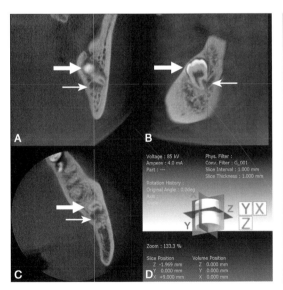

图 9-1-10 左下颌第三磨牙紧邻下颌神经管
CBCT 示左下颌第三磨牙低位阻生(白色粗箭头),牙根紧邻下颌神经管(白色细箭头)

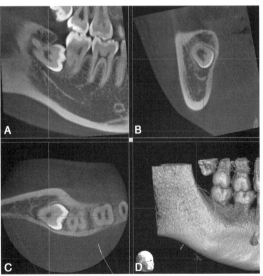

图 9-1-11 右下颌第三磨牙紧邻下颌神经管
CBCT 示右下颌第三磨牙阻生,牙冠毗邻下颌神经管

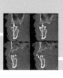
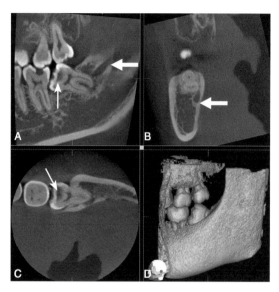

图 9-1-12　下颌第三磨牙阻生

CBCT 示左下颌第三磨牙近中阻生,牙体龋坏(白色细箭头),与下颌神经管关系密切(白色粗箭头)

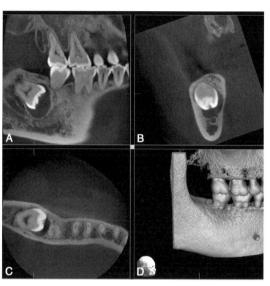

图 9-1-13　下颌第三磨牙阻生伴含牙囊肿

CBCT 示右下颌第三磨牙阻生伴含牙囊肿,囊肿起自阻生牙牙颈部,包绕牙冠,呈低密度类圆形透射影

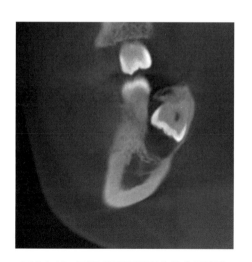

图 9-1-14　下颌第三磨牙阻生伴含牙囊肿

CBCT 示下颌第三磨牙阻生伴含牙囊肿,囊肿起自阻生牙牙颈部,包绕牙冠

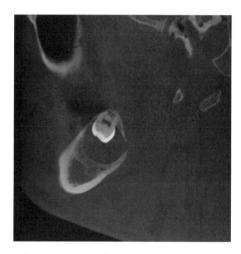

图 9-1-15　下颌第三磨牙阻生伴含牙囊肿

CBCT 示下颌第三磨牙阻生伴含牙囊肿,囊肿起自阻生牙牙颈部,包绕牙冠,呈低密度类圆形透射影

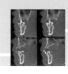

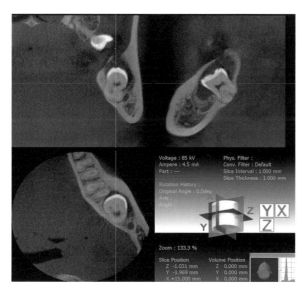

图 9-1-16 左下颌第三磨牙阻生伴含牙囊肿
CBCT 示下颌第三磨牙阻生伴含牙囊肿,囊肿起自阻生牙
牙颈部,包绕牙冠,呈低密度类圆形透射影

二、上颌第三磨牙阻生

【影像学表现】

1. 形态及数目 上颌第三磨牙的形态变异最多,规则形态的上颌第三磨牙与上颌第二磨牙相似,但牙冠较小,根较短,多合并成一锥形根,但牙根的数目和形态变异很大。临床上可有上颌第四磨牙或者多生牙与正常牙融合,甚至可见上颌第三磨牙阻生牙具有不规则形状(图 9-1-17 ~ 9-1-22)。

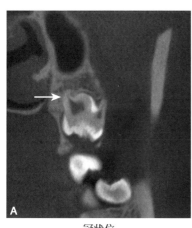
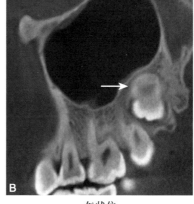

冠状位　　　　　　　　　　　　　　　矢状位

图 9-1-17 左上颌第三磨牙牙根变异
CBCT 示左上颌第三磨牙牙根形态变异(白色箭头)

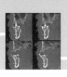
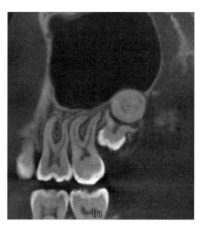

图 9-1-18　上颌第三磨牙牙根异常
CBCT 示左侧上颌第三磨牙牙根异常弯曲

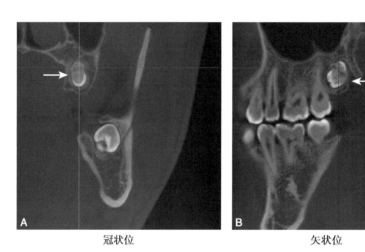

冠状位	矢状位

图 9-1-19　左上颌第三磨牙形态异常
CBCT 示左上颌第三磨牙形态变异（白色箭头）

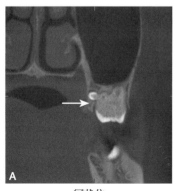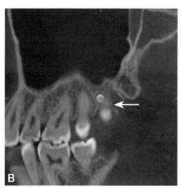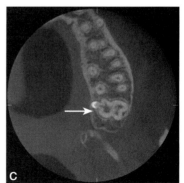

冠状位	矢状位	水平位

图 9-1-20　左上颌第三磨牙形态异常
CBCT 示左上颌第三磨牙形态变异（白色箭头）

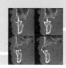

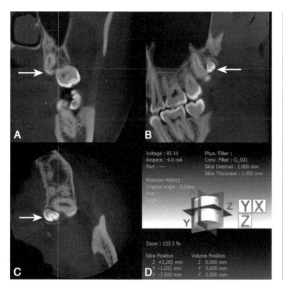

图 9-1-21　左上颌第三磨牙多生牙
CBCT 示左上颌第三磨牙远中多生牙（白色箭头）

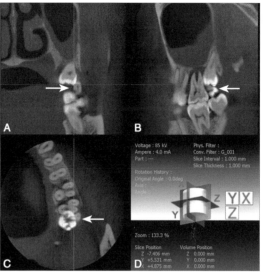

图 9-1-22　左上颌第三磨牙多生牙
CBCT 示左上颌第三磨牙远中多生牙（白色箭头）

2. 位置及方向　位置存在较多变异。有低位、中位或高位；相较于第二磨牙长轴，可有垂直、水平、近中、远中、倒置、颊向、舌向阻生（图 9-1-23 ~ 9-1-26）。

3. 与邻牙关系　CBCT 可清晰显示上颌第三磨牙与邻牙的位置关系，在邻牙的颊侧、腭侧，还是与邻牙同在牙弓的正中。同时可明确邻牙的状况，是否龋坏，有无牙根吸收，伴随其他病变等（图 9-1-27 ~ 9-1-32）。

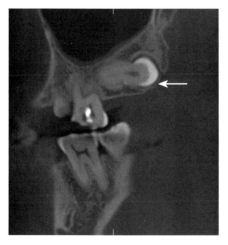

图 9-1-23　左上颌第三磨牙远中水平阻生
CBCT 矢状位显示左上颌第三磨牙水平远中骨内埋伏阻生（白色箭头）

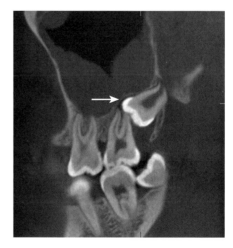

图 9-1-24　左上颌第三磨牙近中高位阻生
CBCT 矢状位显示左上颌第三磨牙近中高位阻生（白色箭头）

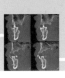

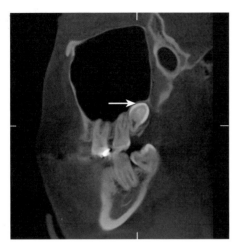

图 9-1-25　左上颌第三磨牙倒置阻生
CBCT 矢状位示左上颌第三磨牙倒置阻生（白色箭头），阻生牙冠紧邻上颌窦底壁

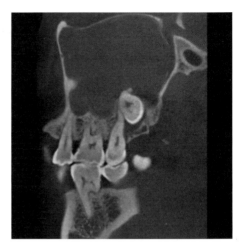

图 9-1-26　上颌第三磨牙位于上颌窦内
CBCT 矢状位示上颌第三磨牙异位阻生，位于上颌窦内，上颌窦昏暗

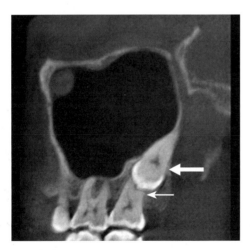

图 9-1-27　左上颌第三磨牙阻生伴邻牙牙根吸收
CBCT 示矢状面左上颌第三磨牙近中高位阻生（白色粗箭头），邻牙牙根吸收（白色细箭头）

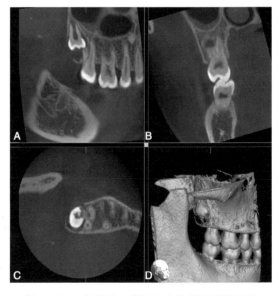

图 9-1-28　上颌第三磨牙阻生伴邻牙牙根吸收
CBCT 示右上颌第三磨牙高位阻生伴邻牙牙根吸收

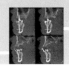

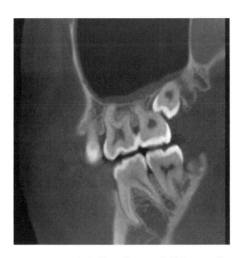

图 9-1-29　上颌第三磨牙阻生伴邻牙吸收
CBCT 示上颌第三磨牙高位阻生毗邻上颌窦伴邻牙牙根吸收

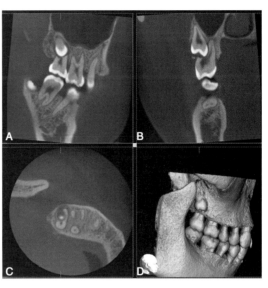

图 9-1-30　上颌第三磨牙阻生伴邻牙吸收
CBCT 示右上颌第三磨牙高位阻生毗邻上颌窦伴邻牙牙根吸收

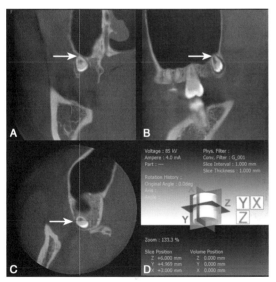

图 9-1-31　左上颌第三磨牙近上颌窦
CBCT 示左上颌第三磨牙近上颌窦底(白色箭头)

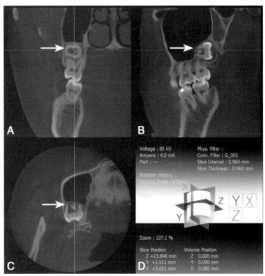

图 9-1-32　左上颌第三磨牙紧邻上颌窦
CBCT 示左上颌第三磨牙阻生于第二磨牙根方,紧邻上颌窦底(白色箭头)

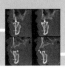

4. 与上颌窦的位置关系　由于上颌解剖结构复杂,二维成像常不能准确反映上颌第三磨牙与上颌窦的位置关系。CBCT 可准确显示上颌第三磨牙与窦底的关系,接近(阻生牙与上颌窦之间无骨质或仅有一薄层组织)或不与窦底接近(阻生牙与上颌窦之间有 2mm 以上骨质)。第三磨牙阻生可以伴发囊肿,由于囊肿的出现,上颌第三磨牙可以被推压移位至上颌窦内(图 9-1-33、9-1-34)。

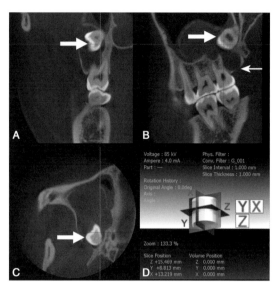

图 9-1-33　左上颌第三磨牙异位阻生于上颌窦
CBCT 示左上颌第三磨牙异位阻生于颌窦内(白色粗箭头),上颌窦底壁骨壁连续(白色细箭头),上颌窦内昏暗

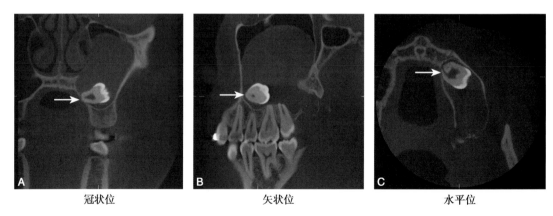

冠状位　　　　　　矢状位　　　　　　水平位

图 9-1-34　左上颌第三磨牙异位阻生
CBCT 示左上颌第三磨牙异位阻生于上颌窦内(白色箭头),左侧上颌窦昏暗

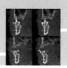

第二节 CBCT 在阻生牙拔牙意外中的应用

由于上、下第三磨牙阻生牙往往存在诸多变异,如阻生位置多变、牙体及牙根形态异常、邻近组织位置关系复杂等,常常给手术带来很多困难。在未能详细明确阻生牙情况时盲目手术,可能出现手术意外。手术入路设计不佳造成术中无法在口内定位患牙,暴力拔牙或器械使用不当常可造成断根,断根脱离牙槽窝移位至软组织间隙等意外情况。在上颌还可见上颌窦底穿通、上颌第三磨牙进入上颌窦等情况。另外,不当的手术操作还可造成下颌神经管损伤、术后感染等问题。此时,CBCT 可以帮助手术医师明确阻生牙与相邻组织的位置关系,清晰了解术区牙体、骨组织、软组织情况,从而修正手术方案,完成后续治疗。

一、辅助设计手术方案

下颌第三磨牙阻生时常可位于较低位置,如未明确阻生牙位置而盲目翻瓣去骨,可能发生翻瓣去骨后而未能发现牙体的情况。故术前明确阻生牙位置,设计正确的手术入路对阻生牙的拔除是十分重要的(图 9-2-1)。

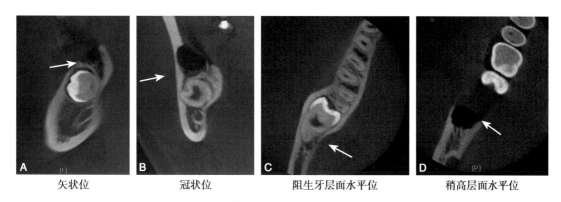

| 矢状位 | 冠状位 | 阻生牙层面水平位 | 稍高层面水平位 |

图 9-2-1 下颌第三磨牙拔除术手术入路设计不佳
A. 右下颌第三磨牙阻生,由于术前没有拍摄 CBCT,手术过程中去除很多骨质仍然没有见到阻生牙,下颌骨部分骨组织已被磨除;B. 右下颌第三磨牙阻生,下颌骨部分骨组织已被磨除;C. 右下颌第三磨牙低位阻生;D. 下颌骨部分骨组织已被磨除

二、辅助定位移位的牙体

下颌第三磨牙在拔除过程中如牙挺等器械使用不当,牙体可脱位进入相邻软组织间隙内,肉眼无法定位脱出的牙体组织的具体位置,脱出的牙体可能位于口底,也可能进入咽旁间隙,这种情况是十分危险的,若医师处理不当,可能造成患者窒息或者出血等。CBCT 的优势就是可以提供准确的三维图像,帮助定位位于间隙内的残余牙体组织(图 9-2-2~9-2-4)。

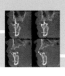

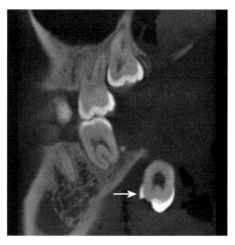

图 9-2-2　下颌第三磨牙移位
CBCT 示下颌第三磨牙拔除术中意外脱出移
位的牙体

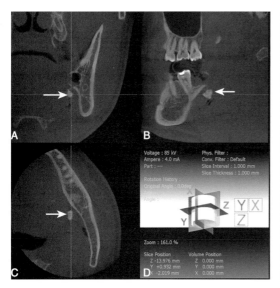

图 9-2-3　下颌第三磨牙牙冠移位
CBCT 示下颌第三磨牙拔除术中意外脱出移
位的牙体组织

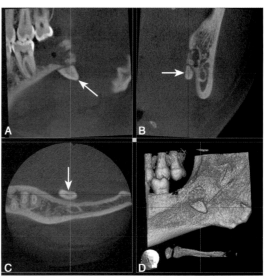

图 9-2- 4　下颌第三磨牙牙根移位
CBCT 示下颌第三磨牙拔除术中意外脱出移
位的牙根

三、辅助牙体情况判断

　　牙根异常弯曲或暴力拔牙时术中常可出现牙根折断。断缘常位于龈缘下,同时因为术区出血等原因,术野常常不佳,无法用肉眼判断断根的具体情况。采用 CBCT 可了解断缘的位置,断根的长度,其与邻牙、下颌神经管、上颌窦的位置关系等,从而设计断根取出的手术方案(图 9-2-5、9-2-6)。

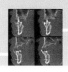

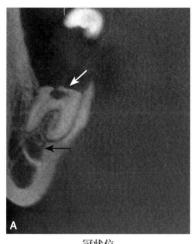

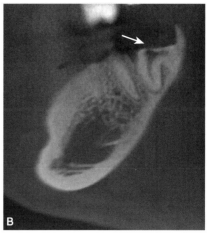

冠状位   矢状位

图 9-2-5　下颌第三磨牙断根

CBCT 示下颌第三磨牙拔除术中牙冠折断,残余牙根(白色箭头)位于牙槽窝内,与下颌神经管(黑色箭头)位置关系显示清晰

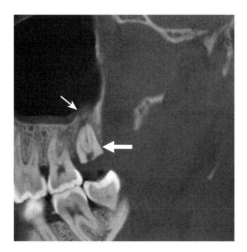

图 9-2-6　上颌第三磨牙断根

CBCT 示上颌第三磨牙拔除术中牙体折断,残余牙根(白色粗箭头)位于牙槽窝内,与上颌窦(白色细箭头)位置关系显示清晰

四、辅助拔牙术后感染诊断

阻生牙拔除术后感染多由于牙片、骨片、牙石等异物和残余肉芽组织引起的慢性感染。表现为创口愈合不良、充血、水肿,牙槽窝内可有脓性分泌物。CBCT 可用于检测牙槽窝内是否存在异物,是否出现感染征象等(图 9-2-7、9-2-8)。

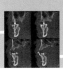

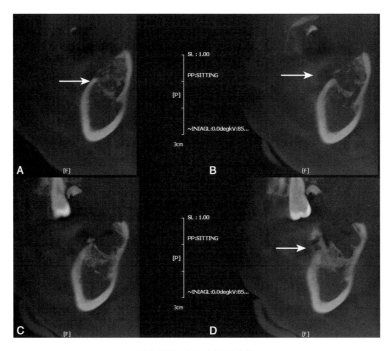

图 9-2-7　拔牙术后感染
CBCT 示矢状位连续层面图像显示下颌第三磨牙拔牙创,骨皮质欠光滑

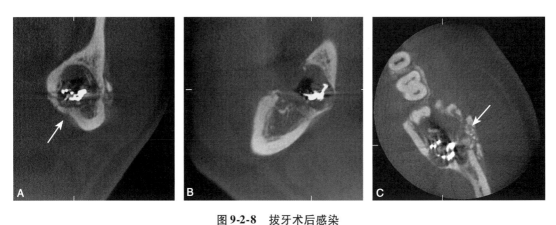

图 9-2-8　拔牙术后感染
CBCT 示下颌第三磨牙拔牙术后感染,干槽症,下颌骨骨皮质破坏,可见骨膜反应,拔牙窝内见高密度影,为碘仿纱条填塞

五、辅助判断上颌窦情况

上颌第三磨牙拔除术可能并发口腔上颌窦交通。由于上颌第三磨牙常与上颌窦邻近,取出牙根时可致牙根进入上颌窦,窦底穿通;若拔除前上磨牙已发生根尖病变导致上颌窦底骨质缺损,术中也可发生上颌窦底穿通;或牙根即位于上颌窦内,拔除后上颌窦穿通。鼻腔

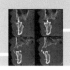
鼓气法可用于检验是否发生上颌窦穿通。CBCT 检查示上颌窦是否穿通,窦底骨壁是否缺损,上颌窦内是否积液等(图 9-2-9)。

　　上颌第三磨牙拔除时操作不当,可能将牙体推入上颌窦。CBCT 检查可见牙体进入上颌窦内,上颌窦底壁骨折,窦腔内昏暗(图 9-2-10)。CBCT 有助于手术医师定位牙体位置及了解上颌窦穿通情况,制订下一步的手术操作方案。

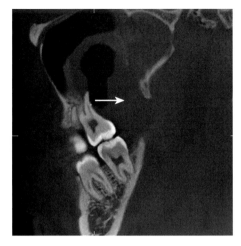

图 9-2-9　口腔上颌窦交通

上颌第三磨牙拔除术后,CBCT 示上颌窦内囊性病变,提示拔牙术前上颌窦已有炎性改变,上颌窦底骨壁缺失(白色箭头)

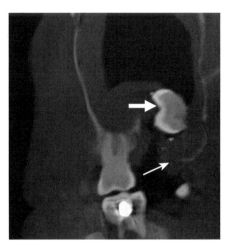

图 9-2-10　上颌第三磨牙落入上颌窦内

CBCT 示上颌第三磨牙进入上颌窦内(白色粗箭头),上颌窦底壁骨折(白色细箭头),窦腔内昏暗

六、辅助判断下颌神经管情况

　　下颌第三磨牙常与下颌神经管邻近,甚至牙根可位于神经管内。术前未充分评估或操作不当,可造成下颌神经管损伤(图 9-2-11、9-2-12)。

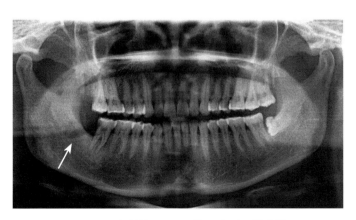

图 9-2-11　全景片显示 C8 拔牙术后牙槽窝情况

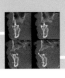
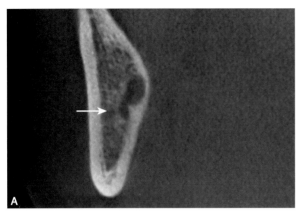
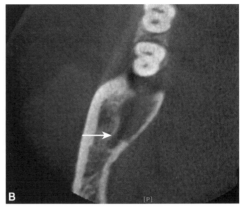

图 9-2-12　下颌神经管损伤
同一患者的 CBCT 冠状位及水平位连续层面显示下颌第三磨牙拔牙创与下颌神经管相通(箭头),
结合患者"拔牙术后下唇麻木"病史,判断为下颌第三磨牙拔除术并发下颌神经管损伤

七、其 他 改 变

　　拔牙过程中常常还可以见到一些不常见的拔牙意外,比如拔牙造成下颌骨、翼板或者翼突的骨折,牙片不能显示准确的位置,全景片仅仅可以显示二维的位置关系,对于临床医师的处理解决方案的确定有一定的局限性,需要 CBCT 来准确定位(图 9-2-13 ～ 9-2-15)。

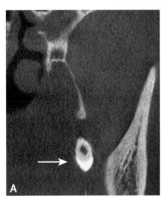
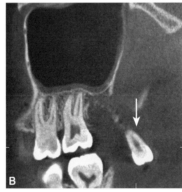
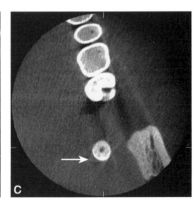

图 9-2-13　上颌第三磨牙拔除过程中移位
临床上看不见牙齿位置,CBCT 显示移位的上颌第三磨牙位于翼外板的下方及升支内侧

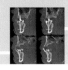

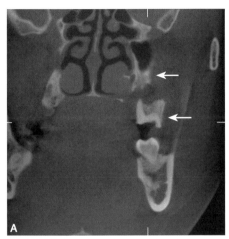 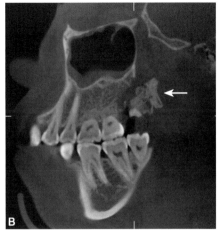

图 9-2-14　上颌第三磨牙拔除，翼突骨折
CBCT 冠状位及矢状位显示左侧上颌第三磨牙移位伴翼突骨折

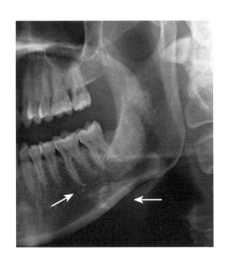

图 9-2-15　拔牙术后下颌骨骨折
全景片显示 D6、D7 根尖部不规则线性骨折线，骨皮质连续性中断

第三节　埋伏阻生牙的定位与诊断

一、关于埋伏牙和阻生牙的定义

　　牙齿在萌出过程中由于萌出位置不够或者周围存在阻力，牙不能萌出于正常位置者称为阻生牙。临床上常见的是第三磨牙的阻生。而埋伏牙应该指的是牙齿埋伏生长于颌骨内，可能是多生牙、变异牙或者是发生异位的正常牙。使用"埋伏阻生牙"不是一个严格意义上的概念，而是比较模糊的概念，这个概念还需要进一步的探讨和确定。

二、关于埋伏阻生牙的定位

埋伏阻生牙的定位有 2 种方式,一是平面观察模式,即常规的牙片或者全景片等平片观察,通过观察埋伏阻生牙与正常牙齿之间的相关关系判断埋伏阻生牙的位置;也可以通过 2 次改变角度拍摄法观察牙齿变形的情况间接确定埋伏阻生牙可能的位置。另外一种是三维观察模式,即现在牙科常用的锥形束 CT(CBCT),通过 XYZ 三个方向准确确定埋伏阻生牙的形状、位置、数目等,还可以了解与邻近结构的关系,以确定正确的治疗方案。对于埋伏阻生牙建议常规使用 CBCT 检查,可以帮助临床医师准确地确定阻生牙的位置及方向,判断手术的难易程度以及确定正确的手术方式,减少手术时间和手术创伤等。

埋伏阻生牙的定位和诊断有一些相关的文献发表,有的研究者使用不同的 CT 进行埋伏阻生牙的观察;有的研究者通过几何图形来进行划分,以期获得较为准确的描述,为临床医师提供指导。我们认为从临床的图像观测角度看,最重要的是了解埋伏阻生牙位于正常牙的颊侧还是舌(腭)侧或者是颌骨中份;埋伏阻生牙与牙根的关系,是与牙根重叠、还是远离牙根,有无牙根的吸收;或者是否进入其他解剖部位;还有埋伏阻生牙的数目,是单个还是多个;还要了解埋伏阻生牙的形状,如果完整拔除后是否与图像上一致;了解埋伏阻生牙的位置和方向可以帮助我们确定手术进路,缩短手术时间,减少创伤和并发症;埋伏阻生牙是否伴有牙瘤或者囊肿,以确定治疗的方案;"迁徙的尖牙"和"阻生的尖牙"的区别是什么,应该采用什么样的方法处理等。

三、埋伏阻生牙的形状

埋伏阻生牙的形状是各种各样的,有的是发育完整的牙齿,有的是牙根弯曲,有的则为多生牙与正常牙的融合,还有牙齿的体积较小,甚至可能还有一些不规则形状的埋伏阻生牙(图 9-3-1 ~ 9-3-5)。

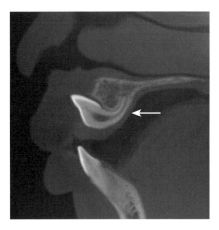

图 9-3-1　变异埋伏牙
上中切牙形状改变牙根弯曲类似鱼形

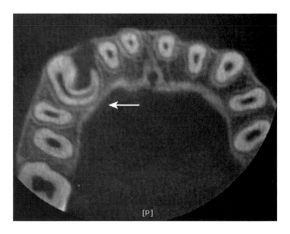

图 9-3-2　变异埋伏牙
A3 牙根完全呈钩形

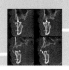

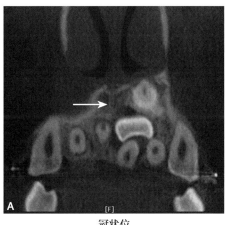

冠状位

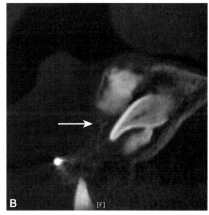

矢状位

图 9-3-3　变异埋伏多生牙
B1 未萌出,其牙冠上方有团状不规则高密度影,冠状位见有根管征象,为不规则形状的多生牙

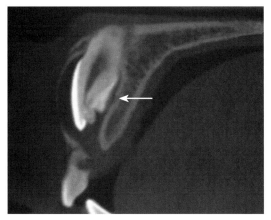

图 9-3-4　埋伏融合阻生牙
10 岁的儿童中切牙不能萌出,舌侧见不规则高密度影,牙囊扩大

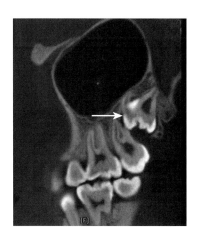

图 9-3-5　埋伏融合阻生牙
A8 埋伏融合阻生牙,牙冠形状变大

四、埋伏阻生牙位置和数目

　　埋伏阻生牙位置变化多样,可以位于正常牙齿之间,牙根附近,或者远离牙根区域,甚至位于上颌窦或者下颌骨皮质等。埋伏阻生牙的数目是不完全一致的,少的 1 个,多的可达数十个(图 9-3-6 ~ 9-3-15)。

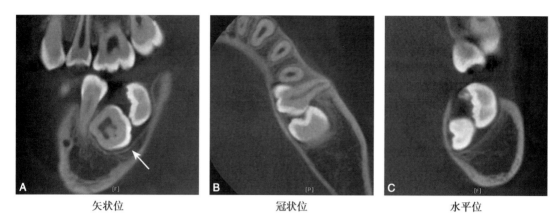

| 矢状位 | 冠状位 | 水平位 |

图 9-3-6 埋伏阻生牙

CBCT 显示 D6、D7 阻生，D6 牙冠向舌侧，牙根位于颊侧骨皮质处，D7 牙冠呈水平状

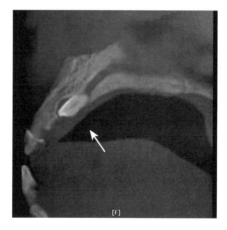

图 9-3-7 多生牙埋伏阻生

CBCT 矢状位显示多生牙埋伏阻生于上颌
切牙管内

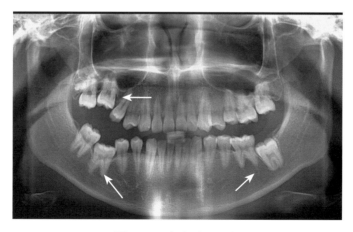

图 9-3-8 多个后牙阻生

男，21 岁，全景片显示 A6、C6、D7 垂直性阻生

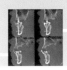

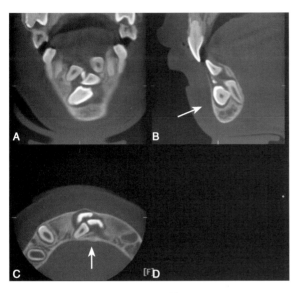

图 9-3-9　前牙埋伏阻生牙
CBCT 显示下颌 C1、C2 埋伏阻生

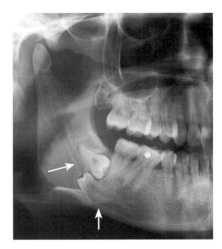

图 9-3-10　埋伏阻生牙
全景片局部 C5 移位至 C8 下方,呈相
向埋伏阻生

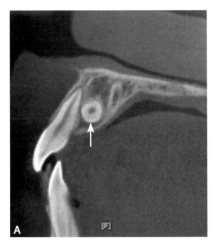

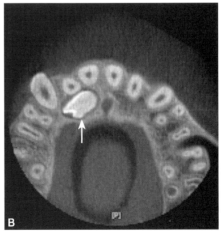

图 9-3-11　腭侧埋伏牙
埋伏阻生牙牙冠向远中,几乎呈水平状位于腭侧

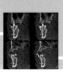
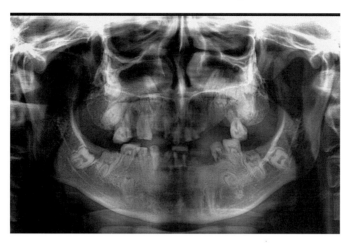

图 9-3-12　多个牙埋伏阻生
牙发育不良伴多个牙埋伏阻生,故牙齿密度低,影像较淡

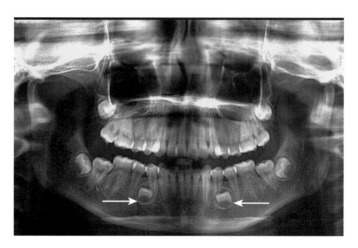

图 9-3-13　多生埋伏牙
下颌骨双尖牙区 2 个多生牙埋伏阻生

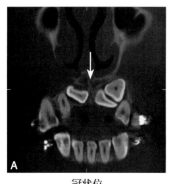

冠状位

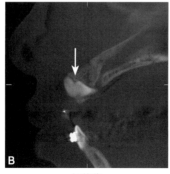

矢状位

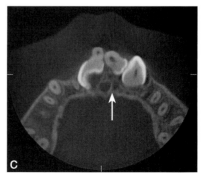

水平位

图 9-3-14　多个前牙阻生
CBCT 示 3 个上前牙均埋伏阻生,方向各异

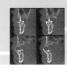

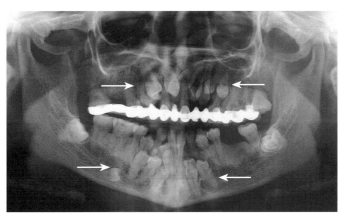

图 9-3-15 多生埋伏牙
全景片显示上下颌骨多数埋伏多生牙,A7 ~ B7 烤瓷桥修复

五、埋伏阻生牙方向

埋伏阻生牙方向可以是 360°全方位的,不仅可以顺着牙齿的生长方向,也可以倒向生长方向,或者与牙齿长轴的方向形成各种不同的角度(图 9-3-16 ~ 9-3-20)。

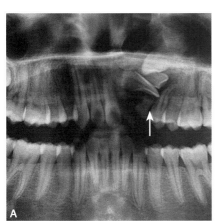

全景片

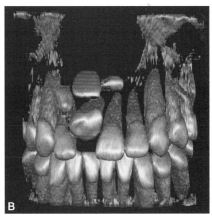

三维重建图

图 9-3-16 重叠阻生
A. B1 ~ B3 水平性重叠阻生,B1、B2 牙冠朝向远中,B3 朝向近中;B. 右侧上前牙重叠阻生

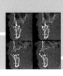
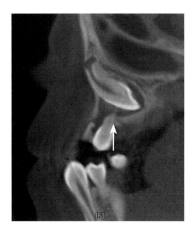

图 9-3-17　腭侧阻生
上前牙牙冠朝向腭侧

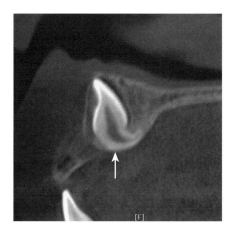

图 9-3-18　牙冠向上的埋伏牙
上前牙牙冠朝向上,牙根弯曲

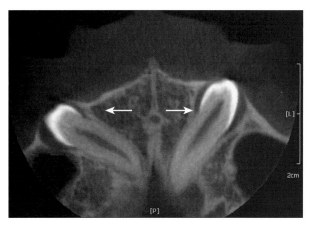

图 9-3-19　双侧尖牙阻生
两侧上尖牙水平阻生

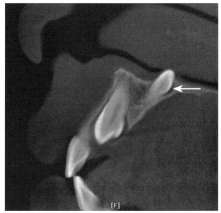

图 9-3-20　多生牙阻生
上前牙区多生牙牙冠向上突入鼻腔

六、埋伏阻生牙伴囊肿形成

　　牙不能正常萌出有 2 种情况,一种是长期埋伏阻生,与周围结构和邻近的牙齿相安无事;一种是牙囊扩大,形成囊肿前改变,或者形成囊肿,需要及时治疗。全景片可以清楚显示有多个牙同时阻生的情况,CBCT 则能了解阻生的具体位置、形状、大小以及囊腔内的情况等信息(图 9-3-21 ~ 9-3-23)。

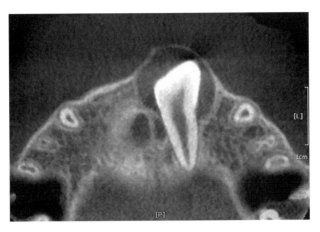

图 9-3-21　水平向埋伏牙伴囊肿

B1 水平阻生伴囊肿形成

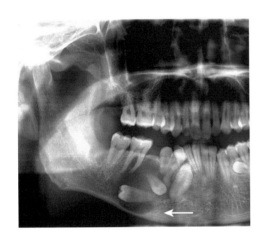

图 9-3-22　多生埋伏牙伴囊肿

C4、C5 区多生牙阻生伴囊肿形成

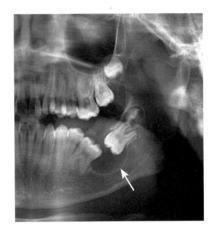

图 9-3-23　阻生牙伴囊肿

D6、D7 相向阻生伴囊肿形成

七、牙瘤伴埋伏阻生牙

由于牙瘤的形成和存在造成了埋伏阻生牙的出现,可以发生在颌骨的任何位置,牙瘤的形状、大小各异(图 9-3-24~9-3-26)。

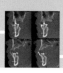
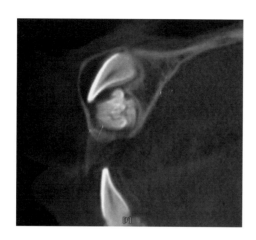

图 9-3-24　阻生牙伴牙瘤
显示 A1 阻生, 下方有团状的牙瘤

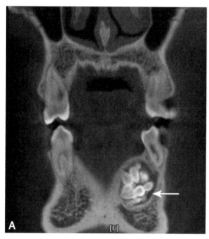

冠状位　　　　　　　　　　矢状位

图 9-3-25　阻生牙伴牙瘤
CBCT 示多个牙齿阻生, 考虑为牙瘤

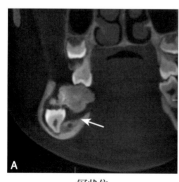

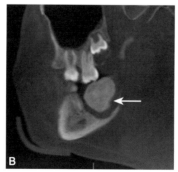
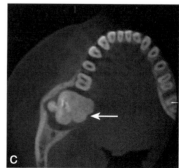

冠状位　　　　　　　矢状位　　　　　　　水平位

图 9-3-26　阻生牙伴牙瘤
CBCT 示牙瘤形成造成右侧下颌牙齿埋伏阻生

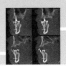

八、尖牙的迁徙

尖牙是保证口腔及面部形状的支柱,其萌出的时间与第二磨牙接近。尖牙常常会发生"阻生"的情况,但是在以往的一些临床报告文章中,可以发现有"迁徙的尖牙",就是埋伏在颌骨内的尖牙经过长年累月千辛万苦的迁徙,最终可以在另外一侧的尖牙的位置萌出(图 9-3-27 ~ 9-3-31),有的尖牙则可能"迷失方向",移动到非尖牙的区域(见图 9-3-29)。因为在实际的临床工作中,看到的都是静止的状态,医师能够长时间地对病例进行详细的追踪和影像记录是比较困难的,所以更多的时候都会以"阻生的尖牙"对待。在临床实践工作中,有医师可能会遇到不容易被牵引出来的尖牙,这种情况可能属于是"迁徙的尖牙"。尖牙的迁徙发生的原因有一些学者已经做了相关的研究,提出了一些假说,但还不知道真正发生迁徙的机制。有学者根据尖牙倾斜的角度进行分类,认为在正中矢状位上尖牙长轴的倾斜度在25°～30°时表示尖牙只会发生错位而不会穿越中线发生迁徙,30°～35°时有穿越中线的可能,当角度超过50°时尖牙必定穿越中线发生迁徙,穿越后的尖牙有一小部分可以在牙列之中或者之外的颊侧萌出,所以这些牙不能称为阻生牙。

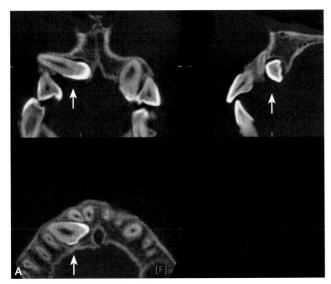
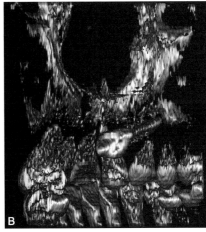

图 9-3-27　上颌尖牙迁徙
CBCT 的 3 个轴面(A)的尖牙的情况及同一患者的 CBCT 重建 3D(B)的腭侧观

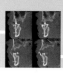

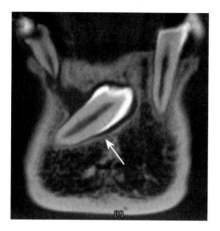

图 9-3-28　下颌尖牙迁徙
CBCT 冠状位下颌尖牙的近中

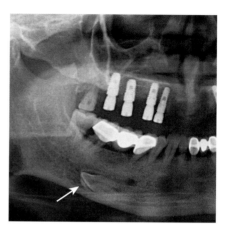

图 9-3-29　全景片下颌尖牙迁徙
左下颌尖牙的远中迁徙至右侧磨牙区

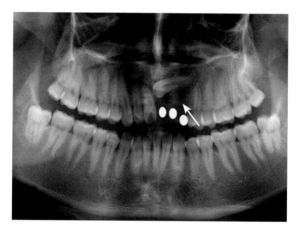

图 9-3-30　上颌尖牙迁徙
种植牙术前检查全景片显示左侧上颌尖牙的近中迁徙

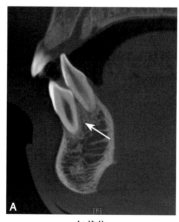

矢状位

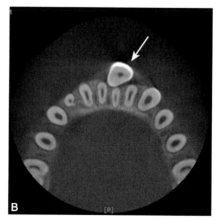

水平位

图 9-3-31　下颌尖牙迁徙及萌出
男,13 岁,右侧下颌尖牙迁徙至左侧切牙唇侧萌出,右乳尖牙未脱落

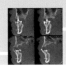

九、埋伏阻生牙伴正常牙根的吸收

牙根的吸收可以发生在牙根的根部或者牙根的侧方，吸收的程度也不一致，取决于阻生牙存在的时间和位置以及阻生的方向。由于长时间不能正常萌出，也有形成囊肿的可能（图9-3-32）。

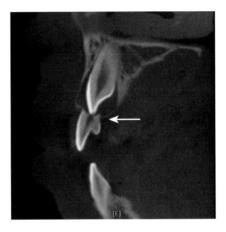

图 9-3-32　埋伏阻生牙伴牙根吸收
男,10 岁,CBCT 矢状位显示埋伏阻生牙造成恒牙的牙根完全吸收

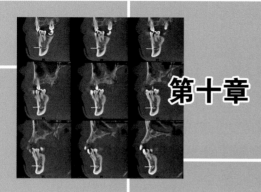

第十章 CBCT在腭裂及牙槽突裂中的应用

胎儿在发育过程中,受到某种因素的影响而使各胚突的正常发育及融合发生障碍时,就可能发生各种相应的畸形。唇裂、牙槽突裂、腭裂都是由于胚突融合不完全或完全不融合造成的。近年来,随着对唇腭裂防治工作的重视,先天性唇腭裂、牙槽突裂患儿的诊治受到更多的关注。手术技术更新完善的同时,影像学的诊断技术和水平也有了大幅提高。尽管传统的咽腔造影、头影测量平片技术仍在使用,但是 CBCT 在腭裂及牙槽突裂诊断方面的作用日益突出。

一、牙 槽 突 裂

牙槽突裂多与完全性唇腭裂伴发。最常发生于上颌侧切牙与尖牙之间,其次于上颌中切牙与侧切牙之间,亦可发生在上颌中切牙之间。

在 CBCT 未广泛运用于临床时,X 线平片,如全景片、后前位片等常用于牙槽突裂的观察。但是,传统二维图像由于影像重叠、失真放大等原因,常不利于医师对于牙槽突裂具体位置、大小、形状及与相邻组织关系等的观察。全景片上,牙槽突裂显示类似囊性病变表现,不易区分,而后前位由于颈椎等结构的重叠几乎很难显示牙槽突裂的情况。CBCT 用于牙槽突裂的检查,弥补了传统 X 线片的不足,可以清晰地了解牙槽突裂发生的位置,裂隙的宽度、深度、三维形态及邻近牙齿的生长发育、萌出状况(图 10-1-1 ~ 10-1-3),为牙槽突裂植骨术的手术方案设计提供了非常有价值的参考。同时,牙槽突裂植骨术后的患者可采用 CBCT 检查进行植骨术的复查,判断植骨术的效果(图 10-1-4、10-1-5)。

二、腭 裂

腭裂可单独发生,也可伴发唇裂、牙槽突裂。大部分腭裂患者有不同程度的硬腭骨组织缺损,部分软腭裂患者只发生软组织缺损,而硬腭骨组织完好。腭裂患者常常伴发颌骨生长发育障碍,出现面中部塌陷,反𬌗或开𬌗,裂隙侧牙齿畸形,萌出障碍等(图 10-1-6、10-1-7)。同时,腭裂患者常可伴有鼻畸形,不仅影响美观,也可能引起功能障碍,如鼻通气不足等,原因可能是鼻中隔严重偏曲、鼻甲肥大、上颌窦炎症等(图 10-1-8 ~ 10-1-13)。运用 CBCT 观察患者腭裂时,应注意以下几点:

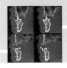

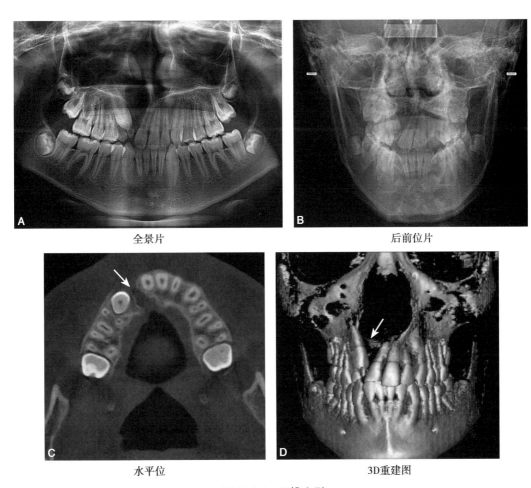

全景片   后前位片

水平位   3D重建图

图 10-1-1　牙槽突裂

A. 右侧上颌 A1 与 A3 之间牙槽骨不连续,见低密度影,A1 及 A3 牙根倾斜,A2 缺失,乳牙未脱;
B. 鼻底骨质不连续;C、D. 牙槽突裂的位置、形状、大小等具体情况

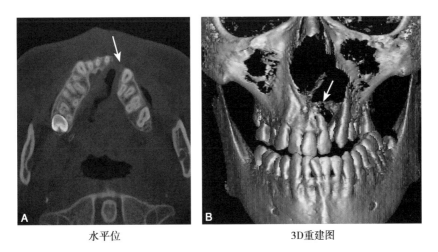

水平位   3D重建图

图 10-1-2　左上颌牙槽突裂

CBCT 示左上颌牙槽突裂,牙槽突骨质不连续,形成裂隙(白色箭头),左上侧切牙缺失

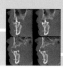

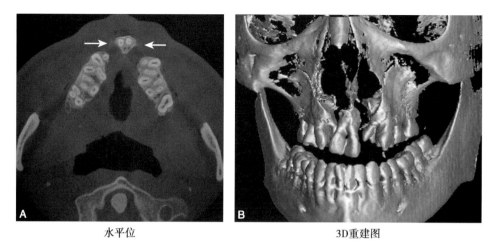

水平位   3D重建图

图 10-1-3　双侧牙槽突裂

CBCT 示双侧牙槽突裂,双侧上颌前牙区牙槽骨不连续,见骨质缺损(白色箭头)

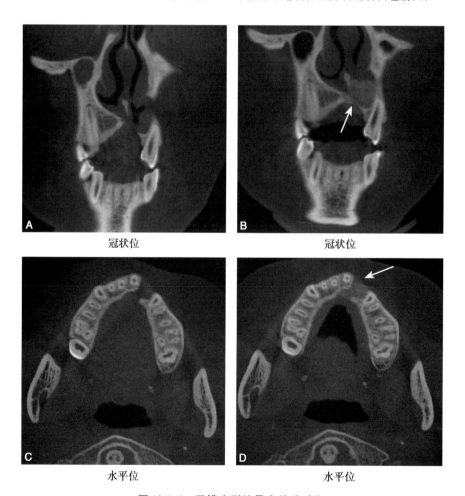

冠状位   冠状位

水平位   水平位

图 10-1-4　牙槽突裂植骨术前后对比

A. 牙槽突裂术前,裂隙与鼻腔相通;B. 牙槽突裂植骨术后,可见裂隙处植入骨呈高密度影(白色箭头),与周围骨质贴合;C. 牙槽突裂术前;D. 牙槽突裂术后,裂隙处高密度影(白色箭头)

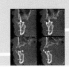

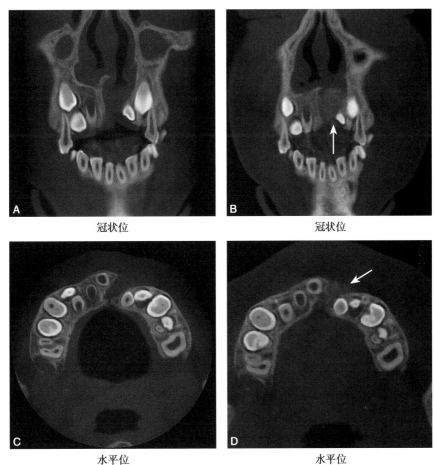

图 10-1-5 牙槽突裂植骨术前后对比

A. 牙槽突裂术前,裂隙与鼻腔相通;B. 牙槽突裂植骨术后,可见裂隙处植入骨呈高密度影(白色箭头),与周围骨质贴合;C. 牙槽突裂术前;D. 牙槽突裂术后,裂隙处高密度影(白色箭头)

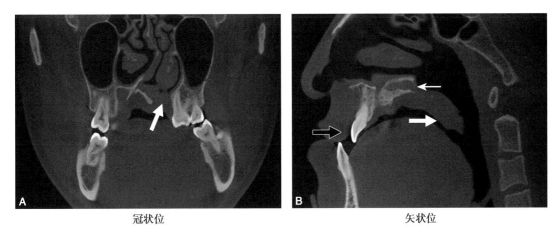

图 10-1-6 腭裂

A. 左侧硬腭骨质缺损不连续(白色箭头),右侧尚可,鼻中隔向左偏曲,左侧鼻甲肥大;B. 硬腭骨质缺损,不光滑(白色细箭头),软腭形态不佳,欠光滑(白色粗箭头),上颌骨发育不足,咬合关系紊乱,反𬌗(黑色箭头)

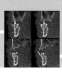

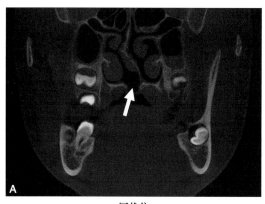

冠状位

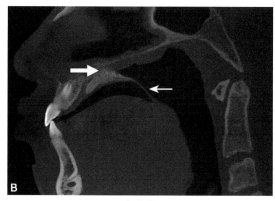

矢状位

图 10-1-7　腭裂

A. 硬腭骨质缺损(白色箭头);B. 硬腭骨质缺损(白色粗箭头),缺乏正常软腭组织,腭部软组织形态异常(白色细箭头)

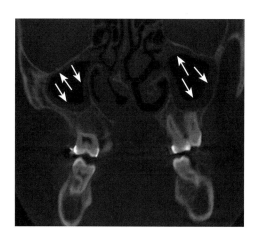

图 10-1-8　腭裂患者上颌窦黏膜增厚

CBCT 示患者腭部骨质缺损,双侧上颌窦黏膜均匀增厚(白色箭头)

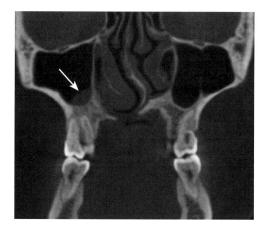

图 10-1-9　腭裂患者右侧上颌窦内囊肿

CBCT 示患者腭部骨质缺损,右侧上颌窦内囊肿(白色箭头)

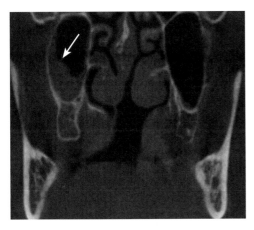

图 10-1-10 右侧上颌窦黏膜增厚
CBCT 示腭裂患者右侧上颌窦黏膜不均匀增厚（白色箭头）

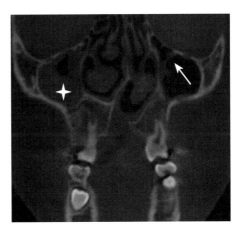

图 10-1-11 上颌窦积液及黏膜增厚
CBCT 示腭裂患者右侧上颌窦积液（+），左侧上颌窦黏膜增厚（白色箭头）

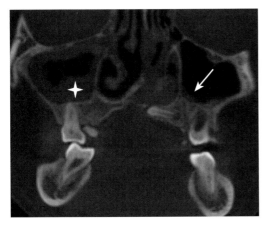

图 10-1-12 上颌窦积液及黏膜增厚
CBCT 示腭裂患者右侧上颌窦积液（+），左侧上颌窦黏膜增厚（白色箭头）

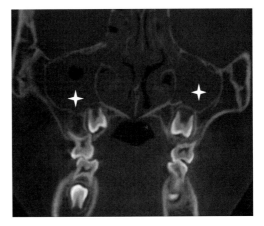

图 10-1-13 上颌窦积液
CBCT 示腭裂患者双侧上颌窦积液（+）

1. CBCT 可清晰定位硬腭缺损的位置、缺损的大小及与周围邻近组织的关系。腭裂患者硬腭骨质中断不连续，软腭形态异常。

2. CBCT 冠状位可以判断硬腭骨组织缺损的位置、裂隙的宽度、与鼻道的关系等。矢状位可以观察软腭形态、颌骨的生长发育情况、咬合关系等，完全避免了二维图像如 X 线头颅侧位定位片等影像重叠的干扰。

3. 患者鼻通气道及上颌窦情况也可在 CBCT 上清晰显示，如鼻中隔严重偏曲、鼻甲肥大、上颌窦黏膜增厚、上颌窦内囊肿、上颌窦积液等。我们对部分腭裂患者的调查显示，其鼻中隔相对中线平均偏离 7.71mm，10.37°，明显高于非唇腭裂人群（1.96mm，2.34°）。偏曲最大的位置常位于下鼻甲，其次于下鼻甲与中鼻甲之间，再次是中鼻甲水平。完全性腭裂患者鼻中隔偏曲的程度往往比不完全性腭裂或者单纯性牙槽突裂患者严重。另外，腭裂患者上颌窦病变的发生率较高，为 78.1%。根据病变不同的影像学表现可分为黏膜增厚型（51.3%）、囊肿型（19.3%）及积液型（22.7%）。上颌窦黏膜增厚的平均厚度为 2.40mm；囊肿的平均最大径为 7.60mm。上颌窦病变可发生于单侧上颌窦，也可双侧同时发生。

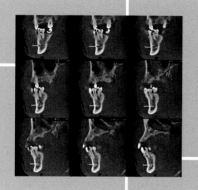

参考文献

1. 卢勇,周志瑜,雷荀灌,等.颌面骨纤维骨病变的分类浅见.口腔颌面外科杂志,1992,2(3):17-20

2. 雷荀灌,卢勇,周志瑜,等.颌面骨纤维骨病变的X线分析研究.华西口腔医学杂志,1995,13(1):36-39

3. 王虎,郑广宁,刘敏,等.牙源性钙化囊肿的X线表现.华西口腔医学杂志,1999,17(3):286-288

4. 王虎,陈列,田卫东,等.牙源性粘液瘤的X线表现与病理对照分析.中华口腔医学杂志,1999,34(5):291

5. 郑广宁,王虎,田卫东,等.牙源性粘液瘤误诊分析——附42例X线研究.口腔颌面外科杂志,1999,9(2):133-136

6. 陈雨雪,陈铀,郭杰,等.CT三维重建在正畸埋伏牙诊断中的应用.华西口腔医学杂志,2005,23(5):410-411

7. 张静,何星,王虎,等.尖牙的迁徙.国外医学(口腔医学分册),2005,32(4):264-265,271

8. 王虎,张静,凡明,等.111颗阻生尖牙X线片分析.华西口腔医学杂志,2005,23(5):456

9. 王艳民,周力,陈扬熙,等.下颌尖牙跨区漂移1例.华西口腔医学杂志,2005,23(4):358-359

10. 何星,张静,王虎,等.尖牙的生理性与病理性迁徙的临床分析.临床口腔医学杂志,2006,22(4):217-220

11. 黄定明,谭红,张富华,等.下颌恒切牙根管形态的影像学研究.牙体牙髓牙周病学杂志,2006,16(8):434-437

12. 邱蔚六.口腔颌面外科学.第6版.北京:人民卫生出版社,2008

13. 余强,王平仲.颌面颈部肿瘤影像诊断学.上海:世界图书出版公司,2009

14. 李春洁,贾源源,王虎,等.锥形束CT在颞下颌关节疾病诊断和治疗中的应用.国际口腔医学杂志,2011,38(1):91-94

15. 王虎,李娜.锥形束CT在上颌窦提升术中的应用.中国实用口腔科杂志,2011,4(10):581-585

16. Joseph E. Losee. Comprehensive Cleft Care. 石冰,郑谦,译.北京:人民卫生出版社,2011

17. 文陈妮,李果,任家银,等.锥形束CT诊断上颌前牙区多生牙价值研究.华西口腔医学杂

 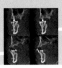

志,2012,30(4):399-401

18. 马绪臣.口腔颌面医学影像诊断学.第6版.北京:人民卫生出版社,2012

19. 李娜,王虎,任家银,等.上颌窦提升术中上颌窦解剖生理及病理的CBCT探讨.中国口腔种植学杂志,2012,17(3):101-106

20. 许来青,姜曚,丁虹,等.埋伏阻生牙的定位及诊断.中国实用口腔科杂志,2012,5(11)641-645

21. 姜曚,王虎,王敳,等.唇腭裂患者上颌窦状况的CBCT评价.临床口腔医学杂志,2013,29(5):293-295

22. 王敳,宗弋,胡洪英,等.651名唇腭裂患者腭咽闭合状况数字化头影测量片分析.临床口腔医学杂志,2013,29(4):228-231

23. 王虎,欧国敏.口腔种植影像学.北京:人民卫生出版社,2013

24. 李娜,王虎,姜曚,等.颌骨骨岛的影像表现分析.华西口腔医学杂志,2014,32(1):58-61

25. Panders AK, Hadders HN. Chronic sclerosing inflammations of the jaw. Osteomyelitis sicca (Garré), chronic sclerosing osteomyelitis with fine-meshed trabecular structure, and very dense sclerosing osteomyelitis. Oral Surg Oral Med Oral Pathol,1970,30(3):396-412

26. Lindahl L. Condylar fractures of the mandible. I. Classification and relation to age,occlusion, and concomitant injuries of teeth and teeth-supporting structures,and fractures of the mandibular body. Int J Oral Surg,1977,6(1):12-21

27. Eversole LR,Leider AS,Nelson K. Ossifying fibroma:a clinicopathologic study of sixty-four cases. Oral Surg Oral Medicine Oral Pathol,1985,60(5):505-511

28. Waldron CA. Fibro-osseous lesions of the jaws. J Oral Maxillofac Surg,1993,51(8):828-835

29. Suei Y,Tanimoto K,Taguchi A,et al. Primary intraosseous carcinoma:review of the literature and diagnostic criteria. J Oral Maxillofac Surg,1994,52(6):580-583

30. Yoshiura k,Hijiya T,Ariji e,et al. Radiographic patterns of osteomyelitis in the mandible Plain film/CT correlation. Oral Surg Oral Med Oral Pathol,1994,78(1):116-124

31. Petrikowski CG,Pharoah MJ,Lee L,et al. Radiographic differentiation of osteogenic sarcoma, osteomyelitis,and fibrous dysplasia of the jaws. Oral Surg Oral Med Oral Pathol Oral Radiol Endod,1995,80(6):744-750

32. Su L,Weathers DR,Waldron CA. Distinguishing features of focal cemento-osseous dysplasias and cemento-ossifying fibromas:I. A pathologic spectrum of 316 cases. Oral Surg Oral Med Oral Pathol Oral Radiol Endod,1997,84(3):301-309

33. Ba X,Wang H,Tian W,et al. Analysis of 413 cases of mandibular fractures. Hua Xi Kou Qiang Yi Xue Za Zhi,1999,17(1):46-48

34. Thomas G,Pandey M,Mathew A,et al. Primary intraosseous carcinoma of the jaw:pooled analysis of world literature and report of two new cases. Int J Oral Maxillofac Surg,2001,30(4):349-355

35. Salvolini U. Traumatic injuries:imaging of facial injuries. Eur Radiol,2002,12(6):1253-1261

36. EI-Hakim IE,Metwalli SA. Imaging of temporomandibular joint ankylosis. A new radiographic classification. Dentomaxillofac Radiol,2002,31(1):19-23

37. Romito LM. Concrescence:report of a rare case. Oral Surg Oral Med Oral Pathol Oral Radiol Endod,2004,97(3):325-327

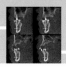
38. Simon EN, Merkx MA, Vuhahula E, et al. Odontogenic myxoma: a clinicopathological study of 33 cases. Int J Oral Maxillofacial Surg, 2004, 33(4): 333-337

39. MacDonald-Jankowski DS. Fibro-osseous lesions of the face and jaws. Clin Radiol, 2004, 59(1): 11-25

40. Tsiklakis K, Syriopoulos K, Stamatakis HC. Radiographic examination of the temporomandibular joint using cone beam computed tomography. Dentomaxillofac Radiol, 2004, 33(3): 196-201

41. Schuknecht B, Graetz K. Radiologic assessment of maxillofacial, mandibular, and skull base trauma. Eur Radiol, 2005, 15(3): 560-568

42. Suei Y, Taguchi A, Tanimoto K. Diagnosis and classification of mandibular osteomyelitis. Oral Surg Oral Med Oral Pathol Oral Radiol Endod, 2005, 100(2): 207-214

43. Singer SR, Mupparapu M, Rinaggio J. Florid cemento-osseous dysplasia and chronic diffuse osteomyelitis Report of a simultaneous presentation and review of the literature. J Am Dent Assoc, 2005, 136(7): 927-931

44. Simon JH, Enciso R, Malfaz JM, et al. Differential diagnosis of large periapical lesions using cone-beam computed tomography measurements and biopsy. J Endod, 2006, 32(9): 833-837

45. Paul M. Speight, Roman Carlos. Maxillofacial fibro-osseous lesions. Current Diagnostic Pathology, 2006, (12): 1-10

46. Sugiyama M, Ogawa I, Suei Y, et al. Concrescence of teeth: cemental union between the crown of an impacted tooth and the roots of an erupted tooth. J Oral Pathol Med, 2007, 36(1): 60-62

47. Avinash KR, Rajagopal KV, Ramakrishnaiah RH, et al. Computed tomographic features of mandibular osteochondroma. Dentomaxillofac Radiol, 2007, 36(7): 434-436

48. Fullmer JM, Scarfe WC, Kushner GM, et al. Cone beam computed tomographic findings in refractory chronic suppurative osteomyelitis of the mandible. Br J Oral Maxillofac Surg, 2007, 45(5): 364-371

49. Pinheiro BC, Pinheiro TN, Capelozza AL, et al. A scanning electron microscopic study of hypercementosis. J Appl Oral Sci, 2008, 16(6): 380-384

50. Noonan VL, Gallagher G, Kabani S, et al. Hypercementosis. J Mass Dent Soc, 2008, 56(4): 45

51. Zhang J, Wang H, Li X, et al. Osteochondrommas of the mandibular condyle: variance in radiographic appearance on panoramic radiographs. Dentomaxillofac Radiol, 2008, 37(3): 154-160

52. Hussain AM, Packota G, Major PW, et al. Role of different imaging modalities in assessment of temporomandibular joint erosions and osteophytes: a systematic review. Dentomaxillofac Radiol, 2008, 37(2): 63-71

53. Patel S, Dawood A, Wilson R, et al. The detection and management of root resorption lesions using intraoral radiography and cone beam computed tomography-an in vivo investigation. Intl Endod J, 2009, 42(9): 831-838

54. Drage NA, Brown JE. Cone beam computed sialography of sialoliths. Dentomaxillofac Radiol, 2009, 38(5): 301-305

55. Mohamed A, Singh AS, Raubenheimer EJ, et al. Adenomatoid odontogenic tumour: review of the literature and an analysis of 33 cases from South Africa. Int J Oral Maxillofac Surg, 2010, 39(9): 843-846

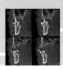

56. Rosenberg PA, Frisbie J, Lee J, et al. Evaluation of pathologists (histopathology) and radiologists (cone beam computed tomography) differentiating radicular cysts from granulomas. J Endod, 2010, 36(3): 423-428

57. Wang Y, Zheng QH, Zhou XD, et al. Evaluation of the root and canal morphology of mandibular first permanent molars in a western Chinese population by cone-beam computed tomography. J Endod, 2010, 36(11): 1786-1789

58. Zheng QH, Wang Y, Zhou XD, et al. A cone-beam computed tomography study of maxillary first permanent molar root and canal morphology in a Chinese population. J Endod, 2010, 36(9): 1480-1484

59. Song CK, Chang HS, Min KS. Endodontic management of supernumerary tooth fused with maxillary first molar by using cone-beam computed tomography. J Endod, 2010, 36(11): 1901-1904

60. Jadu F, Yaffe MJ, Lam EW. A comparative study of the effective radiation doses from cone beam computed tomography and plain radiography for sialography. Dentomaxillofac Radiol, 2010, 39(5): 257-263

61. Dreiseidler T, Ritter L, Rothamel D, et al. Salivary calculus diagnosis with 3-dimensional cone-beam computed tomography. Oral Surg Oral Med Oral Pathol Oral Radiol Endod, 2010, 110(1): 94-100

62. Sinha R, Roy Chowdhury SK, Chattopadhyay PK, et al. Low-grade osteosarcoma of the mandible. J Maxillofac Oral Surg, 2010, 9(2): 186-190

63. Liu Y, Wang H, You M, et al. Ossifying fibromas of the jaw bone: 20 cases. Dentomaxillofac Radiol, 2010, 39(1): 57-63

64. Charuakkra A, Prapayasatok S, Janhom A, et al. Diagnostic performance of cone-beam computed tomography on detection of mechanically-created artificial secondary caries. Imaging Sci Dent, 2011, 41(4): 143-150

65. Kamburoğlu K, Kurt H, Kolsuz E, et al. Occlusal caries depth measurements obtained by five different imaging modalities. J Digit Imaging, 2011, 24(5): 804-813

66. Kayipmaz S, Sezgin ÖS, Saricaoğlu ST, et al. An in vitro comparison of diagnostic abilities of conventional radiography, storage phosphor, and cone beam computed tomography to determine occlusal and approximal caries. Eur J Radiol, 2011, 80(2): 478-482

67. Bhuva B, Barnes JJ, Patel S. The use of limited cone beam computed tomography in the diagnosis and management of a case of perforating internal root resorption. Int Endod J, 2011, 44(8): 777-786

68. Faitaroni LA, Bueno MR, Carvalhosa AA, et al. Differential diagnosis of apical periodontitis and nasopalatine duct cyst. J Endod, 2011, 37(3): 403-410

69. Cheng L, Zhang R, Yu X, et al. A comparative analysis of periapical radiography and cone-beam computerized tomography for the evaluation of endodontic obturation length. Oral Surg Oral Med Oral Pathol Oral Radiol Endod, 2011, 112(3): 383-389

70. Li G, Ren J, Zhao S, et al. Dentalage estimation from the Developmental stage of the third molars in western Chinese population. Forensic Sci Int, 2012, 219(1-3): 158-164

71. Poleti ML, Duarte BG, Lara VS, et al. Odontoma associated with calcifying cystic odontogenic

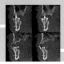
tumor in deciduous dentition:case report. Oral Maxillofac Surg,2013,17(1):77-80

72. Troeltzsch M,Liedtke J,Troeltzsch V,et al. Odontoma-associated tooth impaction:accurate diagnosis with simple methods? Case report and literature review. J Oral Maxillofac Surg,2012, 70(10):e516-520

73. Chindasombatjaroen J,Poomsawat S,Kakimoto N,et al. Calcifying cystic odontogenic tumor and adenomatoid odontogenic tumor:radiographic evaluation. Oral Surg Oral Med Oral Pathol Oral Radiol,2012,114(6):796-803

74. American Dental Association Council on Scientific Affairs. The use of cone-beam computed tomography in dentistry:an advisory statement from the American Dental Association Council on Scientific Affairs. J Am Dent Assoc,2012,143(8):899-902

75. Chindasombatjaroen J,Poomsawat S,Klongnoi B. Calcifying cystic odontogenic tumor associated with other lesions:case report with cone-beam computed tomography findings. Oral Surg Oral Med Oral Pathol Oral Radiol,2012,113(3):414-420

76. Abella F,Patel S,Duran-Sindreu F,et al. Evaluating the periapical status of teeth with irreversible pulpitis by using cone-beam computed tomography scanning and periapical radiographs. J Endod,2012,38(12):1588-1591

77. Kothari HJ,Kumar R. Endodontic management of a mandibular second premolar with perforating internal resorption by using MTA and cone beam computed tomography as a diagnostic aid. J Conserv Dent,2012,16(4):380-384

78. Wang S,Shi H,Yu Q. Osteosarcoma of the jaws:demographic and CT imaging features. Dentomaxillofac Radiol,2012,41(1):37-42

79. Madiraju GS,Rao KS,Singamaneni V. A rare case of transmigration of mandibular canine associated with an odontoma. BMJ Case Rep,2013

80. Li N,You M,Wang H,Ren J,et al. Bone islands of the craniomaxillofacial region. Journal of Cranio-Maxillary Diseases,2013,2(1):5

81. Murat S,Kamburoglu K,Isayev A,et al. Visibility of Artificial Buccal Recurrent Caries Under Restorations Using Different Radiographic Techniques. Oper Dent,2013,38(2):197-207

82. Wenzel A,Hirsch E,Christensen J,et al. Detection of cavitated approximal surfaces using cone beam CT and intraoral receptors. Dentomaxillofac Radiol,2013,42(1):39458105

83. Guo J,Simon JH,Sedghizadeh P,et al. Evaluation of the reliability and accuracy of using cone-beam computed tomography for diagnosing periapical cysts from granulomas. J Endod, 2013,39(12):1485-1490

84. Kalender A,Öztan MD,Basmaci F,et al. CBCT evaluation of multiple idiopathic internal resorptions in permanent molars:case report. BMC Oral Health,2014,14(1):39

85. Napier Souza L,Monteiro Lima Júnior S,Garcia Santos Pimenta FJ,et al. Atypical hypercementosis versus cementoblastoma. 2014,33(4):267-270

86. Uchiyama Y,Matsumoto K,Murakami S,et al. MRI in a case of osteosarcoma in the temporomandibular joint. Dentomaxillofac Radiol,2014,43(2):20130280